U0462027

守望者
The Catcher

阅读 你的生活

治愈世界

医学进步的黄金时代

1840 — 1914

Die Heilung der Welt
Das Goldene Zeitalter der Medizin
1840-1914

[德] 罗纳德·D. 杰斯特
（Ronald D. Gerste）著

余荃 译

中国人民大学出版社

·北京·

目录

序言：洗个手，救条命

乍看之下，超市一如往常。水果琳琅满目，肉制品和各式香肠被摆放得井井有条，果仁糖果、巧克力这些满溢着甜蜜气息的"罪恶精灵"摆满了几米长的货架，既有全脂的，也有可可脂含量90％的，甚至还有加入了辣椒和海盐的那种充满异国风味的。不过，漫步在这个消费天堂中，细心一些的顾客可能会注意到两个与平日不同的地方。一个是超市里找不到卫生纸，另一个与平日里不同的地方是：那些平日里陈列着各式大小、各种瓶罐包装着、被其他国家的民众称为"洗手液"（在德语中则是一个很长的专业术语"Händedesinfektionsmittel"，意为手部消毒除菌液）的清洁除菌用品货架上，也是空无一物。

　　类似的超市比比皆是，它们位于斯图加特和柏林繁华的商业街，抑或是杜塞尔多夫郊区和易北河对岸马格德堡的购物中心，还有维也纳、卢塞恩。类似的景象也出现在了许多国家，刚开始只是零零星星的，后来却越来越多，到最后，所有人都用口罩把自己捂得严严实实才敢去采购，每个人都忍不住会用怀疑的眼神打量其他顾客，匆匆忙忙地拿走货品，尽快结束此次购物。

　　这，是 21 世纪上半叶某个春日的景象。

8　　乍看之下，医院的大门口亦是一如往常。约瑟夫二世（Joseph Ⅱ）创建的大型医院门口熙熙攘攘，大批医生和医学生从里面走了出来。不过，这里的热闹景象却与他们即将要进入的那个科室形成了鲜明的对比。因为此时的他们正在"走出"死亡，"踏入"新生。他们刚刚上完早上的解剖课，比如研究大体、揭秘死因——要知道，维也纳总医院的病理学是当代医学中规模最大、最负盛名的学科之一。而他们即将进入的，则是产科第一诊室，这是整个医院所有科室中仅有的两个走廊里不断回荡着新生儿哭声的科室之一。

　　这些年轻的医学生们正起劲儿地聊着天，突然，他们的嬉笑声戛然而止。他们注意到——通常他们得多看几眼才会注意得到——今天的产科入口处似乎与往日有所不同：桌子上放着一只洗手盆，还有一个盛满刺鼻气味液体的容器。旁边的提示板上明明白白地写着一行字：从今天起，所有人员均须使用氯化石灰溶液清洗双手后方可进入产房，无一例外。读完这行字，有的人惊愕，有的人愤慨。尽管大多数人认为这条新规定颇为不合理，但他们仍然选择遵守。而就是这样一个小小的举动，悄然带来了一个革命性的变化：

从此以后，生产不再意味着对母亲判处死刑了。

这，是 19 世纪中叶某个春日的景象。

许许多多在我们今天看来无比理所当然的事情，其实都源自历史上的某一地点、某一时刻。在谷歌上用德语或者英语搜索"洗手的历史"，伊格纳茨·菲利普·塞麦尔维斯（Ignaz Philipp Semmelweis）几乎总会是第一个跳出来的名字。其中的有些说法颇让人误解，就好像在这名匈牙利医生供职于维也纳总医院之前（也就是1847 年之前），人们压根儿不知道洗手似的。然而，这种在我们现代人看来再自然不过的注重个人卫生的行为，远远超出了那个时代人们的想象。当然也没有这么绝对，当时的人们是否对洗手有所认识，取决于其社会地位——比如古希腊和古罗马豪华的大浴场和引水桥，即使这些豪华洗浴设备里的水质在现代卫生保健学家看来十分堪忧，但比起近代早期欧洲贵族居住在没有浴室、没有厕所的城堡里，那个时代的人们已经算得上比较注重个人卫生了。不过，真正出于医疗防治目的，将"洗手"作为一项降低产妇死亡率的措施，就要追溯到塞麦尔维斯了。现如今，我们在谷歌上搜索到的包含这名医生名字的内容大多来自报纸、杂志等媒体文章，而这些文章几乎都发表于同一年——2020 年。

那些我们习以为常和视为理所当然的一切，都源自前人取得的经验和突破，而取得突破往往需要付出艰辛的努力和巨大的牺牲，正如塞麦尔维斯的生平所告诉我们的那样。而身为现代人的我们，往往只有在这种理所当然受到威胁、面临危机和不安时，才能够意识到"落后的过去"和"文明的现代"之间的千丝万缕的联系。这一对我们来说再熟悉不过同时脆弱得不堪一击的"以现代文明为傲之感"到底源自何时，每个人的答案都不同。有的人可能会说，现代文明的源头是印刷术的发明，因为没有印刷术，知识就无法传播。有的人可能会说，现代文明的源头是社会制度的进步，比如废除奴隶制、保障妇女选举权、建立民主制国家。还有的人可能会说，现代文明的源头要追溯到 40 年前的科技革命，彼时，"计算机"（computer）再也不是美国航空航天局（NASA）和中央情报局（CIA）的专用设备，而是被加上了"家用"（home）这个前缀，Atari 和 Macintosh① 也第一次出现在了有钱人家里的客厅和工作的办公室里。

　　然而，事实是，没有任何因素——无论是先进的科技设备还是车库里的豪车、环球旅行、任何社会政治体制——能比身体健康状况与精神状态对我们的生活和心态影响还大。健康、失去健康、疾病，这些才是定义、引导乃至结束——这个结局每个人都不可避免——人类生命的基本元素。人类对于疾病本身的存在或对于疾病有可能带来的诸般疼痛折磨的恐惧，几乎能够摧毁人们平常所认为的一切"理所当然"和"确信无疑"，将一个人乃至许多人的生活导向完全不同的方向。

　　想要从关注身体健康这个角度上谈论现代文明的源头，我们就不得不提到一个无与伦比的时代。19 世纪后半叶，人类在科学发现和科技发明方面的成就迎来了前所未有的繁荣，医学上的空白也

---

　　①　Atari 即游戏开发商雅达利，成立于 1972 年，业务涉及游戏机和个人电脑。Macintosh 是苹果公司自 1984 年起开发的个人消费型计算机，简称 Mac。——译者注

被快速地填补了。本书将带你回到那个时代，见证那一个个将影响后世数百年、为人类今天的美好生活打下坚实基础的医学大事件，一睹那个伟大时代的开拓者们的风采。需要特别指出的是，本书所讲述的内容存在地域限制，即集中在欧洲和北美，并不涉及世界上的其他地区。 *11*

　　本书并非一本讲述医学发展史的书。它更像是一幅画卷，为我们描绘出那个人类在各个领域都取得了长足进步的时代，当然，这幅画卷选取的角度是医学领域。在那个黄金时代，医疗工作者们在医学上取得的所有突破性进展都生发于那个时代里激荡着的前所未有的创新热情与实践，比如逼真的摄影技术（包括银版摄影法和照相技术），还有 19 世纪末期不断扩张的铁路建设和不断进步的通信技术（在海床上铺设电缆的技术令即时通信成为可能）。就在这样一种人口结构迅速变化、城市快速发展、工业化规模不断扩大的背景下，医护人员和医学研究者们也开始了他们的创新——当时的政治环境尽管十分动荡，却阻挡不了他们从事研究工作的劲头。彼时，意识形态斗争和政党运动走上了历史舞台，欧洲大陆上出现了德国和意大利等诸多新兴的民族国家。大英帝国一如既往地占据着世界第一的位置，在大洋彼岸，经历了一场血腥内战（从医学角度来看，美国内战也称得上一场具有划时代意义的内战）的美国正在悄然崛起。在本书中，读者们不但会了解到塞麦尔维斯、罗伯特·科赫（Robert Koch）、路易斯·巴斯德（Louis Pasteur）和西格蒙德·弗洛伊德（Sigmund Freud）的往事，还会阅读到建筑大师、铁路大亨和许多缔造那个时代的统治者们的故事。

本书书名中的关键词"时代"指的是 19 世纪下半叶，即 1850 年至 1900 年，但封面上的时间更加准确地对书中内容发生的年代进行了框定。这不仅仅与历史学家们所说的"漫长的 19 世纪"有关，这个世纪通常以 1789 年的法国大革命为起始，有时也以 1815 年拿破仑最终失败、维也纳会议召开为起始，一直延续到 1914 年（这是一段长于一个世纪的大转折和大变革时期）；更与 19 世纪中叶的欧洲 1848 年革命息息相关，可以说，正是这场革命为未来的医学发展奠定了坚实的基础。需要特别强调的是，医学领域中两个重大的进步——没有这两个重大的进步今天的生活将不可想象——正是出现在 19 世纪 40 年代。

而将这个黄金时代的截止时间划定在 1914 年，则是为了明确表明，本书的书名终究不过是人们对于一个完美世界的期待，而并非现实。这是因为，这个世界终究是无法被医疗手段"治愈"的。我们所做的一切努力只能够让它得到改进、变得宜居，而这，正是书中提及的那些实业家和医疗工作者们所做出的贡献。1914 年，许多人的希望破灭了，人们从"世界将会一直这样蓬勃发展"的美梦中痛苦地醒来。引发那场灾难的并不是医疗工作者们。结语中的内容将会告诉我们，在那场灾难中，医疗工作者们的努力似乎总是挣扎在失败的边缘。结语给我们讲述了一场无法被控制的流行病大暴发。

那个时代的医生、科学家和发明家大多——当然也有例外——对未来充满信心，坚信明天会越来越好。生于 19 世纪下半叶（亦即本书所规定的黄金时代的中期）的著名外科医生费迪南德·绍尔布鲁赫（Ferdinand Sauerbruch）在回顾自己的青年时代时如此写道："1875 年，我出生在巴门（Barmen），在我出生和长大的那个时期，人们对于生命易逝的恐惧程度是今天的人类完全无法理解的。"他继续说道，自己是在"繁荣的时代和对未来充满希望的人生信念"中成长起来的。[1]

这真的是很久以前的事情了。

注 释

以下两部经典著作对 19 世纪的政治、社会以及（在某种程度上）技术和科学的发展进行了很好的概述：

Richard J. Evans：Das europäische Jahrhundert. Ein Kontinent im Umbruch. Übers. v. Richard Barth. München 2018.

Jürgen Osterhammel：Die Verwandlung der Welt. Eine Geschichte des 19. Jahrhunderts. München 2020.

[1] Ferdinand Sauerbruch：Das war mein Leben. München 1978，S. 11.

1. 人像

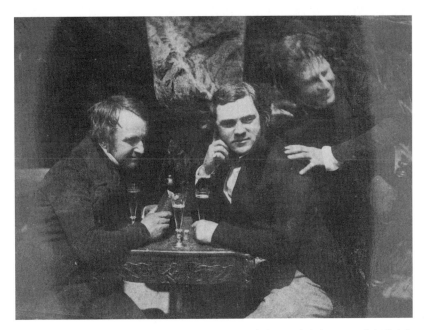

　　那个时代看似遥远，却又如此熟悉：19世纪40年代的那个十年里，人类取得了数不清的重大进步，在日常生活中也能够获得许多前所未有的愉悦体验——从摄影师希尔和亚当森流传于后世的经典作品《爱丁堡啤酒》（*Edinburgh Ale*）中，我们完全能够体会到这种愉悦感。

美国人事事都喜欢"当第一"（或是"做老大"），罗伯特·科尼利厄斯（Robert Cornelius）也不例外。他获得胜利那一刻的自信表情被记录了下来，世代流传，时至今日，这名来自大西洋彼岸年轻国度的公民脸上的自信表情仍旧强烈地感染着观者们，新鲜又真实。手中的工作完成后，罗伯特·科尼利厄斯满怀自豪地在他的作品背面写下了："有史以来的第一张光学照片。1839。"[1]

然而，他的这个结论是下错了的。毕竟，以那个时代"借助蒸汽机船/帆船来往通信（消息都装在'邮筒'里）"的信息传播速度，身在大洋彼岸的罗伯特是不可能及时了解到大洋这边的消息的。因此，在拍成了自认为的"全世界第一张光学照片"不久之后，罗伯特·科尼利厄斯才得知，真正的"第一张光学照片"应该诞生在欧洲，拍摄于法国。尽管如此，这名来自费城、醉心钻研的发明家仍然是光学摄影领域的先驱，是家乡当之无愧、一致承认的"第一名"。（据估计）1839 年 10 月的某一天，科尼利厄斯拍摄出了人类摄影史上的第一张"自画像"——用今天流行的话来说，就是人类历史上第一张"自拍"。

180 多年后的今天，这张照片上科尼利厄斯生动鲜活的面容仍旧能令观者惊叹着迷：他那蓬乱的（有可能是故意弄乱的）发丝随意地散着，敏锐的目光仿佛能穿越时空，从观者的肩头掠过。仔细观察这张照片，你甚至会有些毛骨悚然的感觉：倘若忽略掉银版①上的污损之处，你会觉得照片上的科尼利厄斯生动得仿佛下一刻就

---

① 相关材料可查阅关键词"银版摄影法""达盖尔银版照相术"。——译者注

可以活动起来，对着我们说话。要知道，19 世纪后期留存下来的许多照片中，主角们的脸上常常带着不屑一顾的表情，头上顶着洗发水问世之前人们极其喜爱的那种过于板正的发型——通常看起来都不怎么自然，他们仿佛是被牢牢地定格在了过去的时光之中。与这些照片相比，科尼利厄斯的自拍照就显得接地气得多——这无外乎是因为照片上的他看起来更鲜活、更自信。

　　摄影技术的发明作为一个典型案例向我们展示了，在那个到处充满创新的黄金时代，新奇的、令人着迷的事物到处传播和被人们接受的速度有多么快，当然，也包括医学领域的创新——有时候甚至会出现在地理上相隔数千千米的学者同时取得某一项突破的情况。数百年以来，留下肖像画一直是某些社会阶层的特权。绘制一幅单人的肖像画或者创作一幅多人的人物画需要花费大价钱去请一名技艺纯熟的画师，还需要被画者在绘制期间全员到场。当然，被画者可以拜托有绘画天赋的亲朋操刀执笔，这类作品中也出现了不少名作。不过，这些作品的名气恐怕大多要依赖于被画者和画师本人的名气。有些画作在绘制时，被画者和画师已经颇有名气了，有些画作则绘制于被画者和画师成名之前，比如弗朗茨·特奥多尔·库格勒（Franz Theodor Kugler）在摄影术发明前创作的关于年轻的海因里希·海涅（Heinrich Heine）的那幅画作。

　　在摄影术发明之前，国王和王妃若想要拥有一幅画像，就必须在做模特的数天之内一直端坐着（或者躺着、站着），好让宫廷画师描绘细节。而罗伯特·科尼利厄斯让这个过程缩短到了 15～20 秒。由于底版和相关化学用品供应充足（当然，也需要支付一定的

费用），因此，在很短的时间里，"肖像画"从贵族走向了平民。仅
仅在一年之后的 1840 年，人物肖像照片就已经随处可见了：既有
名人的，也有平民的；既有青年人的，也有老年人的；既有健康人
的，也有患病者的。那名比罗伯特·科尼利厄斯早几周甚至几个月
时间拍下第一张光学照片的发明家的全名叫作路易-雅克-芒代·达
盖尔（Louis-Jacques-Mandé Daguerre）。达盖尔于 1838 年拍摄了
第一张光学照片，并于次年的 8 月 19 日在巴黎将此消息公布于世；
在世界摄影史上，这一天通常被认为是摄影术和摄影艺术的诞生
日。除此之外，达盖尔还间接地参与过世界现存最早照片［出自约
瑟夫·尼塞福尔·涅普斯（Joseph Nicéphore Niépce）之手］的诞
生。据估计，这张世界现存最早的照片诞生于 1826 年或 1827 年，地
点在位于圣卢德瓦雷纳（Saint-Loup-de-Varennes）的涅普斯办公室，
16 涂着感光沥青的底版足足曝光了 8 个小时。这样的拍摄技术和不佳的
拍摄效果（照片中的物什边界甚为模糊不清）导致涅普斯的"日光蚀
刻成像法"——这一名称来自成像过程中需要高强度和长时间的日
光照射——并未得到广泛传播。

　　与日光蚀刻成像法相比，达盖尔的银版（后由于缩减成本的需
求，银版很快被其他材料例如铜制成的镀银版替代）成像法显然更
加实用。因此，在其他成像方法［如火棉胶湿版法和英国人亨利·
福克斯·塔尔博特（Henry Fox Talbot）发明的卡罗式摄影法］问
世之前，银版成像法成为应用最为广泛的成像技术。尤其在美国，
银版成像法甚为流行，至少沿用到了 19 世纪中叶。达盖尔著名的
银版摄影作品《坦普尔大街街景》（*Temple Bar*）第一次在车水马

龙的巴黎街道上拍下了两个人的影像。这两个人姓甚名谁没有人知
道，我们只能从照片的左下方看出，其中一个是擦鞋匠，而另外
一个是他的顾客。拍摄这张照片时，达盖尔一定再三叮嘱他们留
在原地不要动，然后三步并作两步冲上三楼的房间，打开了立在
窗户边的照相机。街道上来回穿梭的其他人则由于曝光时间太长
而没能被照相机记录下来，因而未能在这张举世闻名、独一无二
的照片中留下丝毫影像。

　　之后，那个众所周知、为人称道的历史性时刻很快地到来了：
1839 年 8 月，达盖尔向世人公布了这项摄影技术测试成功的消息；
数周之后，大洋彼岸科尼利厄斯的"自拍照"新鲜出炉；数月之
后，世界上第一家商业化运营的摄影工作室在纽约百老汇盛大开
业，迎接着源源不断的八方来客。借着这股东风，嗅到了商机的罗
伯特·科尼利厄斯立刻在费城和华盛顿开办了自己的工作室。那个
时代的人们对于这项全新技术所表现出来的高涨热情反映了一种
普遍存在于富裕阶层中的生活态度：敞开怀抱接受一切科技进
步，比如方便出行的铁路火车，意趣盎然的自拍照和家庭照，当 *17*
然也包括这次发生在 19 世纪 40 年代、延续了十年的划时代的医
学进步。[2]

　　冥冥之中，好似老天注定一般：曼哈顿的两家"达盖尔式摄影
室"（Daguerreian Parlor）的老板直到 1940 年 3 月 4 日揭牌营业之
前，所从事的都是被我们现代人称为"医疗技术"（Medizintech-
nik）的行业。彼时的亚历山大·沃尔柯特（Alexander Wolcott）
和约翰·约翰逊（John Johnson）还在制造牙科医疗器械。医学以

另一种方式将"影像技术"付诸了实践。法国医生阿尔弗雷德·弗朗索瓦·多内（Alfred François Donné）是那个时代最著名的显微摄影学家之一，他研究了梅毒和淋病患者的泌尿和生殖系统分泌物，并因此在学界享有很高的声誉。当然，他的这些成就并没有为公众所知，只在有限的范围内得到了传播。深耕于这一专业领域的多内于 1836 年发现了滴虫病的病原体——阴道毛滴虫（直至 2016 年，阴道毛滴虫仍旧被德国某医学协会评为"年度王者原生虫"），滴虫病是一种通过性行为进行传播的疾病。多内深深地着迷于显微镜下的那个世界，当然，1840 年时显微镜的倍数和效率是远远不及后来罗伯特·科赫以及路易斯·巴斯德手里的设备的——多内甚至自掏腰包购置了 20 台价格不菲的显微镜，将它们安放在巴黎大学的教室里以方便教学，让更多的学生得到亲自观测的机会。

不过，多内和他的学生们在显微镜下观察到的结果往往并不那么尽如人意。他们所有的发现——无论是人体组织、单细胞生物还是滴虫——都只能用绘图的方式进行记录，用于教学或研究成果的发表。所以，当多内得知仅仅几个街区远的达盖尔公布了摄影技术业已问世的消息时，他如何能够抑制得住内心的喜悦。同达盖尔以及那个时代所有对摄影技术兴趣盎然的人们一样，多内也坚信"完全"成像术——一种能够完全复刻事物本来的、自然的、真实的面貌的摄影技术——一定能够实现。然而，人们很快就不无失望地明白，即使是照片也是可以"修改"的。早在 Photoshop 出现之前，人们就已经知道，照片是可以进行人为处理的，摄影本身就是一个十分适合"加工"的过程。"修图"有时是出于审美需求，有时则是出于政治或商业目的。比如，英国摄影师亨利·皮奇·鲁滨逊（Henry Peach Robinson）的摄影作品《弥留》（*Fading Away*）就是出于审美需求的"修图"成果。这张照片拍摄于 19 世纪 50 年代，表现的是一名妙龄女子在家人的默默注视下即将香消玉殒的场面——少女的面容和作品的名称都暗暗指出，这名少女"香消玉殒"的缘由有可能是"肺结核"。这受到了维多利亚女王（Queen Victoria）和阿尔伯特亲王（Prinz Albert）的高度赞赏。这张摄影作品在强化上流阶层价值观的同时还充满着死亡崇拜的意味，完全符合那个时代的贵族阶层品位。然而事实是，这张照片是鲁滨逊用不少于五张底片合成的。

尽管如此，多内仍旧对于将摄影技术应用在"显微镜下事物的真实再现"方面表现出了极大的兴趣，并坚信其一定能够实现。他开始与一个名叫莱昂·傅柯（Léon Foucault）的年轻人一起研究如何完成这一任务。在此之前，莱昂·傅柯本是一名正在攻读医学学位的学生，但因为接受不了人体解剖、克服不了医学生必须完成的训练科目压力而中断了学业。尽管没有获得学士学位，但这并没有影响傅柯继续钻研科学的热情，正是这种坚持，让傅柯成为 19 世纪最著名的物理学家之一。1851 年，傅柯在巴黎先贤祠前做了一个钟摆实验（这个实验就是历史上著名的"傅柯钟摆实验"），从而证明了地球的自转，该实验绝对可以称得上是科学发展史上的经典时刻之一。

多内和傅柯研究出了一种通过提高光照强度来提高显微摄影图像质量的方法，在电子显微镜中利用的是电子——并不是普通意义上的照明——成像。在达盖尔摄影技术的基础上再加上极高的光照强度，多内和傅柯甚至能够将显微摄影的曝光时间缩短到 4 至 20 秒，以当时的标准来看，可以说是惊人的高效了。运用这种显微摄影技术，多内几乎拍摄下了所有观测对象的影像，包括血液、唾液、排泄物，以及人类和动物的器官细胞及其细胞结构。被拍摄下来的还有人类的生殖细胞，比如女性的卵细胞和男性的精子。当然，显微摄影对象绝对少不了多内自己的那项重大发现——滴虫。1844 年，这些照片被收录进了《显微镜学》（*Cours de Microsco-pie*）图集之中——这是每一个医学本科生都必须要熟稔于心的经典教科书。[3]

从拍摄人体组织到再现病人体貌（用医生的话来说就是"宏观把握病情"）以供医生和医学生们观察——近年来这些奇异甚至略显恐怖的照片越来越多地对普通大众开放了——只迈出了一小步。1843 年，戴维·奥克塔维厄斯·希尔（David Octavius Hill）和罗伯特·亚当森（Robert Adamson）在爱丁堡成立了一间摄影工作室，短短几年内，这间工作室就成了名副其实的摄影作品宝库，而他们的摄影作品被人们普遍认定为"摄影艺术"的早期表现形式（现馆藏于苏格兰国家美术馆）。希尔是一名绘画技艺高超纯熟的画家，对存在艺术价值的题材有着超乎常人的敏锐直觉。希尔和亚当森拍摄了风景和城市，照片上的那一条条街道让我们得以一窥那个时代的城市风貌：空荡荡的街道上散落着几辆马车。在摄影技术发明仅仅四五年后，希尔和亚当森将人像照的艺术水平提升到了一个极高的水平，后人鲜有企及。希尔和亚当森的人像摄影作品中极少出现个人像（在他们所创作的为数不多的个人像中有两张最为著名，其中一张展示的是一个背对着照相机的神秘女人，这是一种十分特别的构图，毕竟几乎全世界的摄影师们关注的都是人像的面部，而不是背部；另一张拍摄的是一个半身掩在阴影之中的裸体年轻人），他们更为关注的是群像，正是这些构图巧妙的群像作品让照片上那些来自遥远时空的人栩栩如生、灵动鲜活。看着这幅画，仿佛远在爱丁堡的希尔和他的三两好友正手捧着灌满了麦芽酒的酒杯站在我们的面前畅抒胸臆，那副意气风发的神情仿佛在大声宣告：19 世纪 40 年代的"生活多么美好！"（Life is good!）希尔和亚当森的另外一幅作品也表现出了类似的"特别之处"，这幅作品的名字出奇地长——《埃伦·米尔恩小姐、玛丽·沃森小姐、沃森小姐、阿格尼丝·米尔恩小姐和莎拉·威尔逊》（*Miss Ellen Milne，Miss Mary Watson，Miss Watson，Miss Agnes Milne and Sarah Wilson*）。在这张照片上，五名年轻的女性聚在镜头前，直视着镜头外的诸位观者。她们的目光虽然严肃但并不乖张，与那个时代大多数入镜者采用的标准化、模式化的"摆拍"大相径庭。[4]

　　更为与众不同的是一名女士的照片。她极有可能就是那个激发了希尔和亚当森超越传统、打破刻板印象的灵感和勇气的人。光是看一看这名女士的照片，我们就能够估计到，希尔和亚当森一定在纠正这名女士的拍照姿态上费了不少工夫。因为她所表现出来的症状已经相当严重了，而以那个时代的医术水平，这种病是无法治愈的绝症。这幅《患有甲状腺肿的女人》（*Woman with a Goiter*）向我们展示了一名患有严重甲状腺肿的中年女性，她的脖子异常肿

21 大，体积堪比孩童的头颅。这是迄今为止已知的第一张以患病者为拍摄对象的照片。尽管照片中女人的症状已经严重到了让当时的人们和现在的我们都不免震撼的程度，但是这个患病的女人在年轻摄影师罗伯特·亚当森的镜头中永远地"活了下来"。而亚当森本人却因病——据称他罹患的是结核病——于 1847 年英年早逝，享年 26 周岁。

希尔和亚当森作品中的许多人物——比如年轻的外科医生詹姆斯·扬·辛普森（James Young Simpson）——都表现出了充满希冀、自信满满的神情，这是因为，照片上的人物受到了各种突飞猛进式的科技进步和创造发明的鼓舞，坚信他们生活在一个拥有无限进步可能性的时代。这种对未来的自信首先来自四通八达的铁路建设，与此同时，信息传输方式的变革也打破了传统的时空概念，令这种自信更为膨胀。这个时代的人们知道了文字和信息能够跨越千山万水，见证了传播领域的跨越式变革。1809 年，解剖学家萨穆埃尔·托马斯·冯·泽默林（Samuel Thomas von Soemmerring）成功完成了通电信号仪实验，之后，在 19 世纪 30 年代，科学家们终于研究出了如何传递电信号的办法。1833 年，著名的数学家卡尔·弗里德里希·高斯（Carl Friedrich Gauß）和物理学家威廉·爱德华·韦伯（Wilhelm Eduard Weber）在哥廷根架设了一条电线，从高斯工作的天文台一直通到韦伯的实验室，构造了世界上第一台电报通信设备。这之后，电报机经美国人塞缪尔·莫尔斯（Samuel Morse）的改造，实用性进一步得到了提升。莫尔斯不仅发明了能够输入信号的电报机，还制定了一套可以用于通信的电码符号，即以每一个码代表一个字母，这套电码符号就是我们熟知的"莫尔斯电码"。1844 年 5 月 24 日，莫尔斯将《圣经》中的一句话从华盛顿传输到了 60 千米外的巴尔的摩，这句简短的话语"上帝创造了什么？"（What hath God wrought?）标志着电报通信技术的诞生。 22

　　自此之后，无数根电线开始将欧洲各国串联起来，它们通常被架设在新近铺设的一条条铁轨旁边，两条"线路"相伴而行，一条是运送客人和货物的"交通线"，一条是传递消息和数据的"信息线"。这是一场促进人与人、国与国之间相互交流和相互理解的革命。信息——或者更具体一些来说是"消息"——终于实现了远距离实时传递，其传递速度远远超过了"加急公函"的递送速度。在拿破仑帝国遭遇危机后，身在维也纳的奥地利帝国首相梅特涅（Metternich）——居住在霍夫堡皇宫、曾经的法兰西第一帝国的拥护者——毫不犹豫地放弃了过去的立场。此时的他如若想要同位于柏林的普鲁士同盟者取得联系，无论是直接发报还是通过奥地利大使馆发报，都只需花上短短的几分钟。这种异常高效的信息传递速度对于普通民众——更准确地说是对于那些受过教育和政治敏感度高的阶层——来说十分有益。这是一个"阅读时代"，图书出版行业蓬勃发展，图书馆里人头攒动、座无虚席，就连咖啡馆和供路人休息的公园长凳上都坐满了捧着报纸书刊的人。一名坐在莱比锡著名的"阿拉伯咖啡树"（Arabischen Coffe Baum）咖啡馆里的客人只需翻开报纸，就能得知近几周内在巴黎、维也纳或伦敦（或德累斯顿）发生了什么新鲜事儿。随着电报技术的不断普及，一个全新的概念进入了人们的视野：即时性。有些一天内出版好几期的报纸甚至能够做到把当天发生在别处的新闻直接刊印出来，有些事件甚至有可能就发生在报纸付印前的几个小时内。这样一来，读者们与发生在别处的事件之间的时间差大大地缩短了，而这些发生事件的"别处"往往远超读者们目之所及的地域范围。

在这个全新的信息爆炸年代之前的毕德麦雅时期，人们饱受30多年的来自保守派当权者的政治压迫，被迫专注于家庭和非政治事务，而现如今，丰富的信息流则积聚了巨大的社会能量和政治能量。通过电报，再加上来自邮政通信渠道的详细信息，德国人能够即时地了解到巴黎的消息——1848 年 2 月，法国爆发了革命。这如同向火药桶里扔进了一颗火星，在德国普通民众的心中炸开了花。通过一场暴力程度远不及法国大革命的革命运动，法国人将他们的国王驱逐出了这个国家［比起路易十六，法国国王路易·菲力浦（Louis Philippe）幸运地保住了他的头颅］。不久之后，革命之火就在欧洲的许多城市熊熊燃烧了起来。

此时，距离欧洲和北美之间的海底电缆铺设完成还有十年之久。正因如此，一场远比欧洲 1848 年革命影响深远的、造福万代的、标志着医学现代化起始的"大革命"即将到来的消息，也只能坐着蒸汽机船漂洋过海地从美洲登陆欧洲。这场"大革命"发生在美洲新大陆，是欧洲乃至全世界人民（包括医生们）所期待的。

注　释

[1] Carol Johnson：Cornelius，Robert (1809 – 1893). Pioneer daguerreotypist and businessman. In：John Hannavy（Hrsg.）：Encyclopedia of Nine-

teenth Century Photography. Bd. 1. New York 2008，S. 338 – 340.

[2] Steffen Siegel（Hrsg.）：Neues Licht. Daguerre，Talbot und die Veröffentlichung der Fotografie im Jahr 1839，München 2014.

[3] Aristides Diamantis，Emmanouil Magiorkinis und George Androutsos：Alfred François Donné（1801 – 78）：a pioneer of microscopy，microbiology and haematology. Journal of Medical Biography 2009；17：S. 81 – 87.

[4] 可以在苏格兰国家美术馆官网上找到这些照片 [https://www. nationalgalleries. org/art-and-artists/features/hill-adamson（2020 – 09 – 23)]。

2. 波士顿的静谧

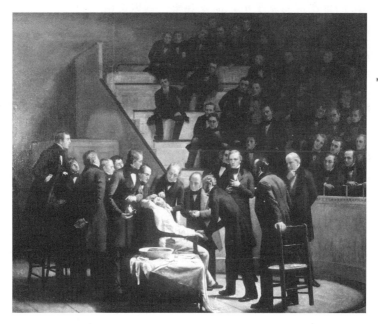

　　这是人类的一个伟大时刻：1846 年 10 月 16 日，波士顿，一台使用了乙醚麻醉的手术正在进行着，人类战胜疼痛的夙愿终得实现。罗伯特·卡特勒·欣克利（Robert Cutler Hinckley）的这幅作品创作于 1882 年，在那个时代，麻醉早已成为外科手术中的常规操作，其为外科手术技术的长足发展提供了无限的可能性。

波士顿的某天清晨，一间屋子里人头攒动。然而，这众多的观者之中没有人料到，自己即将见证一个历史性时刻的到来，目睹本世纪最伟大的一项发明。所有到场的观众都是男性，因为在那个时候，人们普遍认为，女性是不应涉足医学的——男士们身着白色硬领衬衫，套着礼服外套，手里握着象征尊贵的手杖，走进来后，他们就摘下了头顶上高高的礼帽，以免遮挡住后面人的视线。

在这个星期五的清晨，波士顿的医生们和附近哈佛大学医学院的学生们聚在这间屋子里，前来观摩一场以交流为目的（或许也是为了满足猎奇心理）的公开手术。这场手术的主刀医生是美国著名的传奇外科医生约翰·科林斯·沃伦（John Collins Warren）。当天，马萨诸塞州总医院里的这间手术室活脱脱地变成了大礼堂，观者如堵。大家伸着脖子往前挤，等着看这场"好戏"：据说这将会是一台患者完全感觉不到疼痛的手术。事实上，在场的许多医生都抱着"看洋相"的心情，根本不相信那所谓神乎其神的"灵丹妙药"真的能够奏效。不过，仅仅几个小时后，现场的情形就让这些等着看好戏的人大失所望了。

这场手术完成后，多名观摩者在自己的书信、回忆录和日记中记录下了观看手术时的心情：从最初的困惑和狐疑，到最后的惊叹和激动，更少不了对有幸见证这样一个奇迹时刻的感激之情。手术室这个永远充斥着痛苦、折磨和绝望的地方，一夕之间便充满了静谧和希望。这一天就是 1846 年的 10 月 16 日，星期五。从这一天开始，人类与疾病之间的关系被完全颠覆了。

大约 10 点钟，约翰·科林斯·沃伦走进了手术室。这名声名赫赫的著名外科医生不动声色地宣布：有一名年轻的医生主动向他毛遂自荐，声称"能够让手术中的病人不再感到疼痛"。无痛手术——这也太异想天开了吧！如同其他观摩者一样，亨利·J.比奇洛（Henry J. Bigelow）——一名天赋异禀的青年医生——想起那天早上的情景时如此描述道，他不由得回想起了过去三四千年的医疗历史。这名出身医学世家的波士顿青年才俊心想，自从美索不达米亚、非洲、被哥伦布发现之前的美洲大陆上出现了第一批使用手术刀的医师（如果他们的水平能够配得上这个称号）以来，手术室里痛苦的治疗情景并没有被多大地改变。数千年来，外科手术对于那些不得不接受这种医疗手段的人来说，都意味着难以想象的痛苦。

长久以来，医生们一直在努力找寻消除手术痛苦的办法，比如草药提取物、浸了乙醇的麻醉海绵，甚至鸦片，还有德国医生弗朗茨·安东·梅斯梅尔（Franz Anton Mesmer）发明的"磁化"疗法（这是一种通过暗示对病人进行催眠的麻醉方法）——然而，事实证明，所有的这些麻醉手段都是徒劳的。常常是外科手术医生划开第一条切口、牙医刚刚用上镊子，整个医院里就响起了病人痛苦的嚎叫声。疼痛，似乎已经成为与手术治疗形影不离的伙伴。

比奇洛知道，这种疼痛不仅对于患者来说是一种难以忍受的折磨，而且还极大地限制了手术这种治疗手段的应用范围。由于缺乏有效的麻醉手段，可使用手术进行治疗的疾病就极为有限了，开胸开腹更是不可能完成的——即便助手们的手臂再强壮，也无法完全控制住病人剧烈挣扎。就算是像马萨诸塞州总医院这样的大型医疗机构，每周的手术量也超不过两台；医生只有在万不得已的情况下，

28　才选择运用手术进行治疗。在这种情况下，做手术的速度就成了每一名外科医生的必修技能了。医生必须在病人被手术之痛折磨致死之前完成手术。所以，没有麻醉手段的时候，最伟大的外科医生就是手速最快的外科医生。拿破仑的私人外科医生让-多米尼克·拉雷（Jean-Dominique Larrey）甚至能够在两分钟内截掉一只手臂。欧洲最著名的外科医生，伦敦的罗伯特·利斯顿（Robert Liston）男爵的手速更是迅捷得惊人，1846 年，他甚至手快到一不小心在一次腿部截肢手术中切除了病人的一侧睾丸和助手的两根手指。

　　而让这间手术室内的气氛更为紧张的是，这间手术室内的大多数医生和医学生们都记得一年前发生在这里的那场失败的试验。一年前，就在这间手术室中，来自康涅狄格州哈特福德市的青年牙医霍勒斯·韦尔斯（Horace Wells）也在获得了沃伦医生许可的前提下实施了一场所谓的"无痛"手术。比奇洛仍旧记得，那场手术开始前，韦尔斯给需要手术的病人吸入了一种气体，片刻之后，病人似乎晕倒了，但是——如同之前数百万名经历了手术治疗的病人一样——当沃伦用手术刀划开病人的肌肤时，这名病人还是疼得大哭起来。伴随着一片嘘声和"骗子，骗子！"的指责，韦尔斯被大家赶出了手术室。

　　这一次，又一台宣称"无痛"的手术要在这间手术室里再次进行。约定开始手术的时间越来越近了，在场的观摩者群中时不时发出轻笑的声音。沃伦看着手表，对大家说道："莫顿医生还未到场，他应该手头上还有别的事情没有忙完。"这一切都让大家觉得，这次肯定又是一场"吹牛者"的表演。不过，比奇洛却不这样认为。他认识这个名叫威廉·托马斯·格林·莫顿（William Thomas Green Morton）的 27 岁年轻牙医，在比奇洛看来，莫顿绝对算得上当代医学界的翘楚了，因为他实实在在地见证了数日前在莫顿的诊所里发生的那一幕奇迹。

　　莫顿，1819 年 8 月 9 日出生于马萨诸塞州的一个农场。他的成长的环境并不优越，只受过初级教育，为了养活自己和家人，他不得不早早出来工作。他换工作十分频繁，甚至还卷入了一些在犯罪边缘游走的生意——那个时代的美国，一切向钱看齐，"搞钱"（making money）是唯一的追求，道德品质则不值一提。辗转腾挪之后，他选择了做一名牙医。为他作生平传记的执笔者们均不确定，他的牙科知识到底是在巴尔的摩牙科专修学院（Baltimore College of Dental Surgery）学到的，还是像那个时代的大多数牙医那样，从当牙医的助手开始，在实践中学到的。而莫顿的老师，正是霍勒斯·韦尔斯。学成之后，莫顿在距离康涅狄格州首府哈特福德不远的法明顿开了一间自己的牙科诊所。刚刚在这儿立业不久，莫顿就被惠特曼家族 15 岁的女儿伊丽莎白·惠特曼（Elizabeth Whitman）深深地吸引了。一段一见钟情的爱情故事就此开始。1844 年 5 月，伊丽莎白嫁给莫顿为妻，成为莫顿那暴风雨般动荡的人生中最坚定的支持者和知己，在丈夫饱受质疑的时候，她无条件地信任着他。莫顿是一名才华横溢、技艺精湛的牙医，很快，他就转战新英格兰，在该地区的大都市波士顿开了一家诊所。在这里，他继续研究着一个长期困扰着他的设想。

29

　　9 月 30 日深夜，也就是马萨诸塞州总医院手术日的两个星期前，一名病人敲响了莫顿诊所的门。前来求诊的这名病人叫弗罗斯特（H. Frost），他牙疼得厉害，但又害怕拔牙时的疼痛。正如上文中所讲的那样，莫顿曾在霍勒斯·韦尔斯的诊所工作过一段时间，对通过让病人吸入麻醉性气体使其进入睡眠状态，从而减轻病人对外部刺激——特别是疼痛——的敏感程度有所了解。韦尔斯的研究

30 对象是一氧化二氮，也就是笑气；而莫顿则把注意力放在了乙醚上，因为他发现，乙醚蒸气在麻醉感官方面有着显著的效果。于是，他大胆地让这名牙疼的病人吸入了乙醚，迅速地拔下了坏牙。当弗罗斯特从昏迷中醒来，询问医生手术什么时候开始时，莫顿抬了抬胳膊，指了指地上的牙齿。此时，莫顿的眼前出现的景象绝对是一项可以造福全人类的伟大发现——我们只能说这是一项"发现"，而不是"发明"。之后，莫顿写信将他的发现告知给了沃伦，并在得到沃伦许可的前提下，准备于两周后星期五的清晨向公众展示他的这一"发现"。

　　现在已经是 10 点 20 分了，距原计划手术开始的时间已经过去了 20 分钟。沃伦医生不再等候，准备亲自为这个躺在手术台上的年轻人——这名病人叫吉尔伯特·阿博特（Gilbert Abbott）——切除颈部的良性肿瘤。就在这个时候，手术室的门突然被打开，莫顿气喘吁吁地冲了进来。做手术前的最后一分钟，莫顿还在忙着制作罐装乙醚。

　　莫顿注意到，现场许多人的脸上满是嘲讽之色。但是，他镇定地走到病人阿博特面前，用平静的声音向他解释了自己接下来将要

做些什么。幸好，阿博特对莫顿还是相当信任的，对莫顿尝试为他的手术减轻疼痛表示了感谢。莫顿把装着乙醚的玻璃罐递到病人口鼻处，让他大口吸气，罐中装着一种不明液体。吸了几口之后，阿博特眼睛一翻，头部微微向后倒去，靠在手术椅上，清楚地露出了颈部的肿瘤。莫顿转过头来，用尽量平稳镇定的声音对沃伦医生说道："您的病人已经准备好了，医生！"

　　沃伦弯下身子，用手术刀切开了病人的皮肤——这把所谓的手术刀根本没有清洗过，更谈不上什么消毒，只是擦了擦。划开皮肤 *31* 后，沃伦顿了一顿，等待着那一声在他漫长的外科医生职业生涯中总能听到的熟悉的尖叫声。然而，什么声音都没有出现，手术台上的阿博特一动不动。手术室里顿时安静了下来。紧接着，沃伦医生扎住病人的血管，轻松地切除了肿瘤，又熟练迅捷地缝合了伤口。整个手术过程只持续了不到五分钟。

　　手术进行到此刻，阿博特仍旧没有显露出任何痛苦的表情。做完手术后，沃伦医生直起身子，慢慢转过身来，看了看现场这群大气都不敢喘的观众。大家都看到了沃伦医生面部表情的变化。没有傲慢，没有讽刺，沃伦医生的脸上只有毫不掩饰的震惊。原本将信将疑的沃伦医生再也控制不住激动的心情，用颤抖的声音说出了医学史上举足轻重的一句话："先生们，这不是一场骗局！"

　　是的，这场手术当然不是骗人的。这场手术是一次革命、一件大喜事、一个奇迹，为医学开辟了全新的可能性，启用了所有外科医生都不敢实施的医疗手段——在今天的外科医生看来再简单不过的阑尾切除手术，在那个年代相当于给病人判了死刑。吉尔伯特·

阿博特从睡梦中醒来后，简直不敢相信手术已经结束了。不过，在场的每一名医生和医学生都清清楚楚地见证了一个新时代的到来，因为在整个手术过程中，他们都实实在在地目睹了。

数日之后，当莫顿将他的麻醉技术成功应用在了当时最痛苦的外科手术——截肢手术——上时，人们对莫顿最后的怀疑也彻底消散了。这一次，当截肢锯碰到骨膜时，病人一如既往地保持着睡眠状态。

32　　事实上，1846 年 10 月 16 日的这场公开手术中，莫顿医生对于病人得以免除疼痛的关心是远远大于麻醉技术演示成功后所卸除的精神压力的。手术结束后，莫顿的妻子伊丽莎白发现，自己的丈夫并没有立刻回家，而是继续留在手术室里观察病人的情况，直到下午回家后还在担心麻醉的效果。伊丽莎白如是道："2 点，3 点。莫顿回到家的时候已快 4 点了。他神色十分紧张，我以为是手术失败了。他摇摇晃晃地抱住了我，轻声嗫嚅道：'知道吗，亲爱的，我成功了。'"[1]

这场公开手术顺利完成三周之后，亨利·J. 比奇洛在波士顿医学改进委员会（Boston Society of Medical Improvement）就这场手术的全过程做了报告，向新英格兰地区的医学界介绍了这一令人难以置信的神技。这之后，医学迈入了一个新时代的消息通过各种信件和科学报告传遍了全球。1846 年 12 月 3 日，一艘名为阿卡迪亚号（Acadia）的蒸汽机船驶离波士顿港。这艘船的所有权属于海运企业家塞缪尔·丘纳德（Samuel Cunard），是他所经营的大西洋航线船队中的一艘。按照计划，阿卡迪亚号将在当时还属于英国的哈利法克斯（1867 年后该地区属于加拿大）短暂停留之后启航穿越大西洋，于 12 月 16 日抵达利物浦。在这艘船上的邮箱里，躺着波士顿医疗奇迹的见证者写给英国同行们的信件，其中就包括比奇洛写给常驻伦敦的美国植物学家弗朗西斯·布特（Francis Boott）的一封长信。除此之外，这场无痛手术大获成功的消息还引起了阿卡迪亚号上一名医生的兴趣。借此机会，这名随船的外科医生仔细地学习和了解了乙醚的麻醉效果，并在刚刚抵达利物浦的时候就将这则消息告诉了他医学界的一个朋友。12 月 18 日，利物浦的一家报纸也发表了有关乙醚麻醉剂试验成功的第一篇报道。

收到比奇洛的信后，布特激动不已，赶忙把这则消息分享给了自己的朋友罗伯特·利斯顿，向他详细描述了比奇洛信件中的内容。罗伯特·利斯顿——这名蜚声伦敦的外科医生——当即决定尝试一下这种全新的麻醉方法，因为乙醚这种物质实际上并不难获得。时间回溯到 1846 年 12 月 21 日，这一天，罗伯特·利斯顿首次在位于伦敦的外科手术室中使用了乙醚麻醉。在这场手术中，利斯顿为一名叫弗雷德里克·丘吉尔（Frederick Churchill）的管家做了截肢。这名病人的腿部在一次意外事故中受伤，由于未能得到适当的护理而发生了严重的感染——这种情况在当时的卫生条件下并不是个例。整个手术过程仅仅持续了 25 秒——利斯顿医生做手术时，通常会安排一名助手在旁记录手术时间。手术结束后，病人瞥了一眼地上流着血的残肢，才知道可怕的截肢手术已经结束了。不过，这血流成河的场面使他受到了惊吓，晕了过去，再次失去了知觉。亲眼见证了乙醚麻醉的神奇效果之后，利斯顿直言不讳地评价道：

33

"先生们，这个美国魔术打败了催眠术！"（This yankee dodge，gen-tlemen，beats mesmerism hollow！）"

　　在德国，这个"美国魔术"——这是波士顿医生兼作家奥利弗·温德尔·霍姆斯（Oliver Wendell Holmes）给乙醚麻醉剂起的外号——亦如同平地一声雷，在德国医学界炸开了花。1847 年 1 月 24 日，埃朗根的一名外科医生约翰·费迪南德·海菲尔德（Johann Ferdinand Heyfelder）首次在德国实施了乙醚麻醉，手术记录档案中如此写道："米夏埃尔·盖格纳（Michael Gegner），26 岁，鞋匠，脸色苍白，身材消瘦，左臀部大面积脓肿。1 月 24 日，早餐后三个半小时，早餐主要为流食，在由猪膀胱和玻璃管组成的吸入装置下吸入乙醚，吸入时堵住鼻孔用嘴吸入……"[2] 这场手术非常鼓舞人心，仅仅在 3 月一个月内，海菲尔德就成功实施了上百次的麻醉。这种全新的麻醉方法大大降低了外科手术的难度，以至于海菲尔德不由自主地用一句听起来对病人不那么恭谨的言语来形容，称手术"像是在一具尸体上操作似的"。很快，乙醚麻醉成了外科医生和牙医们做手术时公认的必备手续。各家报纸的专栏都报道了这种麻醉方法奇迹般的效果。乙醚麻醉迅速传播到了各个大城市，其中的有些城市甚至尚未进入工业时代。

　　不过，不久之后，人们就发现，享受这一划时代的医学进步也是需要付出代价的。因为麻醉药品并不能保证百分之百的安全，正如多年之后一名医学史研究者在一本医学研究期刊上所评价的："一匹千里马外表光鲜，但扒开嘴来看，就知道它并非十全十美。"[3] 1847 年 2 月，第一例乙醚麻醉导致的死亡病例出现了，紧接着，又陆续出现了几例麻醉医疗事故。这些案例的详情都被发表在了专业的医学期刊上。现在我们知道，造成这些麻醉医疗事故的原因是，当时的医生对于乙醚或其他麻醉剂的药理以及所吸入麻醉气体对病人心脏和体循环存在何种影响一无所知，另外，麻醉剂的用量也只是粗略估计——到底使用多少麻醉剂量全凭医生的"手感"。然而令人惊奇的是，这种不精确的麻醉方法并没有造成大量的致死性事故。

关于乙醚麻醉剂的发明者到底是谁，医学界进行了一场现代科学史上最为丑陋也最为惨烈的争论。"波士顿奇迹"遭受了最为猛烈的非议，引来了不少仇恨，成为众矢之的。威廉·托马斯·格林·莫顿不过是希望这项发明能够在为人类服务的同时为自己赚取些许钱财而已。而在当时美国大扩张的社会环境下，"用自己的发现赚取尽可能多的钱财"的想法对于一个真正的"美国佬"（Yankee）来说是不应该受到现代道德标准的谴责的。起初，莫顿有意对他所发现的这种"麻醉神剂"的成分进行了保密化处理，从橙子中提取了精油混入其中进行调和，以遮盖乙醚的气味，毕竟那场公开手术的大部分观摩者对乙醚的气味都十分熟悉。然而，莫顿想要通过为乙醚麻醉剂申请专利而获利的计划却遭遇了滑铁卢，大家纷纷指责他是"冷血的骗子"。医生们集体宣称，如果莫顿不公开其专利的有效成分，他们就不在手术中使用他的麻醉剂了。莫顿无奈，只得做出了让步——毕竟他也不想被扣上"让手术病人继续承受痛苦折磨"的帽子。

更糟糕的是，莫顿"麻醉剂发明者"的荣誉也受到了质疑和挑

35

战。曾经当过莫顿老师的一个人跳将了出来，这个人就是医生和化学家查尔斯·杰克逊（Charles Jackson）。的确，在乙醚麻醉剂试验的早期，莫顿曾与杰克逊讨论过乙醚及其麻醉特性等问题。因此，杰克逊就自认为乙醚麻醉剂的发明者是自己而不是莫顿，并理直气壮地从莫顿那里勒索了越来越多的钱。很快，莫顿就因与杰克逊之间无休无止的发明者之争而身心俱疲。不过，他不知道的是，杰克逊本人其实是一个抄袭他人成果的惯犯，常年在盗窃他人成果的边缘上疯狂试探。许多年前，杰克逊在一艘行驶在大西洋航线的船上遇到了发明家塞缪尔·莫尔斯，莫尔斯兴致勃勃地把自己发明了电码的消息分享给了杰克逊。船还未靠岸，杰克逊就迫不及待地向公众宣布自己发明了"莫尔斯电码"，而正是这条虚假的消息，令莫尔斯陷入了长达一年的官司之中。杰克逊本人与欧洲学术界建立了良好的联系，于是，在莫顿成功完成了乙醚麻醉后，杰克逊就立即联系了法国科学院，提出请愿，宣称自己是"麻醉剂之父"和"人类的恩人"。可笑的是，这一精神分裂般的自吹自擂竟然流毒深远：时至今日，仍然有一些百科全书将杰克逊称为麻醉剂先驱。

36　　其实，要说麻醉剂的发明者，倒霉的霍勒斯·韦尔斯应该占有一席之地。在莫顿的乙醚麻醉剂试验成功后，他也向莫顿和公众描述了自己早年间那不为沃伦所推崇的麻醉术研究。令人欣慰的是，时间最终给予了韦尔斯一个迟来的、苦乐参半的公道：在现代医学麻醉手段中，韦尔斯的笑气麻醉仍然占有一席之地，而乙醚和氯仿麻醉已变成了历史的故纸堆。"麻醉剂发明者"之争将韦尔斯折磨得精神崩溃——"我的大脑着火了！"（My brain is on fire!）。

1848 年 1 月，韦尔斯登上了新闻头条：由于氯仿造成的幻觉，他在
纽约大街上向几名妓女泼硫酸，于是被捕入狱。清醒后的韦尔斯懊
悔不已，在牢房里服用了氯仿并切断了自己的股动脉。最终，韦尔
斯的发明不仅没能让他声名鹊起，反而摧毁了他的意志，吞噬了他
的生命。

　　然而，仿佛嫌弃杰克逊和韦尔斯这两个人与莫顿之间的大战还
不够激烈，命运又给这名饱受折磨的医生安排了第四个争夺者。
这个争夺者是一个名叫威廉·克劳福德·朗（William Crawford
Long）的乡村医生，他来自奉行奴隶制的佐治亚州，工作地点是一
个名为杰斐逊村的偏远南部乡村。今天我们已然知道，早在波士顿
试验成功之前四年半的 1842 年 3 月 30 日，这名乡村医生就在手术
中成功使用了乙醚麻醉剂，并在之后的手术中重复使用。不过，这
名乡村医生却并未将这个消息对外宣传，就仿佛他完全看不到这种
麻醉剂在减轻病人痛苦方面所带来的巨大裨益。朗对于"要么发
表，要么消失（成果不发表就意味着没有事业前途）"这条现代医
学和现代科学研究者们公认的金科玉律并不熟知。作为一名在科研
事业发展前途上无欲无求的乡村医生，朗并没有把他在手术中成功
实施乙醚麻醉的消息告知医学界，这当然是他的错。不过，他的错
误并不在于"对自己的事业发展不利"，而在于导致了 1842 年至
1846 年间许多需要手术治疗的病人未能及时获得乙醚麻醉剂的
帮助。

　　与我们每一个人一样，威廉·托马斯·格林·莫顿也有缺点，   *37*
并非完人。与医学黄金时代的其他先驱者相比，莫顿身上的缺点可

能更为凸显。然而，正是由于他的公开宣传，麻醉剂才进入了医学
界和公众的视野，为现代医学手术治疗的安全性提供了基础保障。
然而，莫顿这一具有开创性意义的工作并未给他带来任何好运。同
样的命运也落在另外一名医学开拓者的身上，这是一名来自维也纳
的医生，他所攻克的对象是被称作医学界除"疼痛"之外的第二座
大山的感染。

注　释

延伸阅读：

Stephanie J. Snow：Blessed Days of Anaesthesia. Oxford 2013.

[1] Julie M. Fenster：Ether Day. New York 2001，S. 80.

[2] Dieses und alle anderen Zitate bei Ronald D. Gerste："Gentlemen，dies ist kein Humbug！" Die Zeit，18. Oktober 1996. 此处为二次引用，原始资料已于 2001 年遗失。

[3] Archiv für Klinische Chirurgie 1871；13：S. 744.

3. 致命的手

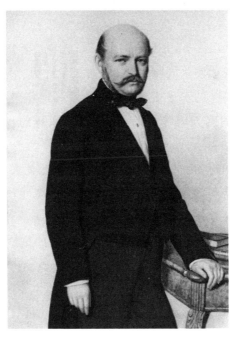

　　在推行一个颠覆性的结论时，先驱者们往往必须战胜强大的阻力。不过，从来没有任何一位先驱者能够在"荣获全世界女性同胞的赞赏"方面赢过伊格纳茨·菲利普·塞麦尔维斯。当然，他们中也极少有人遭受过塞麦尔维斯那样的悲惨境遇。

死亡面前，无论贵贱。玛丽亚·特利莎（Maria Theresias）的儿子约瑟夫二世在其生前就早早地与"改革"二字密切联系在了一起，在他的主持下，一座在当时绝无仅有的大型现代医院拔地而起。维也纳总医院是启蒙时代理性思潮的产物，拥有极富几何美学的外观、划分清晰的科室和数百张病床，吸引了那个时代最优秀的医生，比如产科医生卢卡斯·约翰·伯埃尔（Lucas Johann Böer）。然而，这家医院的神话在身患肺结核晚期的约瑟夫二世于弥留之际将哈布斯堡王朝的继承人、他的侄子弗兰茨王子（Prinz Franz）和弗兰茨王子的妻子（同时也是约瑟夫二世的侄女）伊丽莎白女公爵（Prinzessin Elisabeth）召唤到身边看望自己时被彻底地打破了。尽管伯埃尔成功地为这名被后世称为"与约瑟夫二世存在柏拉图式爱情"的女子接生了一名女婴，但年仅 22 岁的伊丽莎白仍在生产后的两天因高烧离世。两天后，她的叔叔、她的爱慕者——皇帝约瑟夫二世也在 1790 年那个寒冷的冬天与世长辞了。伊丽莎白死于产褥热。伯埃尔眼睁睁地看着她死去，却无能为力。在那个时代，产褥热似乎是人类无法解除的魔咒，它就像恶魔一样，缠绕着每一名产妇。人们无能为力，只能等待着它的审判。

半个世纪后，维也纳的贵族阶层——比如皇室成员、宫廷议员、商人和实业家——就能够将因产褥热而死亡的产妇数量控制在一定的限度内了。那些选择在自己的居所或者豪华的宫殿宅院里生产的贵族产妇们倘若被命运眷顾，就可以避免重蹈伊丽莎白女公爵的覆辙。据统计，像这样的生产，每 100 次之中，仅有大约 1 名产妇和她的孩子会死亡。

然而，绝大多数的维也纳民众并非"贵族"，只是小有财富的 *41*
小资产阶级，甚至是身无分文的无产阶级。他们的孩子大多出生在
维也纳总医院。然而，这家曾经由神圣罗马帝国皇帝约瑟夫二世创
立的医院在产科方面与现代医疗差距甚远。产褥热就像一个巨大的
黑影，笼罩着维也纳的产妇。距离预产期越近，她们的恐惧就越强
烈。维也纳总医院的两个产科诊室每天都在源源不断地接诊产妇，
护士们将即将分娩的产妇安排入院，给她们分配一张病床待产。维
也纳民众都知道，那些来自贫困家庭的产妇和未婚的产妇甚至可以
于预产期前的两个月入住——这是国家的一项关怀措施，为的是防
止产妇在越来越强烈的绝望情绪操控下痛苦地分娩，甚至杀死新生
儿。维也纳民众还知道一件事：在维也纳总医院的产科第一诊室，
产褥热肆虐到了令人震惊的程度，许多产妇甚至将入院等同于被判
处死刑。这样一来，越来越多的产妇拒绝被收治到产科第一诊室，
她们咬牙坚持，尽量拖延到晚上第二诊室的值班时间再入院分娩。
因为人们发现，第二诊室尽管也出现过产褥热导致的产妇死亡，但
死亡率远远低于第一诊室的，且仅比在家生产的产妇的死亡率高一
点点。

过往在对类似产褥热这类流行性疾病进行病理阐释时，医生们 *42*
往往会将致病原因归结于"遭到了空气中或地面上致病物质的侵
袭""病人体质虚弱"等。然而，在产褥热面前，这些原因都失去
了效用。第一诊室和第二诊室患病产妇间的差异无法用这些理由来
解释，因为两个诊室中的产妇都躺在同一幢楼里，呼吸着同样的空
气，吃着同样的食物。不过，让维也纳总医院的管理者们稍感欣慰

的是，这种情况不只出现在这里。当时，随着欧洲工业化程度的不
断加深，城市不断地出现，人口不断地增加——尤其是底层阶级
（在维也纳被称为平民）的规模更是急剧膨胀。为了解决底层民众
的生育医疗问题，各个国家和教会都筹建了许多产科诊室，这些诊
室遍布在柏林、巴黎和纽约。至此，分娩——这项几个世纪以来都
发生在家中的私人事务——成了一项公共事务，由政府监控并被记
录在案。

　　产褥热导致的产妇高死亡率当然不能归咎于维也纳总医院医生
们的水平不济或科学素养不够。这里的许多医生都在本国医学界乃
至世界医学界享有盛誉，更何况，19 世纪中叶的医学研究、人体
科学以及疾病研究已经取得了长足的进步。早在 18 世纪中叶的玛
丽亚·特利莎时代，在她的宫廷医生荷兰人赫拉德·范斯威登
（Gerard Van Swieten）的周围，就已经形成了颇具盛名的"维也纳
医学流派"（Wiener Medizinische Schule）。因此，19 世纪 40 年代
之后的维也纳医学界人士——包括伟大的外科医生特奥多尔·比尔
罗特（Theodor Billroth）——被后世称为"第二维也纳医学流派"
（Zweiten Wiener Medizinischen Schule）。

　　为产褥热治疗带来突破的是一个名不见经传的病理学——更准
确地说应该是病理解剖学（该医学方向为所有医学研究和认识奠定
了基础）——医生，名叫卡尔·冯·罗基坦斯基（Carl von Rokitan-
sky）。从 1830 年开始，罗基坦斯基就在维也纳大学病理解剖研究
所工作，并于 4 年后被聘任为教授，担任病理解剖博物馆馆长。45
年的职业生涯中，他进行了 30 000 多次尸体解剖。这些解剖实验

为医学生提供了大量获取医学知识的途径，其重要程度远超他给医学生上的那些课程，虽然罗基坦斯基总是能在课堂上使用最清晰的语言把病理结果告诉学生们。他从发炎的胆囊中提取出黏液，将其与"凤尾鱼酱"进行了比较，又将囊肿的血液和分泌物与"覆盆子果酱"进行了比较，还从患有癌症的胃部找出结石，将其与"咖啡渣"的性状进行了比较。[1]然而，罗基坦斯基日益增长的盛名与他狭小逼仄的工作场所并不相称。对他事业最有帮助的工作内容——尸体解剖，被安排在维也纳总医院停放尸体的太平间里，条件十分简陋。不过，这一切并没有影响他对病理学这门科学的热情。对他的学生来说，每天早上 4～6 次的尸体解剖才是他们整个学习课程中最重要的环节。从位置上来看，产妇死亡率最高的维也纳总医院产科第一诊室距离罗基坦斯基的尸体解剖室仅有几步之遥，因产褥热而死亡的产妇——有时候还包括她们的孩子——很快就能从产床上被转移到罗基坦斯基的尸体解剖床上。死亡产妇身体上满布的脓肿给哈布斯堡王朝匈牙利地区的一名学生留下了深刻的印象，他决定在今后的事业中专攻产科，这名学生叫作伊格纳茨·菲利普·塞麦尔维斯。

1818 年 7 月 1 日，这个年轻人出生在匈牙利首都布达佩斯两个区域之一"布达区"的一个富裕的商人家庭。他出生的房屋以当时的标准来看绝对算得上是宫殿级别的了，现如今，这所房屋已经变成了一座以他的名字命名的医学历史博物馆。塞麦尔维斯在一个真正的多元文化社会中长大，哈布斯堡王朝的领土上生活着十几个民族，使用着（至少）11 种语言。这个年轻人的德语深受家族影响，

带着浓重的施瓦本口音，正是这个特征让身在维也纳的他显得很是
与众不同，他被贴上了外地人的标签——也不赖，只要不是"引人
侧目"就行。不过，如果操着施瓦本口音去和管理部门据理力争，
就很有可能因此而受到对方的歧视和嘲笑。除此之外，塞麦尔维斯
能够说一口流利的匈牙利语，上学的时候还修习过拉丁语课程。他
的父母非常重视孩子的教育。和他的兄弟们一样，塞麦尔维斯上的
也是天主教中学，毕业之后，又去了多瑙河另一边的"佩斯区"，在
那里的一所学校里面修习了哲学。1837 年，他前往维也纳读大学，
学习的是法律专业，希望能够遵从父亲的建议，成为一名律师。

　　然而，渐渐地，他感到这样的生活有些索然无味了，便将目光
投向了实用性更强的领域。在他的朋友（这个朋友是罗基坦斯基在
维也纳总医院的同事）带着他上了一堂罗基坦斯基的解剖课后，他
彻底地着迷了，立志要转专业，成为一名医学生。之后，他回到家
乡的医学院读了两年，毕业后又于 1841 年返回维也纳继续完成学
业。据塞麦尔维斯的同学们讲，年轻时候的塞麦尔维斯是一个长于
交际、性格友善的年轻人，与数年之后那种严厉苛刻、咄咄逼人的
形象大相径庭。塞麦尔维斯在维也纳的感情生活可谓十分丰富。因
此，我们无从得知，晚年时期的他所表现出来的精神状态是由于中
枢神经受到了梅毒的侵袭——这是传记作者们根据他的精神状态推
断出来的——还是由于他青年时代在维也纳做尸体解剖实验时受到
了病毒的感染。维也纳曾经（并且现在仍旧）是一个人口众多的城
市，人与人之间的交际往来十分频繁，梅毒在人群中的蔓延无可避
免。甚至有人向皇帝提出了"设置官妓"的建议，据说，传奇的改

革派皇帝约瑟夫二世对这个建议也只能无奈允许。

尽管遇到了种种阻碍和干扰，但塞麦尔维斯还是在维也纳这样一个追求享乐的城市里坚守本心，继续完成自己的学业，并最终于1844年获得了医学博士学位和产科硕士学位。塞麦尔维斯下定了决心，将毕其终生专攻产科。于是，他想要应聘一个助理的职位，为一名产科医生做助理。这名产科医生虽出身卑微，却一路平步青云地爬到了维也纳的上流社会，广受赞誉，这名医生就是约翰·克莱因（Johann Klein）教授。不过，在每一部关于塞麦尔维斯的传记和以他生平故事为原型的改编电影中，克莱因都扮演着反派的角色。就在塞麦尔维斯毕业的同一年，即1822年，56岁的克莱因接任了伯埃尔的职位，用高超的医术和强大的个人魅力为皇室竭诚服务，从而获得了巨大的声誉。1830年，克莱因医生成功地接生了皇储弗兰茨·约瑟夫（Franz Josef），这名君主于1848年登上了皇位，在1916年去世。去世前几年，他亲眼见证了欧洲君主制的衰落。

塞麦尔维斯面试后才发现，克莱因诊所唯一的助理职位已经招到人了，于是他只好在这里做了一名实习生。不过，做实习生是没有一点报酬的，但对于这名年轻的医生来说，报酬并不十分重要，因为塞麦尔维斯家境富裕，他还是有条件去追求他梦寐以求的工作的。此后，塞麦尔维斯便走进了一个让他印象深刻的行业。克莱因诊所里的产房很大，分了两个科室，共有八间病房，每间病房里约有20张病床。病房的窗户十分特别：窗台整整高出了地面两米，不借助工具很难打开。这样的设计明显是故意为之的，目的是防止

产妇自杀。卫生间的设计也类似，卫生间被设计成了开放式的，目
46 的是防止母亲杀死新生儿。而病房的通风——如果这种结构的病房
还谈得上"有通风"的话——只能通过走廊进行。

除了产科诊所，克莱因还开办了一家大型私人诊所。尽管如
此，克莱因也只雇用了两名全职带薪的员工，这样的人员配置数量
以今天的标准来衡量的确有些少了。为了弥补人手不足的问题，克
莱因还招聘了许多医学院的医学生以及像塞麦尔维斯这样意图在诊
所学习和实践产科技术的人来做实习生。这两年的实习经验让塞麦
尔维斯拥有了能够独立工作和研究的能力。罗基坦斯基非常喜爱这
名年轻的同行，特别允准他对死于产褥热的产妇进行解剖。据说，
在维也纳学习和工作的这五年中，塞麦尔维斯很有可能已经完成了
数百例产褥热产妇尸体的解剖手术。那时候，从解剖室出来，塞麦
尔维斯就直接去了产房。后来，在塞麦尔维斯了解到了产褥热的真
正病因和传播途径后，他常常深深地为自己在无意间给病人造成感
染、引发产妇死亡而感到懊悔。在此期间，塞麦尔维斯还参加了临
床医学专业的名医约瑟夫·斯科达（Josef Skoda）教授——这名教
授是医学科学研究方法论的先驱者之一——开设的为期一年多的逻
辑和统计学课程。正如一名传记作者所指出的，这些课程对塞麦尔
维斯的职业生涯产生了十分深远的影响："在这一年的课程学习中，
塞麦尔维斯学习到了有效论证和无效论证的各种方法，以及如何使
用统计学方法来回答特定的临床医学问题，他学到了斯科达完善
47 的诊疗技术的基本逻辑路径（即排除法）。在向良师学习的过程
中，塞麦尔维斯越来越依赖于这些全新的科学思维方法，依赖于

通过排除法——就像抽丝剥茧——对治疗产褥热的相关理论进行
研究。"[2]

　　这段身在维也纳的时间或许是塞麦尔维斯一生中最美好的时光
了。塞麦尔维斯和同样来自匈牙利的老乡、外科医生拉约什·马库
索夫斯基（Lajos Markusovsky）住在一起。他们的公寓距离医院
不远，尽管平时的工作并不轻闲，但两个年轻人似乎都十分精力充
沛，乐于享受维也纳丰富多彩的夜生活：他们流连在各式各样的歌
舞厅里，陶醉在小约翰·施特劳斯（Johann Strauß）曾经举办过专
场音乐会的音乐厅中，穿梭于形形色色的酒吧里，活跃在斑斓多彩
的——尤其是与异性的——社交活动中。"他特别受女孩子的欢
迎"，马库索夫斯基在回忆起他的朋友塞麦尔维斯时如此说道，"他
的异性缘比我好得多。女孩子们都爱他。这么说吧，他绝对是一个
特别棒的玩伴儿，再没有比他更好的了。"[3]

　　不过，这种放荡不羁的自由生活在塞麦尔维斯前往约翰·克莱
因的诊所做实习生的时候就戛然而止了，此时是 1846 年的 7 月。
这份工作塞麦尔维斯一直坚持到了 1849 年的 3 月，其间他只请过
一回假。这段时间中，塞麦尔维斯的工作量非常大：早上做尸体解
剖，和医学院的学生们一起上课，结束后便赶往克莱因教授的私人
诊所干活；必须专注于自己的研究，搜集和分析统计数据；当然，
最重要的工作内容是为产妇接生。尽管在塞麦尔维斯看来，这家诊
所的实际诊疗水平与其盛名实在是不相符，但仍旧挡不住病人们蜂
拥而至；塞麦尔维斯甚至曾经在仅仅 24 小时内就为 34 名产妇接过
生。比繁重的工作更加令他感到痛苦的是，他每天都眼睁睁地看着

有些产妇在诊所的病床上死去。攻克产褥热成了塞麦尔维斯未来生活的重心，成了他毕生奋斗的事业，也成了纠缠他的恶魔。

48 　　罹患产褥热的产妇通常会在婴儿出生后的 24 小时内发病。产妇会陆续出现发热、腹痛，塞麦尔维斯在对她们进行触检时，还发现了腹部发硬的症状。对于发热和神志不清的病人来说，最轻微的触摸都会让她们感到疼痛，甚至轻柔如羽毛般划过的接触也会令某些病人感到疼痛。随着病程的发展，产妇体温不断升高，意识越来越模糊，逐渐陷入昏迷——最终，一切都结束了。对这些因产褥热而去世的产妇进行尸体解剖，显示出的结果总是高度类似的：腹腔中的各个脏器重度发炎，子宫和腹腔脓肿流液，甚至波及距离腹腔较远的上半身，比如胸部和大脑。在死者的体内，脓液几乎无处不在，这种脓液散发出浓烈的气味，即便是见多识广的老医生，也会忍不住恶心想吐。

　　一幕幕悲剧不断在眼前上演，塞麦尔维斯百思不得其解。他果断地排除了从传统医理中寻找答案的途径，拒绝将病因归结于空气、土壤（地球磁场）、宇宙物质或是电流。在他看来，这些所谓的"病因"简直过于荒谬。倘若真的存在什么"不知名的介质流"，那么整个维也纳的人都应该已经暴露在这种介质流之中，患上了同这些产妇们一样的疾病。当然，如果真是这样的话，维也纳总医院里的所有医生和病人也不能幸免于难。倘若如此，我们又该如何解释在家里分娩的产妇死亡率低呢？又该如何解释，短短几个月内，第一诊室的产妇死亡率比仅仅几步之遥的第二诊室的产妇死亡率高了五倍之多？

塞麦尔维斯反复地钻研着、思考着，遍寻答案而不得。渐渐地，同克莱因医生（这位名医似乎对攻克产褥热并没有多大的兴趣）以及其他许多医生一样，塞麦尔维斯也被越来越浓烈的悲观情绪笼罩了："神父穿着祭服，教堂司事敲响了钟声，按照天主教的仪式，为弥留之际的病人超度亡灵。尽管这种景象每 24 小时才发生一次，但 24 小时对于产褥热病人来说仍旧是一段并不短暂的时间。有时候神父都已经到场了，病人仍然自我感觉良好，因而拒绝举行圣礼，而仅仅在几个小时后，病人就去世了，她的亲属不得不再次把神父请过来。大家可以想象一下，大白天医院里总是回荡着度亡钟声会给刚刚分娩的产妇造成什么影响。别说产妇了，当这些钟声穿过医院的门窗钻进我的耳朵里时，我都忍不住要打个寒噤，又一次长长的叹息从胸中涌出，又一个生命不明不白地逝去了。而这一声声的度亡钟声不断地提醒着我，一定要拼尽全力地找出病因。"[4]

塞麦尔维斯几乎将所有可能的因素都进行了考量，甚至连神父度亡活动对产褥热发病进程有什么影响都仔细考虑过了。塞麦尔维斯请求神父来医院做度亡活动的时候绕过产房，也不要在医院里敲钟——或许这代表着不祥的钟声真的会对刚刚经历了生产之痛的产妇们造成影响，导致她们心理崩溃，以至于患上产褥热？神父听从了塞麦尔维斯的请求——然而，产妇死亡率仍然没有丝毫变化。随着研究、实验和思考的不断深入，越来越多的可能致病因素都被塞麦尔维斯排了。塞麦尔维斯确认，第一诊室和第二诊室为产妇提供的饮食、产妇本人的社会背景及所用的药物并没有任何不同。对

了，只有一点不同：第一诊室里的产妇分娩时是医院里的医生和医
学生来助产的，第二诊室里的产妇则由助产士和助产实习生们负责
接生。

　　1847 年春天，塞麦尔维斯经手的病人中死于产褥热的产妇越
来越多，疲惫不堪的塞麦尔维斯暂时辞去了克莱因诊所的工作。当
然，这也没有什么可惜的，他辞职的时机可谓恰逢其时。塞麦尔维
50 斯与克莱因理念相左，两人时常发生争执，这令克莱因非常不满，
便将诊所助理的职位给了一名实习时间略早于塞麦尔维斯的实习生
古斯塔夫·布赖特（Gustav Breit）。在此之前，古斯塔夫曾离开克
莱因诊所前往格拉茨讨生活，但未能在那里站稳脚跟，于是，他又
重返故地，希望还能继续留在克莱因诊所。他想当然地认为，这个
助理的职位就应该是自己的。面对这样的结果，塞麦尔维斯并不感
到十分意外。就在这个时候，塞麦尔维斯的一个挚友向他提出了一
个不错的建议。塞麦尔维斯的这个朋友名叫雅各布·柯莱什卡
（Jakob Kolletschka），这名法医学教授比塞麦尔维斯大 15 岁，也
与罗基坦斯基医生相熟，常常和塞麦尔维斯一起去上病理解剖课。
柯莱什卡明白塞麦尔维斯真正需要的是什么——一段不受打扰的时
间（在那个时代，"假期"这个词语尚未进入人们的日常认知）。19
世纪 40 年代的这十年，工业革命的迅速发展让整个地球急剧"缩
小"，原本远在天边的那个未知、令人着迷的新世界遽然间变得触
手可及。维也纳与的里雅斯特（Triest）之间铺设起了一条全新的
铁路，而的里雅斯特是整个奥地利通往地中海北亚得里亚海域的门
户。从那里到梦幻之城威尼斯——这颗哈布斯堡王朝最璀璨的明

珠——只有很短的路程。

于是，辞职后的塞麦尔维斯约上了他的老乡拉约什·马库索夫斯基和另外一个朋友，一起踏上了前往威尼斯的旅途。他们惊叹于这座古老水城独特的建筑风格和艺术造诣，沉醉在浪漫地中海风情的生活之中。在这里，塞麦尔维斯的身心都得到了彻底的放松。三个星期的远游结束后，塞麦尔维斯和他的朋友们再一次回到"发达的现实世界"中，驾驶着速度超过 50 千米每小时的"象征着进步的交通工具"返回维也纳。恰在此时，维也纳也传来了一个好消息：塞麦尔维斯在克莱因诊所工作时的前同事布赖特（Breit）受聘于符腾堡州图宾根市的一所高校，成了一名产科教授。如此一来，克莱因的诊所又缺人手了，职位又给塞麦尔维斯空出来了。只不过，克莱因医生的心情不知道会如何五味杂陈了。

1847 年 3 月 20 日，塞麦尔维斯返回了维也纳。和往常一样，*51* 他所做的第一件事是去解剖室。那天早上，解剖室的助手们看到他又来到这里都很惊讶（病理解剖室的助手有时候也被称作"护士"，尽管在这里并没有什么人需要他们去"护理"）。塞麦尔维斯没有注意到，平常总待在解剖室做研究的朋友柯莱什卡今天却没有出现。解剖室的助手们告诉塞麦尔维斯，柯莱什卡一周前去世了。听到这个消息，塞麦尔维斯十分震惊——仅仅三周之前，也就是塞麦尔维斯和他的两个朋友出发前往威尼斯旅游之前，柯莱什卡的身体还十分健康。询问了来龙去脉后，塞麦尔维斯发现了问题的关键：就在他们离开后几天，柯莱什卡在解剖尸体的时候不小心割伤了食指——这种意外在病理解剖中并不少见，柯莱什卡一开始并没有太在意。但仅仅几个小时之后，受伤的手指就肿了起来，柯莱什卡也出现了高烧和恶心的症状。第二天，几条红色的细线就从手指蔓延到了肩膀，这是脉管炎和淋巴炎的症状。紧接着，柯莱什卡的体温不断上升，高烧不退，他开始出现幻觉，最后陷入昏迷。3 月 13日，他永远地闭上了双眼。

现在，柯莱什卡的遗体被放置在解剖台上——这个他与塞麦尔维斯共同战斗和工作过的地方。在塞麦尔维斯逐渐接受了柯莱什卡已经不在了的残酷事实之后，他查看了柯莱什卡的尸检报告。尽管亲自验看这份报告令塞麦尔维斯心如刀割，但他知道，要找到柯莱什卡真正的死因，他必须要这样做。这份报告中如此写道：死者的腹腔、胸腔和心包中充满乳白色的脓液。用医学术语来描述柯莱什卡的致死病因应该是：他死于腹膜炎、胸膜炎和心包炎。在抗生素出现之前，这三种病中的任何一种都有可能致人死亡。柯莱什卡的血管在炎症的侵袭下完全阻塞了，身体里几乎所有的器官中都出现了脓液。这还不是最糟糕的，或许柯莱什卡在他生命的最后几天（也许是最后几个小时）中的样子才是真的令亲朋震惊。弥留之际，柯莱什卡的一只眼珠脱出眼眶——因为眼眶内形成了一个大脓包。这些症状均表明，柯莱什卡患上了严重的败血症，他的血液被污染得十分严重，所有器官都被感染了——这些全都是被解剖刀割伤的那条小伤口造成的。对于这些症状，塞麦尔维斯再熟悉不过了，毕竟他曾亲眼见证了无数患上产褥热的产妇在类似症状的折磨下痛苦地去世。

柯莱什卡的去世宛如一道闪电，击中了塞麦尔维斯混沌迷茫的内心——这一天终于到来了。他突然意识到，柯莱什卡一定是被尸体中的某种物质夺去了生命。当然，此时的塞麦尔维斯完全猜不到，导致柯莱什卡失去生命的竟然是一种有生命的微生物。因为这种微生物的真实面目用肉眼是无法观测到的，后来的科学家们借助显微镜才得以一窥其全貌。在塞麦尔维斯看来，尸体中的致病物质极有可能是一种尸体分解出来的物质或微粒。虽然这一解读并不正确，但最起码他现在已经清楚地意识到，尸体就是致病源。这些致病物质能够通过人体皮肤的伤口从尸体中进入健康的人体中，就像发生在柯莱什卡身上的那样。由此推断，这些致病物质当然会在每一个接触过尸体的医生和医学生的手上，被他们从解剖室里直接带到产科诊室，再通过医学检查被进一步传播。如今想来，这个结论一定给当时的塞麦尔维斯带来了极大的甚至是毁灭性的精神打击：总是以帮助产妇生产而自豪的医生们，原来才是死神的帮凶。塞麦尔维斯还发现，除了产妇外，产褥热通常还会感染新生儿，因为他观察到：如果新生儿与母亲同时死亡，尸检时通常会发现，新生儿身上的各个器官所表现出来的化脓症状与母亲是极为类似的。

53

　　塞麦尔维斯找到克莱因医生，把自己观察到的现象以及推想出来的结论告诉给了他：每一名要进入产房为产妇做检查或者接生的医生都必须把手上这种致命的物质清洗干净。尽管克莱因和他的这名助理之间的私人关系比较紧张，并且克莱因自己对于产褥热也缺乏兴趣，但他还是对塞麦尔维斯的建议表示了赞同，甚至以身作则地遵照塞麦尔维斯的建议，在每次进入产房之前都把手洗得很干净。

　　此时的塞麦尔维斯可能还没听说过罗伯特·科林斯（Robert Collins）这个人。罗伯特·科林斯是一名爱尔兰医生，是都柏林卢坦达医院的院长。在他当院长前，该医院里产妇的死亡率非常高。1829 年，科林斯刚刚就任后不久，就进行了大刀阔斧的改革：他要求每天都要对病房进行打扫和清洗，还要用氯气进行消毒，并保持门窗闭合 48 个小时；医院的墙壁和地板必须涂上氯化石灰膏，还要用石灰溶液把所有木制家具擦拭干净；床上用品和病人的其他日常用品都必须进行高温消毒。这样一来，在接下来的 5 年内，卢坦达医院再也没有发生过产妇因产褥热而死亡的悲剧。科林斯不无骄傲地这样说道："直到 1833 年我卸任之前，卢坦达医院没有出现过一例因产褥热而去世的病人，且成功地迎接了 10 785 名婴儿的出生。"[5]

　　被科林斯用来进行消毒的物质叫作"氯"，尽管这种气体的味道十分刺鼻，但拥有极佳的清洁和漂白作用，并且很容易通过与熟石灰反应制作成氯化石灰溶液，直接为人们所使用。这种溶液也成为塞麦尔维斯对抗产妇死亡的武器。从 1847 年 5 月开始，维也纳总医院产科第一诊室门口摆上了一只装满了神秘液体的洗手盆，洗手盆旁边立着一块牌子，上面清晰地写道："从今天起，所有人员均须使用氯化石灰溶液清洗双手后方可进入产房，无一例外。"落款是伊格纳茨·菲利普·塞麦尔维斯。[6]

　　为了保证该条守则能被深入贯彻，塞麦尔维斯亲自上场监督。他近乎铁面，毫不留情地厉声呵斥那些由于嫌麻烦而不愿意洗手或者只是象征性地把手在消毒液里沾了沾的医生和医学生们。当然，

54

这在一定程度上让塞麦尔维斯在同事中的好人缘打了折扣。塞麦尔维斯过去积累的好口碑以肉眼可见的速度迅速消失了。不过，他丝毫不在乎，因为根据斯科达教给他的那些数据处理的方法，这样做的效果是立竿见影的。1847 年 4 月，维也纳总医院的产妇产褥热死亡率尚且高达 18.27%——在产科第一诊室分娩的产妇中，有足足五分之一失去了生命。而就在引入了洗手方法的 5 月，这一比例迅速下降到了 12.24%。随后，死亡率下降得越来越快，如同发生了奇迹一般：6 月下降到 2.2%，7 月下降到 1.2%，8 月为 1.9%。8 月略有上升的原因是，体质虚弱的人（比如刚刚生产完的产妇）在炎热的季节比较容易发热。有史以来，产科第一诊室的产妇死亡率首次低于了产科第二诊室。

然而，8 月之后，情况似乎发生了恶化。10 月，同处一间病房的 12 名病人中的 11 名陆续死亡，一名接着一名。这一次的情况立即引起了塞麦尔维斯的注意。他发现，第一张病床上的妇女患有恶性癌症——子宫癌。而子宫癌这种在 1847 年被认为是"绝症"的疾病也被确诊为一种慢性感染。恰好这张病床上的妇女是这间诊室里第一个接受医护人员检查的病人。由此，塞麦尔维斯得出了一个 *55* 新的结论，即能够分泌不明有毒物质的不仅仅是尸体，还有可能是活人。为此，他提出了一套更为严格的解决方案：为病人做完检查后，医生和医学生们必须再次用氯化石灰溶液洗手，之后才能为下一名病人做检查。这一激进的方案越发加剧了大家对塞麦尔维斯的不满和抵触。塞麦尔维斯狂热地宣传他的看法，强势地推进他的预防措施，这让他的声誉大打折扣。许多医生和医学生对氯化石灰溶

液不耐受，常用它洗手难免会导致皮肤发红发痒。然而，大家的痛
苦并没有让塞麦尔维斯稍微松一松口。1848 年 3 月到 8 月的事实证
明，塞麦尔维斯的方法取得了最终的胜利。最初的几个月里，没有
发生一例产褥热致死的病例。这一医疗史上前所未有的突破足以将
它的倡导者捧上神坛，使其登上维也纳各大媒体报纸的头条。然
而，这一年的 3 月却爆发了比这条消息影响更大的事件。1848 年，
革命爆发了，维也纳被革命之火点燃，到处充斥着暴力和镇压。

　　此时，许多欧洲国家的政治问题和社会矛盾已经积累到了极
限。逐步兴盛起民族主义思潮的国家（如波兰和意大利），正在寻
求一条能够摆脱他国统治、实现本国独立的道路。30 多年前的维
也纳会议上，欧洲的资产阶级力量受到了封建专制势力的打压，纷
纷失去了参与政治的权利。如今，资产阶级的力量正在复苏，与以
奥地利帝国首相梅特涅为代表的旧势力做斗争，意图重获被剥夺了
的政治参与权。工业化程度越来越高的城市中不断产生了更多的无
产阶级，他们工作条件恶劣、生活空间逼仄、卫生状况极差，大多
存在营养不良的问题。1846 年和 1847 年欧洲的粮食大歉收更令这
些无产者的生存状况雪上加霜。1844 年，饱受剥削和贫困折磨的
西里西亚纺织工人愤而起义，但很快，这次起义就被残酷地镇压
了。当时已经移居巴黎的著名诗人海因里希·海涅在他的诗作中表
达了这些织布工人愤懑的心情：

　　　　忧郁的眼睛里没有泪花，

　　　　他们坐在织布机旁紧咬着牙：

　　　　德意志，我们织就的是你的裹尸布，

　　　　我们织进去三重的诅咒——

　　　　我们织，我们织！

　　1848 年的新年，革命的浪潮在意大利爆发。米兰人开始抵制烟草，拒绝向哈布斯堡王朝那些可恨的领主、国王和诸侯们缴纳烟草税。英国历史学家理查德·J. 埃文斯（Richard J. Evans）在其撰写的那部关于 19 世纪的史学著作中对波士顿倾茶事件进行了描述，将这一事件定性为美国独立战争爆发的导火索。而就在该事件爆发仅仅数天之后，革命之火就在意大利燃烧了起来。

　　不过，具有决定性意义的革命事件仍旧是法国的革命。1830 年上台的法国国王路易·菲力浦的统治引发了法国人民的极度不满，国内民怨沸腾，各种反对派组织风起云涌。1848 年 2 月 23 日、24 日，巴黎爆发了大规模的示威游行，走上街头的革命者修建路障，与国家的军队发生了激烈的冲突。在如此强大的压力之下，路易·菲力浦——法国历史上的最后一位国王——宣布退位，改名"史密斯"后流亡英国。几天之后，法国成为共和国。不过，从事实上讲，这场革命是失败的，因为国家的权力最终落到了拿破仑的侄子——科西嘉岛的夏尔-路易-拿破仑·波拿巴（Charles-Louis-Napoléon Bonaparte，即拿破仑三世）的手里。尽管拿破仑三世的政治才能远不及其伯父（1840 年，拿破仑·波拿巴的遗体被从圣赫勒拿岛转移到了巴黎，安置在荣军院一座华丽的大理石墓穴中），但他仍然发动了政变，解散了议会，以"皇帝"自居。

　　此时的情形让欧洲各地加冕了皇帝的君主、热衷于政治斗争的民众立即联想到了法国大革命——约 60 年前的这场革命使得欧洲

57

陷入了长达 25 年的危机、动荡和战争。理查德·J. 埃文斯如此写道："所有的事情都让人不禁想起了 1789 年。1848 年的革命在很多方面都不同于之前的革命。最明显的区别是革命的影响范围。18 世纪 90 年代的那场大革命中，法国人用强大的武力将革命的思想在整个欧洲地区散播了开来。而 1848 年的革命无须将武力作为思想传播的手段，因为此时，欧洲的各个国家中几乎同时爆发了革命，这在很大程度上要归功于 19 世纪中叶欧洲通达的交通。尽管当时的欧洲铁路建设尚处于起步阶段，但已经足够发达了，新闻传播的速度亦比 18 世纪 90 年代迅捷许多。此外，可供汽车行驶的交通道路也在高速地扩张着，还出现了动力更强的蒸汽机船。能够识文断字的人和城市里的产业工人越来越多，为革命思想的萌发和传播提供了沃土。工业化程度的日益加深和资本主义的日益扩张加剧了 19 世纪 40 年代末席卷整个欧洲大陆的经济危机，痛苦与不满情绪不再局限于个别国家和地区，而是迅速蔓延到了整个欧洲。于是，1848 年法国二月革命刚刚爆发后不久，其他国家也陆续动荡了起来。"[7]

而在此时的德国——那时候奥地利也属于德国——革命亦如火如荼地展开，西南部的资产阶级自由主义运动尤为激烈。对旧有势力、旧有社会权力结构和不公的反抗在酝酿着，正如戈洛·曼（Golo Mann）所描述的那样："在有思想的人之中，期待它、盼望它、害怕它早已成为一种时尚。人们所期望的通常都会到来，因为大家平日里都是按照有利于实现期望的原则来行事的（无论有意还是无意，都会这样选择）。德国南部自由党在选举上的胜利透露出了风向。普鲁士宪法的问题迫切需要得到解决。奥地利帝国首相梅特涅不可能永远在位，即便是最忠诚的爱国者也不得不承认，他们的国家'体系'已经过时了。在整个德国，尤其是西部和南部，为建立一个德意志帝国而重组联邦政府的呼声越来越高涨。随后，社会主义和共产主义运动出现了，尽管只有零星几次，但势不可当，足以引起大家的关注和统治阶级的恐惧……来自那个浪漫国度的革命浪潮涌向了德国，在德国掀起了波澜。如今，这股浪潮已经越发高涨、滚滚向前了。"[8]

的确，革命进展得很快。这一年的3月成了名副其实的"革命之月"。德国各个城市的革命活动如火如荼，有些城市的革命宛如全民参与的盛大节日，有些城市的资产阶级和统治势力之间则发生了血腥的冲突。其中，规模最大的是3月18日发生在柏林的抗议活动，机智的民众、工人和学生搭建起路障街垒，与威廉四世（Wilhelm Ⅳ）的政府军对峙，双方展开了巷战，伤亡者众多。在群众的顽强抵抗下，军队发生了动摇。次日一早，威廉四世被迫在他的城堡前向死难的群众鞠躬致哀。3月21日，威廉四世又身着黑红金三色腰带，亲自骑马在城中安抚群众，向群众许诺，普鲁士将在资产阶级自由派的主导下进行制度改革。然而，威廉四世的妥协在他的王后看来并不能真正地解决问题，王后私下里向国王进言，认为该让断头台发挥一点儿作用才对。与威廉四世的王后一样，巴伐利亚国王路德维希一世（Ludwig Ⅰ）也动过"动用断头台"的念头。不过，大家可不要误会，路德维希一世绝不是一个暴君，其统治期间对慕尼黑进行了科学的、遵循可持续发展规律的建设，做

59

出了巨大贡献, 至今慕尼黑的民众仍旧从中受益。尽管如此, 路德维希一世与西班牙舞女洛拉·蒙特斯 (Lola Montez) 的亲密关系还是引起了民众的不满。这名舞女实际上是爱尔兰人, 英文名叫作伊丽莎白·罗萨娜·吉尔伯特 (Elisabeth Rosanna Gilbert)。迫于压力, 路德维希一世不得不在 3 月 11 日那天送走了她。数日之后, 他自己也宣布退位。

5 月 18 日, 第一届国民会议在法兰克福的圣保罗教堂中举行。争取改革的地点从街头转移到了会议室, 斗争的双方从斗志满满的市民、工人和学生变成了能言善辩、洞察秋毫的名流宿绅。进入夏季之后, 天平开始向反方倾斜, 许多国家的保守势力逐渐占据了上风。

在奥地利, 形势也悄然发生了改变。革命最初爆发之时, 这个多民族的帝国一时间狼烟四起, 几乎所有的省份, 包括当时被帝国囊括在内的意大利、波希米亚和匈牙利地区纷纷起义。3 月 13 日, 维也纳的革命军占领了斯坦德宫 (Ständehaus); 当天晚上, 梅特涅就逃离了奥地利, 英国的维多利亚女王为其提供了庇护。革命者的绝对胜利似乎在向世人宣示"革命的洪流不可阻挡"。

60   在维也纳, 自由资产阶级和学生政治团体开始走上政治舞台, 他们厉行改革、倡导新闻自由、积极起草新宪法。一名现代历史学家如此描述道: "1848 年的时候, 德国没有任何一座城市的改革活动能够与热火朝天的维也纳相媲美。在维也纳, 人民 (当然, 与之对立的利益方将其称为'暴民') 当了家。不过, 原本的帝国国会仍未被彻底取缔, 即便不少拥护旧政权统治的议员已经陆续逃离,

但仍然有一些顽固的左翼分子组织了'临时议会'（Rumpfparlament）
继续顽抗。他们成立了安全委员会（Sicherheitsausschuss）代替政
府行使职能。维也纳市议会也仍旧维持着运转状态……这些机构体
现了维也纳人的律法传统，间接地承认了维也纳革命的合法性。与
此同时，革命'委员会'、学生代表会和民主协会也参与了对维也
纳的管理。"[9]维也纳的大学暂时关闭；大学生们自发组织了学院团
（这个团体只存在了两个月），加入国民警卫队沿街巡逻。塞麦尔维
斯也是学院团中的一员。不过，由于他刚好在这几个月中取得了重
大突破，再加上还要费尽心思说服罗基坦斯基和斯科达两位名医相
信自己的推断，因此并没有空闲的时间跟着学院团走上大街搞革
命。他表现出来的这种"对待革命的消极态度"引起了约翰·克莱
因——学院团的领袖人物（或者说是搭革命便车的所谓领袖）——
进一步的不满，两人的关系更加紧张了。

　　5月17日，失去了皇权的奥皇和其他皇室成员由维也纳逃至因
斯布鲁克。然而，旧势力仍然占有着最强大的武器：军队。在陆军
元帅约翰·文策尔·拉德茨基（Johann Wenzel Radetzky，著名的
《拉德茨基进行曲》就是以他的名字命名的）的指挥下，意大利的
起义军被镇压了。波希米亚的起义军则是被陆军元帅阿尔弗雷德·
菲尔斯特·楚·温迪施-格雷茨（Alfred Fürst zu Windisch-Graetz）
镇压的。在布拉格的战斗中，温迪施-格雷茨的妻子被革命军的流
弹击中，这一偶然事件加剧了温迪施-格雷茨对革命军的仇恨，于
是，在平息了波希米亚的起义军之后，他继续向维也纳进军。维也
纳的人民明白，要想取得革命的胜利，他们还需要武装斗争。坚定

的革命者们扛起武器，在维也纳各处城门入口处筑起了防御工事。一名来自法兰克福的游客也拿起了武器，他就是保罗教堂的左翼自由派成员罗伯特·布卢姆（Robert Blum）。他对革命信心满满："我们不需要增援，我们自己就足够了。"[10]

当然，在现实主义者们看来，这支临时组建起来的革命军在温迪施-格雷茨这样训练有素的政府军面前几乎是没有任何胜算的。战斗持续了将近一周，大约 2 000 人阵亡。温迪施-格雷茨和他的大舅哥费利克斯·施瓦岑贝格（Felix Schwarzenberg）成了维也纳的掌权者。革命失败了，起义军领袖不出所料地被执行了死刑。作为革命军中的一员，罗伯特·布卢姆也被捕了。不过，他完全误判了胜利者对起义军的仇恨程度，幻想着维也纳的新君主能够看在自己是圣保罗教堂人员的面子上网开一面。直到 11 月 8 日晚被送上军事法庭，布卢姆的幻想才破灭。第二天早上日出时分，他被押送至刑场执行了枪决，成了 1848 年维也纳革命的殉道者。11 月 9 日是决定德意志命运的一个关键日子，但显然不是最后一个。

62　　杀死布卢姆的枪声宛如 1848 年维也纳革命的绝唱。此后，欧洲各国的旧势力再次卷土重来，尤其是德国。不过，其他地方的皇室权力回归路径与奥地利皇室可谓大相径庭：奥皇斐迪南一世（Ferdinand Ⅰ，这名皇帝长着一款典型的"哈布斯堡下巴"）由于统治不力和精神疾病的困扰，将自己的皇位禅让给了他 18 岁的侄子弗兰茨·约瑟夫。尽管革命的熊熊烈火暂时被浇灭了，但民主的种子已在人民的心中生根发芽——在奥地利，在巴登（这里革命者的武装斗争一直持续到了 1849 年），在巴伐利亚，在普鲁士。终有一日，革命的时机再次到来。塞麦尔维斯也发起了一场"医学革命"。与轰轰烈烈的欧洲 1848 年革命一样，塞麦尔维斯的这场革命从表面上看似乎亦是以失败告终了。1850 年，与克莱因和其他同行们持续不断的争执让塞麦尔维斯身心俱疲，带着满身的痛苦和疲惫，他回到了家乡布达佩斯。如同民主思想的火种永远无法被熄灭一样，塞麦尔维斯的建议和倡导也并非船过水无痕，毕竟"洗手"这种消毒方法所带来的明显成效已经是一个毋庸置疑的事实，是不能被抹杀的。与 1848 年维也纳的革命者一样，伊格纳茨·菲利普·塞麦尔维斯勇敢地踏上了一条荆棘丛生的改革之路，而这条路，只有在历经时间的沉淀后才能被更多的人认可。

注　释

[1] Erna Lesky：The Vienna Medical School of the 19th Century. Baltimore 1976，S. 108.

[2] Theodore G. Obenchain：Genius Belabored. Childbed fever and the tragic life of Ignaz Semmelweis. Tuscaloosa，Alabama 2016，S. 63.

[3] 同上。

[4] Ignaz Semmelweis：Die Aetiologie，der Begriff und die Prophylaxis des Kindbettfiebers. Pest，Wien und Leipzig 1861，S. 33 - 34.

[5] Robert Collins：A Practical Treatise on Midwifery. Boston 1841，S. 232. 参见 Peter M. Dunn：Dr. Robert Collins (1801 - 1868) and his Rotunda obstetric report. Archives of Disease in Childhood 1994；71：F 68。

[6] 引自 Das Jahrhundert der Chirurgen von Jürgen Thorwald，Stuttgart 1974，S. 106，das indes von Thorwald mit einiger dichterischer Freiheit verfasst

wurde。

　　［7］Evans：Das europäische Jahrhundert，S. 271.

　　［8］Golo Mann：Deutsche Geschichte des 19. und 20. Jahrhunderts. Frankfurt am Main 1980，S. 193 – 194.

　　［9］Ralf Zerback：Robert Blum. Leipzig 2007，S. 266 – 267.

　　［10］同上，第 282 页。

4. 万国博览会

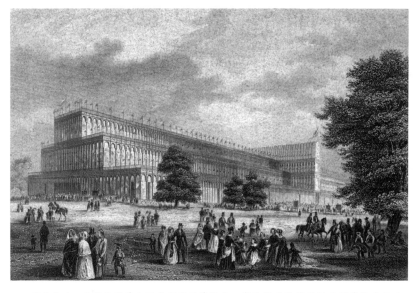

　　迄今为止，人类已经举办过多届世界博览会。在这许多届精彩的世界博览会之中，1851 年的伦敦水晶宫首届世界博览会因"充当了一次和平竞赛的场地"以及"召唤了不同国家的人们为了同一个目的欢聚一堂"而永载史册。这个吸引了众多观者前来的共同目的是：为见证一个前所未有的进步时代而惊叹。

维多利亚女王异常骄傲地写道："这是一个充满快乐、自豪、满足和深深感激的时刻，这是和平与善意的胜利，是艺术的胜利，是商业的胜利，是我亲爱的丈夫的胜利，是我的国家的胜利。"[1]这段文字出自 1851 年 7 月 18 日英国女王维多利亚的日记。据推测，女王很有可能通过一场集会将类似的自豪情绪分享给了 6 063 986 名普通群众。历史上从未有过如此多的人在短短的五个月时间内聚集在一个地方，他们出身不同，国籍也不同（即使他们中的绝大多数是英国人，即女王的臣民）。这个数字超过了历史上任何一支军队的人数，几乎等同于拿破仑军队人数的十倍。

不过，此次集会却并非什么革命抗议活动，而是一次和平的集会。参与此次集会的所有人——包括只需乘坐几分钟的马车就可以到达集会现场的女王本人——都经历了现代历史上第一次真正的全民集会。现场溢满了对"现代性"的自信和骄傲自豪的精气神，令所有人陶醉。人们来到伦敦，参观海德公园，见识大英帝国的发达，然后带着更加笃定的念头回到自己的家乡，坚信自己生活在一个伟大的时代——并且是有史以来最好的时代。1851 年，大英帝国的万国博览会令前来参观的人大开眼界。

1848 年的革命风暴令欧洲大陆各个国家的旧政权风雨飘摇，有些甚至一度被推翻。不过，这股强劲的风暴吹到大英帝国的领土上时已经变成了强弩之末，并未掀起多少风浪，也未能引起多大的社会和政治动荡。与巴黎、维也纳和其他欧洲城市里激烈的武装斗争相比，英国革命者们显然温和得多。宪章运动的发起者们力图在不动摇本国旧有政治制度乃至保留君主制的前提下进行社会改革。

1848 年 4 月 10 日，英国工人阶级举行了一次大规模的示威活动，总体上来看，此次活动可以说是一场十分和平的争取民权的集会了。法国、意大利、普鲁士、奥地利如火如荼的武装对抗和街头巷战，对于伦敦、利物浦和爱丁堡的居民们来说不过是报纸媒体上的一条热门报道而已。

对于控制着上、下两议院的英国贵族统治者们来说，这种与欧洲大陆国家的强烈对比再次证明了英国所推行的这种自由的（抑或是他们自认为"自由的"）制度是多么天纵英明。英国人由此更加有理由认为，自己的国家就是比欧洲其他国家——不，是世界上的所有其他国家——更进步、更"文明"。从历史上来看，英国这种将自己视为"自由堡垒"的价值观（其中还包括慷慨地给予各方庇护）无数次地帮助这个国家抵御了他国强势君主的入侵，包括西班牙的腓力二世（Philipp Ⅱ）和法国的拿破仑（不过，1940—1941 年的英国也迎来了其历史上独一无二的强势君主）。受到英国庇护的不仅有像法国国王路易·菲力浦这样的末代君主，还有许多完全站在保守势力对立面的革命者，比如卡尔·马克思（自 1849 年 6 月以来，马克思一直居住在伦敦）。

维多利亚女王的丈夫，萨克森-科堡-哥达公国的阿尔伯特亲王十分热衷于现代文明与科学技术。1840 年 2 月，阿尔伯特亲王与年轻的维多利亚女王成婚。然而，作为一个非英国人，他始终未能真正融入英国的上流贵族阶层，这实在令他感到沮丧。除此之外，身为英国权势最盛的女人的丈夫，无所作为也常常令他感到郁闷。经过长时间的筹备，阿尔伯特亲王和工业设计师亨利·科尔（Henry

Cole）提出，英国应当举办一场真正国际化的经济、技术和文化博
览会，一场无论在规模还是国际化程度上都超越以往任何展览的大
型博览会。不过，在说服政府官员、议员和企业家时，阿尔伯特亲
王与科尔颇费了一番周折。1850 年 1 月，万国博览会皇家委员会终
于成立了。仅仅经过了 16 个月的筹备，万国博览会就在 1851 年的
5 月按照原计划准时开幕了。博览会虽然规模浩大，却并未加重英
国人民的税收负担，这一事实表明，皇家委员会的工作还是做得很
到位。

　　数以万计的展品大大突破了迄今为止所有博览会的规模，不仅
如此，万国博览会的展览馆也呈现出了革命性的创新。英国建筑师
（同时也是德文郡公爵庄园的首席园艺师）约瑟夫·帕克斯顿（Jo-
seph Paxton）为他的雇主建造了一座绝美的玻璃宫殿。令英国议
会中大多数议员（尤其是阿尔伯特亲王）感到高兴的是，帕克斯顿
在玻璃宫殿的设计中融入了"未来感和宏大感"的理念。整座宫殿
由 293 655 块玻璃、330 个支架和 2 300 根锻铁支柱建造而成。整个
宫殿规模宏大，当阳光照射在玻璃上反射出璀璨无比的光芒时，观
者无不惊叹。无论观者身在伦敦何处，都能够毫不费力地找到这座
建筑。这就是长 600 多米、纵深约 150 米的著名玻璃宫殿——水晶
宫。水晶宫位于海德公园内，建筑面积约为 84 000 平方米。海德
公园里的树木并未被全部砍伐掉，而是留下了一部分，和水晶宫融
为一体，成了人工建筑物中不可多得的自然景观。

　　面对一场规模如此庞大的博览会和一处占地面积同样巨大的玻
璃展览馆，人们不禁生出担忧：如果这些玻璃被各种不可控的外

力——比如突如其来的一场风暴——震碎了，会有多少人因此丧生？倘若数千人同时在玻璃展览馆中逗留，岂不会导致室内氧气含量急剧下降，参观者窒息而死？任由阳光经由玻璃屋顶直接照射进展览馆里，固然会让整个大厅明亮通透，却难免致使室内温度上升，参观者岂不会燥热难耐？最后这条担忧还是颇为合理的，因为1851年的夏天的确是一个炎夏，很有可能会让习惯套着多层衣物的维多利亚时代的客人们大汗淋漓。不过，消夏降温的问题却被几处茶点冷饮区顺利解决了。一个名叫施韦普（Schweppe）的商人用 5 000 英镑办理了经营许可证，在展览馆内卖起了冰镇的水和气泡饮料，帮助游客们提神醒脑、消暑凉夏。不过，充足的冰镇饮料和食物供应却带来了一个全新的问题：皇家委员会应当提前在海德公园里建造更多的厕所。说到厕所，我们不得不提一下这个时代出现的又一大突破：一个名叫乔治·亨宁斯（George Hennings）的制造商对出现于 19 世纪 20 年代的如厕设备进行了进一步的改造，取得了突破性的进展，那就是冲水厕所。厕所被建造在海德公园中，距离水晶宫不远。据皇家委员会工作人员的估计，展会期间，共有827 000 人次前来"参观"了这项新发明。不过，此时的伦敦尚未建设起一套能够正常运转的污水系统，这直接导致了万国博览会结束后几年霍乱疫情的暴发。

　　除了上面提到的疑虑外，万国博览会还引起了人们另外的担忧。历史上从来没有过这么多外国人同时在伦敦活动，这些人会不会带来霍乱这样的传染病呢？即便没有带来传染病，引来了欧洲各地的扒手和抢劫犯，那也好不到哪里去。不过，事实证明，这些担

心都是多余的。前来参展的其他国家并没有把它们的犯罪分子"送
到"伦敦，而只是送来了它们的特产和文化产品。尤其是法国，送
来的展品非常丰富——这一举动看起来似乎并不怎么合理，因为在
许多国家看来，英吉利海峡两岸的这两个大国可以说是"世仇"

了。德意志邦联的各个州也派遣了代表前来参展；俄国的展品到来
得有些晚，这是由于波罗的海的封冻期比预期时间要长很多，运载
着展品的船只不得不在圣彼得堡和雷瓦尔港口停留了很长时间。最
终，有将近 100 000 件展品被运送到了伦敦。从 4 月底开始，来自
不列颠群岛、大英帝国在世界各地的殖民地以及其他国家的游客陆续
涌入伦敦这座大都市。令英国人担忧的混乱并没有变成现实——这
证明了，皇家委员会的预案十分完美，铁路运输也承受住了压力，首
次被证明可以成为一种大众运输方式。

　　1851 年 5 月 1 日，万国博览会开幕了。数千人在街道两旁排
开，迎接维多利亚女王的车队前往开幕式现场。仅仅开幕式当天，
就有多达 20 000 名游客涌入了水晶宫。伦敦的街道拥堵异常，驶
向海德公园的马车足足超过了 3 000 辆。第二天，《泰晤士报》
（The Times）就对这一盛大的开幕仪式进行了报道，称其具有划时
代、里程碑式的意义。这是"'世界'概念诞生的第一个早晨，世
界各地的人们聚集在一起，共行一事"[2]。尽管这个时代是一个民
族主义逐渐觉醒的时代，但此时伦敦的空气中却充盈着跨越种族、
跨越国界、跨越语言的和谐气氛。

　　维多利亚女王、她的丈夫阿尔伯特亲王还有两个孩子被眼前各
式各样的现代科技产品惊呆了：他们的身后跟着 600 万辆蒸汽驱动

的车辆（其中有一辆车的轮子直径甚至超过了 2 米），还有电力驱
动的各种机器、各种老虎和狮子样式的毛绒玩具、重现北美印第安
人生活场景的模型、一架帮助天文学家探索无限宇宙的高达 5 米的
望远镜以及令外行人看起来有些毛骨悚然的外科手术器械，只有冰
冷的手术器械旁边放着的用于麻醉的小瓶氯仿才令参观者稍稍松了
口气。我们完全能够想象得到，维多利亚女王在看到博览会上那颗
世界上最大的钻石——"光之山"（Koh-i-Noor）——时有多么激
动，她眼眸中的光有多么明亮。现如今，镶嵌着这颗钻石的王冠被
存放在伦敦塔里，成了英国的国宝。女王被这场盛大的博览会震撼
到了："宏大的盛会开幕了。这是一场全面而彻底的胜利。我从未
见过这样的海德公园——目之所及，人头攒动。坚固的铸铁拱顶，
宽敞的展览大厅，摇曳的棕榈树，无边的花海和纪念碑，数不清的
参观者，高亢的号声，这一切都深深地打动了我，给我留下了深刻
的印象，让我永生难忘。"[3]

69

　　现场的所有参观者都与维多利亚女王的感受相同。诗人阿尔弗
雷德·丁尼生（Alfred Tennyson）在他的诗歌中如此感叹道："这
个星球上能够产生的一切美物、一切有用之物都在这里了。"（All
of beauty，all of use/That one fair planet can produce.）面对如此
丰富多样的财富和琳琅满目的产品，有一名游客甚至感到"无所适
从"[4]。万国博览会甫一开幕，就取得了令世人瞩目的成功，这是
连皇家委员会的官员们都始料未及的。尽管入场的门票并不便宜，
但人们的步伐丝毫没有受到阻挡：按照现在的物价估算，万国博览
会的季票几乎相当于 400 欧元，日票的价格更是超出了普通工人阶

级的消费能力。不过，随着夏季和英国议会休会期的到来，一周中
总会有几天放出一些价格低至一先令的特价票。

　　在某个不提供特价票的日子，一个衣着考究、胡子拉碴的 32
岁男子毫不心疼地掏钱购买了略显昂贵的全价票。这个男子名叫罗
杰·芬顿（Roger Fenton），来自兰开夏郡（Lancashire）的罗奇代
尔市（Rochdale）。这座城市位于工业发达的大城市曼彻斯特以北
15 千米处，也是一座工业化发展迅速的城市。罗奇代尔市的纺织
业十分发达，是英国纺织品的主要出口地。芬顿的祖父是当地著名
的纺织企业家，为芬顿家族的繁荣奠定了基础。芬顿的父亲是一名
银行家，于 1832 年当选下议院议员。殷实的家境令罗杰·芬顿没
有太大的谋生压力，足以让他去追求自己的兴趣。青年时期的芬顿
原本在伦敦学习法律专业，但很快，他就对绘画产生了浓厚的兴
趣，并表现出了极高的艺术天赋。于是，他与妻子一起前往巴黎，
师从法国著名画家保罗·德拉罗什（Paul Delaroche），完美临摹了
卢浮宫的诸多名画。至于芬顿在法期间是否曾经在巴黎美术学院就
读过，我们不得而知。但能够确认的是，他返回伦敦后，继续跟随
艺术家查尔斯·卢西（Charles Lucy）学习绘画技巧。很快，芬顿
就学成出师了。他笔下的人物肖像画栩栩如生，质量上乘。1849
年，芬顿开始定期举办个人作品展。今天，前来参观万国博览会的
芬顿被水晶宫里展出的各式相机、冲印照片的器具还有摄影这种全
新的艺术形式惊呆了。这场展览给芬顿留下了不可磨灭的印象，离
开海德公园后，芬顿下定决心投身于摄影这种全新的艺术形式。

　　1851 年 10 月 15 日，万国博览会圆满闭幕。盛会的结束不免令

维多利亚女王意犹未尽。从地缘政治的角度来看，这场博览会对于大英帝国来说无疑是百益而无一害的。万国博览会让英国在世界范围内声名大噪，彻底坐稳了世界第一大帝国的宝座。它让全世界看到，大英帝国的商品质量最牢靠、科技最先进，在经济、贸易、政治和国际关系上也最为"开明"，堪为模范。万国博览会激发了人们对于实现"全世界国家和谐共处"的希冀。此时，欧洲各大国之间已经维持了将近一代人时间的和平。或许，万国博览会的精神会激发出一种全新的竞争形态，即各国之间的竞争完全在贸易、经济、艺术和科学领域内展开。

注 释

延伸阅读：

Michael Leapman：The World for a Shilling. How the Great Exhibition of 1851 shaped a nation. London 2001.

［1］引自 Trevor Royle：Crimea. The Great Crimean War. New York 2000，S. 1。

［2］引自 David Cannadine：Victorious Century. The United Kingdom 1800 – 1906. New York 2017，S. 277。

［3］Queen Victoria，Tagebucheintragung，1. Mai 1851. 引自 Ronald D. Gerste：Queen Victoria. Regensburg 2000，S. 103 – 104。

［4］引自 Cannadine，S. 277。

5. 氯仿

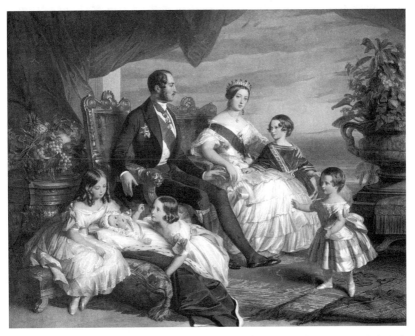

　　大英帝国（名义上）的统治者维多利亚女王（本章开篇的图中为她、她的丈夫和前五个孩子）亲身参与了将氯仿麻醉应用于产科的实践，并因此成了帮助将氯仿应用于产科的先驱者。

　　1851 年 5 月 1 日万国博览会开幕，维多利亚女王的心情十分愉悦。给女王带来如此好心情的除了博览会的胜利举办和她的丈夫兼精神导师阿尔伯特亲王给她带来的自豪感之外，还可能有一个原因。此时的维多利亚女王没有处在怀孕状态中——这在他们的婚姻生活中绝对是不可多得的，要知道，在维多利亚女王嫁给阿尔伯特亲王的 11 年里，她足足生育了七个孩子。那个时代的儿童死亡率很高，但令人惊奇的是：维多利亚女王的孩子们都顺利地长大成人了。在这个大多数父母都无可避免地要经历丧子之痛的 20 世纪初，维多利亚女王夫妇可以说很是幸运了。无论白金汉宫和怀特岛上的奥斯本夏宫有多少仆人可供女王驱使，都无法让这个年轻的母亲消除对怀孕的厌恶（老实说，几乎没有一个"平民"母亲是热衷于怀孕这件事的）。小孩子对于维多利亚女王来说毫无吸引力。

　　然而，在那个时代，即使是受教育程度很高的人，比如维多利亚女王和阿尔伯特亲王，也视怀孕为一项神圣的使命。所有人都下意识认为，儿女成群就是一个成年人与生俱来的命运。彼时，主动地去控制和计划生育是完全不可能的——因为 19 世纪的人们对于人类的生殖规律知之甚少。人们并不了解，原来女性每个月经周期中都会有几天的易孕期，除此之外的其他日子，受孕的可能性则相对比较低。当时可供人们选择的避孕方法也很少——更何况避孕还会被教会谴责——对于大多数人来说，避孕套既无处购买又过于昂贵。另外，当时的避孕套也并不是很受欢迎，其厚度远远超过了今天市场上任何一款避孕套的厚度，所以根本无法保证"真实的触感"。1839 年，查尔斯·古德伊尔（Charles Goodyear）发明了橡胶硫化术。从此，避孕套才得以被大规模生产，从而为生活在 19 世纪后 30 年的人们提供了一种相当安全的避孕措施——当然，前提是使用得当。而对于维多利亚女王和阿尔伯特亲王来说，可供选择的避孕方法只有"禁欲"这一种（这种方法在教会中比较受欢迎）。1857 年，夫妻俩的第九个孩子比阿特丽斯（Beatrice）出生后，维多利亚女王就开始禁欲。之所以没有早一点开始，还是要归功于医学的进步：正是医学的进步大大减轻了维多利亚女王最后两次分娩时的痛苦。

为维多利亚女王减轻分娩痛苦的是她的产科医生詹姆斯·扬·辛普森。这名医生居住在距离白金汉宫 530 千米外的爱丁堡市皇后街 52 号。詹姆斯·扬·辛普森年少有为，早在 1847 年，36 岁的辛普森就已经在药剂开发方面获得了革命性的成果。青年时期的辛普森先是自己开设了一家诊所，后又于 28 岁时被聘任为爱丁堡大学的医学和产科（助产科）教授。在辛普森的推动下，医学界迎来了又一次技术发明与革新的热潮。辛普森并不缺乏自信和自我宣传意识，与此同时，他还是一名以病人的实际需求为中心的医生，这就促使他在产科实践方法改进方面孜孜不倦地进行着探索。他改进了产科医生在解决产妇难产问题时常常使用的助产钳，这款被称为"辛普森产钳"的助产工具一直被沿用到了 170 年后的今天。除此之外，辛普森还拥有一项远远领先于那个时代的"未来发明"。他设计了一种真空产钳（air tractor），当产妇出现难产时，助产士可以将其探入产道，吸附于胎儿头部，在胎儿头部形成真空，借助其形成的吸力将胎儿从产道中尽快拉出。然而，这样一款助产设备在

73

当时并没有得到推广，因为当时的医疗器械制造商的制造技术比较粗糙，无法制造出符合产科要求的产品。直到 1954 年，一个名叫塔格·马斯特雷姆（Tage Malmström）的瑞典妇科医生才将真空产钳从图纸上搬到了产床上。

74 　　辛普森医生声名远扬，其影响力扩展到了苏格兰之外，甚至让爱丁堡大学医学院恢复了曾经作为欧洲最先进医学院之一的辉煌。然而，与此同时，19 世纪 40 年代发生在英国及欧洲诸国的超高的产褥热死亡率所造成的恐惧仍旧萦绕在人们的心头，挥之不去。爱丁堡大学医学院的解剖学教授罗伯特·诺克斯（Robert Knox）非常苦恼，因为马上就要开课了，然而课程所必需的教具——一具用于解剖的尸体——却无法到位。不过，这个难题被两个偷盗尸体的盗贼解决了。这两个偷尸贼，一个名叫威廉·伯克（William Burke），另一个名叫威廉·黑尔（William Hare）。起初，他们选择从新墓中挖掘刚刚下葬的尸体。他们十分急不可耐，有时候被盗坟墓上散落的鲜花还没有枯萎，他们就开挖了。为了防止亲人遗体被盗，爱丁堡乃至于其他城市的许多家庭都在坟墓周围安装了铁栅栏，好让亲人入土为安。后来，偷盗尸体已经无法满足伯克与黑尔的需求了，他们又走上了另外一条罪恶的路：杀人。据说，为了赚取更多的黑心钱，两人一共谋杀了 16 名无辜的受害者。最终，这些受害者的尸体被摆放在了罗伯特·诺克斯的尸体解剖台上，一具尸体的价格从 8 英镑到 15 英镑不等。不过，天网恢恢，警察还是追查到了这两名罪犯的踪迹。1829 年 1 月 28 日，伯克被公开处以了绞刑，黑尔则由于做了污点证人而侥幸保住了一条命。让这名杀人犯没有料到的是，自此之后，他将长久地、无偿地为科学研究服务：他的骨架被摆放在解剖室，以供一批又一批的医学生观摩和学习。今天，我们还可以在爱丁堡大学的博物馆里看到这具颇具传奇色彩的骨架。

辛普森医生带来的医学发明热潮意味着苏格兰首府爱丁堡即将迎来一个更全面、更先进的科学时代。在诸多的医学发明创造之中，辛普森医生最为关心的还是如何在手术过程中减轻病人的痛苦。所以，在第一次听说了乙醚神奇的麻醉效果之后，辛普森就立刻在他的病人身上试用了。不过，他很快就意识到了这种麻醉剂的缺陷：乙醚的气味十分刺鼻，常常会对呼吸道产生很大的刺激。为此，辛普森努力寻找替代品，并将自己的需求告知了爱丁堡所有的化学家。不久之后，辛普森就收到了装着各种芳香液体的瓶子。这名勇敢的医生亲自上阵，测试这些试用剂的效果。他的两名助手——詹姆斯·邓肯（James Duncan）和托马斯·基思（Thomas Keith）——也自愿参与了实验。或许是为了让实验人员不那么紧张，大家通常会在皇后街 52 号辛普森医生的家中享用完他的妻子杰茜·辛普森（Jessie Simpson）亲手烹饪的晚餐后再走进实验室。1847 年 11 月 4 日早晨，实验中的邓肯吸入了一种气体，随后，他的身体逐渐出现了明显的麻醉反应。他是这样描述清醒后的感觉的："当我从沉睡中慢慢地清醒过来时，身体感到很是轻松愉悦，我看了看表，大概睡了一刻钟。"[1]

这个小瓶子中装着的就是氯仿。它是 19 世纪 30 年代初由几位化学家——其中就包括德国的尤斯图斯·冯·李比希（Justus von

Liebig）——制成的。早在 1842 年，爱丁堡就有一个名叫罗伯特·莫蒂默·格洛弗（Robert Mortimer Glover）的外科医生提出，氯仿可能具有麻醉效果，不过，这名医生显然并没有在实践中使用过氯仿。这个秋天，邓肯带着这瓶氯仿前往辛普森的家中，真正地做了一回实验。而杰茜·辛普森、她的侄女和辛普森的姐夫也在场（对待这一实验，他们秉持着中立的态度，另外还有些担心），成了这场重大实验的见证者。辛普森医生、邓肯和基思各自对着瓶子深吸了一口气，片刻之后，他们明显地兴奋了起来，嘴里不停地念念有词，就好像喝了几杯上好的香槟一样。再然后，一切都安静了下 76 来。基思倒在了地板上，邓肯滑到了椅子下面，鼾声很快就此起彼伏地响了起来。辛普森医生也趴在了餐厅的地毯上，完全晕了过去，没有一点儿反应了。一觉醒来后，辛普森医生立即对氯仿的药效给予了评估："这种物质的效果比乙醚强太多了！"看到眼前的情形，杰茜的侄女也好奇地拿起瓶子闻了几口，不一会儿，她就感觉整个人飘飘然了起来。"我是天使，我是天使！"[2]女孩兴奋地叫道。原来，她吸入的氯仿的量尚不足以令人昏睡，但能够增加人的欣悦感。

　　辛普森医生是一名实干家，在实验取得成功后，他立刻将氯仿麻醉应用到了临床上。他从当地一家化工厂订购了不少氯仿，以至于有人传言，辛普森医生白天做医生，晚上在化工厂干私活。拿到氯仿麻醉剂后，辛普森医生在 10 天之内就将其用在了 50 名病人身上。11 月 10 日——这天距离氯仿实验成功仅仅 6 天——辛普森医生在爱丁堡内科与外科医学学会（Medical and Surgical Society of

Edinburgh）做了一次讲座。11 月 15 日，他出版了一本小册子，宣布自己研发出了一种全新的麻醉剂，其效用超过了乙醚。那时候，"科学发现"与"科学发表"之间的时间间隔非常之短，知识传播的迅捷程度前所未有。对于 21 世纪的科研工作者们来说，这种发表速度更是难以想象的。这本小册子首次印刷就发行了 4 000 份，然而，仅仅过了几天之后，它就不得不重印。萨瑟兰公爵夫人将其中的一份寄给了她的朋友——维多利亚女王。女王饶有兴趣地认真阅读了这本小册子。女王没料到的是，在未来的某一天，这本小册子上的内容最终会帮助她解决婚姻中的苦恼。

仅仅几周之后，氯仿麻醉剂就成了一个在爱丁堡家喻户晓的名词，即便是妇孺百姓、贩夫走卒也不例外。圣诞节时候，皇家歌剧院会上演各种奇幻的圣诞童话剧（Pantomime）；而比这些奇幻的童话剧更为神奇的是去参观一场氯仿麻醉外科手术示范表演。巧的是，爱丁堡第一个接受氯仿麻醉外科手术的病人刚好是个孩子，他接受了辛普森医生将氯仿麻醉用于产科之前的一次小手术。在德国的某医学报纸上，一名爱丁堡记者刊登了一篇报道，对氯仿麻醉手术进行了如下描述："第一例以氯仿作为麻醉剂的手术是在一个前臂坏死的孩子身上做的。米勒（Miller）教授在没有给孩子带来任何疼痛的情况下完成了手术。在之后进行的数场手术中，医生仅仅在手术开始前给病人吸入些许氯仿，就取得了十分令人满意的结果。消除病人痛感所需的氯仿量远远少于乙醚，大概 100 到 120 滴就足够了，有时甚至更少。氯仿起效更快，效果更强，持续时间更久。通常病人只需吸入 10 到 20 下就足够了。可以说，使用氯仿麻醉剂能够为外科医生节省大量的时间，并且，氯仿的刺激性也比其他麻醉剂要小得多，几乎趋近于无；使用氯仿麻醉后，病人显得平静许多，并没有出现情绪激动和滔滔不绝的现象。"[3]

不过，由于当时的医学界对于氯仿麻醉剂的使用剂量和副作用尚处在一无所知的状态，因此，发生医疗事故必定在所难免。第一例由于氯仿麻醉失败而死亡的病例是一个名叫汉娜·格林纳（Hannah Greener）的女孩，15 岁的汉娜是个私生女，童年时期遭受了不少虐待。1848 年 2 月，汉娜在英格兰北部泰恩河畔纽卡斯尔的一家诊所里接受了一场手术治疗。手术并不大，只需拔掉发炎的脚指甲即可。她躺在手术台上，吸了几口氯仿后就开始昏昏欲睡，似乎已经进入了麻醉状态。不幸的是，当医生切开第一道口子的时候，汉娜的身体突然抽搐了一下，呼吸也开始变得不规律起来。主刀医生和助手赶忙取来冷水喷在汉娜的脸上，又给她灌下了几口白兰地。可怜的汉娜仍旧毫无反应，慌乱的医生把她平放在地板上，尝试着用 18 世纪最常用的救命手法——放血——来挽救女孩的生命。然而，这一切都是徒劳的，汉娜还是离开了人世。纽斯卡尔皇家医院讲师罗伯特·莫蒂默·格洛弗对汉娜进行了尸检。这名医生曾于 6 年前供职于苏格兰，发表过不少关于氯仿麻醉剂的研究论文。格洛弗表示，女孩死于氯仿导致的两肺严重阻塞。不过，当这一消息传到爱丁堡时，氯仿的坚定拥护者辛普森医生愤怒地拿起笔斥责了这名远在纽卡斯尔的同行：病人是因喷在脸部的冷水和灌下去的白兰地呛入气道窒息而死的，根本不是氯仿的错。

这之后，像汉娜这样的医疗事故屡有发生。尽管如此，氯仿仍

然是医生们最钟爱的选择。1848 年，氯仿麻醉剂首次被应用在欧
洲前线部队的野战医院中。在普鲁士和丹麦作战期间，著名的柏林
外科医生伯恩哈德·朗根贝克（Bernhard Langenbeck）正就职于
石勒苏益格的一家战地医院（1864 年第二次普丹战争爆发的时候，
伯恩哈德·朗根贝克的名字中已经加上了一个"冯"字，即伯恩哈
德·冯·朗根贝克）。根据朗根贝克助手的记录，朗根贝克医生于
第一次普丹战争期间共完成了 61 场大手术，其中 15 人不幸死亡。
不过，死亡的病人中大部分人的死因并不是氯仿中毒，而是受伤严
重。"除了极少数情况外，我们做的所有手术均使用了氯仿麻醉。
在伤员使用了这种药物之后，医生就能够对其伤处进行更加深入的
检查，而不使用麻醉剂就进行仔细检查，无疑会给伤员带来极大的
痛苦。迄今为止，笔者只看到了氯仿麻醉剂的优越之处。笔者认
为，氯仿麻醉应当与皮下肌肉和肌腱手术一起，被视为现代社会最
重要、最优越的两项发明。因此，如果我们能够确定，正确而谨慎
地使用氯仿不会导致严重的医疗事故，那么，在原本既漫长又痛苦
的外科手术过程中使用这种麻醉剂的优势就会更加突出——它能够
避免病人因疼痛而陷入深度休克，以及由此引发的更加严重的
后果。"[4]

　　许多医学领域之外的人，包括不少文学家，也同样将麻醉视为
现代社会最伟大的发明之一。作家帕特里克·勃朗特（Patrick
Brontë）——与其说他的名气是自己的作品赢得的还不如说是他那
三个才华横溢的女儿夏洛特（Charlotte）、安妮（Anne）和艾米莉
（Emily）为他赢得的——就对麻醉剂的发明给予了极高的评价：

"听到这个好消息，我们所有人都应该高呼万岁！……这是一项多么伟大、多么实用、多么重要的发明啊。"[5]同样为氯仿麻醉的出现感到激动万分的还有一名来自英格兰北部的医生。在经历过一场大规模的瘟疫之后，这名医生便专程前往伦敦，对这种新型麻醉剂进行了深入调研。

这名医生就是约翰·斯诺（John Snow）。约翰·斯诺出生于一个普通的工人阶级家庭，是公认的流行病学研究的先驱，曾经做过维多利亚女王的私人医生。如果说在 19 世纪等级森严的英国（或者普鲁士），天赋过人的普通民众有机会实现这种大幅度跨越阶层式的个人进步的话，那么在同时代的美国，这种"跨越阶层式的个人进步"〔比如约翰·D. 洛克菲勒（John D. Rockefeller）和科尼柳斯·范德比尔特（Cornelius Vanderbilt）〕就堪比神话了。1813 年 3 月 15 日，约克——这座遍布着矿厂的工业化城市曾经是维京人的家园——老城区的一名煤矿工人威廉·斯诺（William Snow）和他的妻子弗朗西丝（Frances）迎来了他们的第九个孩子，夫妻俩给这个孩子取名约翰·斯诺。斯诺一家居住在诸圣教堂（All Saints' Church）附近，这是约克城最贫穷的地区之一，约翰·斯诺在这里接受了洗礼。尽管斯诺家的孩子们出身贫寒，但他们都拥有极好的个人品质，学习刻苦，工作努力，且怀抱理想：约翰·斯诺的一个兄弟成了牧师，另一个开了一家旅馆，两个姐妹则开办了一所学校。

上小学后，小约翰的数学学得非常出色。14 岁时，他应召成了一名外科医生的学徒，此时的他已经将当外科医生作为自己的梦想了。此时的"外科医学"尚未成为一门独立的学科，只能被称得上是一门"手艺"。中世纪英语将外科医生称为"barber-surgeon"（理发师外科医生），这从侧面表明了，当时的理发师或美发师也是能够负责一些小型手术的。自十二三世纪以来，医生们一直采取的是保守做法，不会让病人的血弄脏自己的手。医生们保守的做法与天主教会"拒绝流血"的宗旨相符，因而得到了教会的支持，这使医生获得了较高的社会地位。当然，天主教所谓的"拒绝流血"教旨只在限制医学治疗手段的发展上展示了淫威，根本无法阻挡几个世纪以来针对异教徒的战争的不断发生。

这名将斯诺收入门下做学徒的医生名叫威廉·哈德卡斯尔（William Hardcastle），他的诊室位于泰恩河畔的纽卡斯尔——20年后的第一起氯仿麻醉死亡病例就发生在这座城市。那个时候，中世纪时期针对外科医生的歧视尚未完全消散，他们通常无法被称为"医生"，而是被称为"先生"。时至今日，英国的外科医生也常常被病人称为"先生"，而很少被称为"医生"。尽管条件十分有限，年轻的斯诺仍然竭尽全力地保持着良好的学习和生活状态：健康饮食，长途远足，冷水游泳。不过，并不干净的水质也对他的身体健康造成了一定的影响。斯诺还是一个热心的禁酒主义者，亦从未沉溺于女色，这种清教徒般的生活实在非同凡响。

斯诺的医学实践经验不只来源于哈德卡斯尔医生，他还时常到纽卡斯尔医院向医生们——这些医生受过正规的医学教育而不是类似于理发师的"工匠先生"——请教，甚至有机会听到纽卡斯尔医学院举办的一些讲座，这种机会对于一个外科医学学徒来说很是珍

81

贵。通常情况下，成为一名合格的外科医生需要五到六年，除了学习做手术，还必须了解解剖学、生理学、化学和植物学方面的知识。哈德卡斯尔不仅拥有外科手术技能，还是一名药剂师。由此，我们可以推断出，在他这里做学徒的斯诺除外科手术技能外，还应该学到了不少药剂学方面的专业知识，会使用恰当的药物为病人做一些保守治疗。就在斯诺做学徒时，英格兰暴发了一场严重的瘟疫。1831 年，席卷欧洲的霍乱蔓延到了不列颠群岛。基林沃思（Killingworth）煤矿也暴发了瘟疫，斯诺被哈德卡斯尔医生派到那里，为当地的煤矿工人治疗。当时，基林沃思还住着一个名人，他的发明和创造极大地推动了煤矿产业的扩张，促进了 19 世纪大规模的工业变革。他就是铁路建设的先驱，同时也是第一台商业客运机车的设计师乔治·斯蒂芬森（George Stephenson）。当时，史蒂芬逊和他的儿子罗伯特（Robert）都生活在基林沃思。

斯诺竭尽全力地为患病工人和他们的家人医治。一方面，不断蔓延、久治不愈的霍乱困扰着斯诺，另一方面，这些社会底层的煤矿工人糟糕的生活条件和工作条件也刺痛着斯诺的心。到处都散发着恶臭，供人饮用的水浑浊不堪，男人们共用着仅有的几处几乎已经溢满了粪便的便坑。斯诺用了各种办法，都无法治愈霍乱。这个年轻的医学学徒毫无头绪，第一次切实地感受到了医学的无力。很快，基林沃思附近泷本顿小教堂的墓地就超出了负荷；要知道，正常情况下，这个区域每年死亡的人数不到 100 人，但在 1832 年这一年中，登记在册的死亡人数就达到了 235 人。

在结束了学徒生涯之后，斯诺又前往英格兰北部，在其他两名外科医生那里工作了三年。然而，此时的斯诺已经意识到，只有接受正规的医学学习，才能成为一名受人尊敬的医生——而这样的愿望只有在帝国的首都伦敦才能够实现。1836 年秋，斯诺踏上了前往伦敦的旅程。囊中羞涩的他没钱乘坐马车，而是选择了最亲近自然的交通工具——徒步穿越英格兰。在巴斯的一个叔叔家短暂停留之后，斯诺于 10 月抵达伦敦，幸运地申请到了由苏格兰著名解剖学家约翰·亨特（John Hunter）创立的亨特医学院的就读资格。第二年，他开始在威斯敏斯特医院接受临床培训。这家新工作单位的风气可谓十分豪放。据说就在斯诺来这里参加培训的几年前，威斯敏斯特医院的一名外科医生竟然收到了同事写给他的决斗信。这名外科医生并没有接受这一荒谬的要求，不过，他手下的一名热心的助手替他上了场。虽然这场火枪决斗最终并未造成什么严重的后果，却足以说明这家医院的风气了。斯诺的传记作者桑德拉·亨佩尔（Sandra Hempel）是如此评价威斯敏斯特医院医生们"豪放"的生活方式的："这里的风气和氛围对于斯诺这样一名坚定的禁酒主义者来说可谓毫无吸引力，在青年斯诺看来，在泰恩河进行一场马拉松游泳，或者来一次穿越约克郡荒原的徒步，才是值得称道的生活方式。不过，尽管斯诺与这家医院的整体风气有些格格不入，但不可否认的是，威斯敏斯特医院仍旧是一家享有盛誉的医院，给予了斯诺宝贵的系统化的医学训练。"[6]

1838 年 5 月，斯诺成为皇家外科学院（Royal College of Surgeons）会员，得到了其开具的执业证书，在弗利斯街（Firth Street）54 号开设了一家诊所。此后，斯诺便全身心地专注于自己的工作。他几乎没有私人生活。即使没有病人上门求诊，斯诺也会将这段仅有的空闲时间用来思考医学问题、进行医学研究。年轻的斯诺致力于研究"挥发性气体"及其对肺功能的影响；据推测，他极有可能还做过乙醚的相关实验。青年斯诺对于知识的渴望十分强烈，尽管已经开办了诊所，他仍旧没有停下求知的脚步。随后，斯诺又申请就读于伦敦大学，并于 1843 年获得了医学学士学位。次年，他又获得了医学博士学位，成了一个名副其实的医生，而不仅仅是一个会做几个小手术的"师傅"。回顾斯诺的职业生涯，成为皇家外科学院会员堪称其医学生涯的重要转折点。

　　1846 年 12 月，首例乙醚麻醉手术成功实施的消息从波士顿传来，令斯诺激动万分。此后，斯诺便将自己的所有精力都用在研究乙醚麻醉剂这一课题上，包括乙醚本身的特性及其在手术中的安全使用剂量。那一年圣诞节过后的 12 月 28 日——一个星期一——的早晨，斯诺和几名同事一同前往位于高尔街（Gower Street）的詹姆斯·鲁滨逊（James Robinson）牙科诊所，旁观了一场乙醚麻醉下的牙科手术。鲁滨逊医生取出两块棉花，浸入装有乙醚的"吸入器"中。随后，在他的指导下，一个体格健壮、20 多岁的年轻病人通过吸嘴吸入了些许乙醚。鲁滨逊医生如此描述道："吸入乙醚大约两分钟后，病人昏睡了过去，拔牙手术正式开始。恢复知觉后询问其感受，病人称没有任何知觉，完全感觉不到牙齿被拔除。术后整体感觉舒适。"[7]

　　这场手术的成功令斯诺大受鼓舞。这之后，他夜以继日地钻研这种"吸入器"，终于在 1847 年 1 月 16 日将改进后的吸入器提交给了威斯敏斯特医学学会（Westminster Medical Society）。除此之外，斯诺还在寻找一种科学度量乙醚使用剂量的方法。1847 年 1 月下旬，他成功制作了一张《乙醚蒸气强度计算表》，并将其发表在了《医学时讯》（*Medical Times*）上。此后，斯诺的人生就与麻醉剂紧密地联系在了一起。他甚至不惜拿自己当作临床试验的对象，在自己的身上做实验。一篇学术论文用不无生动的语言再现了（有些语句甚至显得过于富有想象力了）斯诺拿自己做实验的情景："斯诺——坚定的禁酒者、那个时代最优秀（这里的优秀两个字绝对不带任何讽刺的意味）的医学智者之——做研究的方式很是特别。他一个人坐在摆满了瓶瓶罐罐的公寓里，（用于实验的）青蛙就在耳边'呱呱'地叫着，所有的器具被笼罩在微弱的烛光中。斯诺聚精会神地对吸入器进行着改造，几分钟后，他将吸嘴戴到鼻子上，打开了气源。仅仅过了几秒钟，他就趴在了桌子上。又几分钟后，他清醒了过来，睡眼蒙眬地看了看时钟，拿起笔，将此次实验的数据记录了下来。"[8] 这很可能就是整个实验的情形。

此后，斯诺在医学学会上做了数场报告，并在《关于乙醚蒸气的吸入》（*On the Inhalation of the Vapour of Ether*）[9] 这本医学论著中发表了他的研究成果。该专著出版于 1847 年，出版商为索霍区（Soho）的约翰·丘吉尔（John Churchill）。而索霍区正是斯诺的医学生涯中一个最具决定性意义的名字。越来越多的外科医生和牙医看到，斯诺对乙醚的使用剂量有着十分深入的研究，因此，在为病人做手术之前，他们都会咨询一下斯诺。就这样，斯诺成了第一个真正意义上的麻醉师。除乙醚之外，新出现的氯仿也引起了斯

85   诺的注意。在麻醉剂发明后的 12 年里，斯诺使用乙醚和氯仿两种
麻醉剂实施了近 5 000 次麻醉。稳定安全的麻醉技术帮助外科医生
们完成了在此之前根本无法完成的复杂手术，比如膀胱结石去除手
术、腭裂修复手术、女性的癌变乳房切除手术等。[10]

与爱丁堡的辛普森医生一样，斯诺亦将麻醉剂（特别是氯仿）
用到了分娩之中。不过，不出所料的是，尝试为分娩的产妇使用氯
仿麻醉的医生们遭到了教会牧师的一致抵制。这些教会人员（甚至
还包括一些笃信宗教的医学界同人）抱着《圣经》，声称《圣经》
中明文规定（直接译自希伯来语的译本对此显然有着不同的解释）
妇女必须经受肉体的苦痛才可以诞下孩子。一名愤怒的牧师在写给
辛普森医生的信件中言辞激烈地称氯仿"看似是女性的福音，实则
是魔鬼的工具。最终，它会使整个人类群体变得铁石心肠，再也听
不到受难的主发出的呼唤"[11]。然而，与大多数神职人员不同，亲
眼见证妻子生产过程痛苦的男人们大多被妻子痛苦的尖叫声震惊住
了。"生孩子是一件多么糟糕的事情！"查尔斯·达尔文（Charles
Darwin）在他的第一个孩子出生后感叹道，"整个过程让我几近崩
溃，几乎比埃玛（Emma，达尔文的妻子）本人还要精疲力竭。"[12]
爱丁堡的一名医生詹姆斯·莫法特（James Moffat）呼吁这些被妻
子生产折磨得精疲力尽的丈夫们"千万不要因为惧怕这样或者那样
的清规戒律，而让这样的场景一再上演"。不允许使用麻醉剂是
"让人白白遭受痛苦的野蛮行为"[13]。一名德国医生如此恳求那些
86   出于宗教原因而不愿意为分娩的产妇提供麻醉服务的同行们："不
要问一名医生是否有权力去使用麻醉剂，而是必须要认真地思考一

下，一名医生是否有权力不去使用这种能为病人减轻痛苦的医疗手段。"[14]

　　至于女性，除极少数个例之外，大多数产妇会毫不犹豫地选择使用无痛分娩技术。1847 年 4 月 7 日，美国诗人亨利·沃兹沃思·朗费罗（Henry Wadsworth Longfellow）的妻子接受了哈佛大学一名牙医的乙醚麻醉治疗，生下了女儿，成为美国第一批享受无痛生产的产妇之一："我从来没有过如此舒适的生产经历。我很自豪能够为饱受苦痛的女性弱势群体打头阵！"她还用宗教的语言重新阐释了这项造福女性的发明：乙醚是"我们这个时代最大的福音，我很高兴能够生活在一个发明了乙醚的时代，生活在一个允许它存在的国度"，乙醚是"上帝的馈赠"，"我们应当把带来这一福祉的人看作如基督般伟大崇高的存在，因为他能够像基督一样，拯救人类的灵魂和肉体"。[15]

　　当那个时代最尊贵的女性选择使用麻醉剂帮助分娩之后，反对在产妇分娩中使用麻醉剂的声音就被大大地削弱了。与深度麻醉相比，分娩麻醉并不会令产妇陷入沉睡，而只是使用一定剂量的麻醉剂以减轻产妇的疼痛感。1853 年春，维多利亚女王第八次怀孕了。她与丈夫阿尔伯特亲王讨论了分娩时使用麻醉剂的问题，而阿尔伯特亲王对任何技术和科学创造都充满了热情。至于该邀请哪个医生为即将分娩的女王实施麻醉，对于女王夫妇来说并不难抉择。此时的约翰·斯诺已经成为享誉整个英国（当然也包括白金汉宫）的麻醉专家。在女王预产期的前几周，阿尔伯特亲王邀请斯诺入住了白金汉宫。斯诺为阿尔伯特亲王详细讲解了氯仿麻醉的原理和效用，以及自己经手过的一些产妇麻醉案例。1850 年阿瑟王子（Prinz Arthur）出生的时候，由于女王的三个私人医生坚决反对在她分娩时使用麻醉剂，因此女王错失了减轻分娩痛苦的机会。这一次，维多利亚女王夫妇不再怀疑。

1853 年 4 月 7 日凌晨，斯诺被召唤入宫。在此之前，斯诺已经以实事求是、真诚朴实的态度说服了皇家产科医生查尔斯·洛科克（Charles Locock）爵士和女王的私人医生詹姆斯·克拉克（James Clark）爵士，成功地让这两名相对保守的皇家医生赞同了其在女王分娩时使用麻醉剂。分娩开始了，斯诺使用了较少剂量的氯仿，这样一来，虽然女王仍旧能够感受到宫缩，但疼痛感被大大地消解了。面对这名其职业生涯中遇到的地位最为尊贵的产妇，斯诺仍然同往常一样，直截了当、平和坦诚地完成了麻醉实施前的医嘱环节。无论是在为维多利亚女王做手术的当天，还是在走出白金汉宫之后的行医岁月中，斯诺都能够冷静自持，也从未被"成功地为女王实施了麻醉"的荣耀冲昏头脑。不过，在为女王实施麻醉时，斯诺并没有使用麻醉剂吸入器——女王可能有些害怕看到这样的器械，而是将少许氯仿滴到了手帕上，用手帕轻轻盖住了维多利亚女王的面部。一切都无比顺利："凌晨 1 点 13 分，孩子出生了……整个产程中使用了 53 分钟的氯仿。产后几分钟内胎盘娩出，女王看起来精神状态不错，并对氯仿麻醉的效果表示了高度赞赏。"[16]

新生儿是一位小王子，为了向他的叔祖父比利时国王利奥波德（Leopold）致敬，维多利亚夫妇给小王子起名为"利奥波德"。在日记中，女王如此写道："亲爱的小宝贝是一个美丽健康的孩子。"[17]然而，遗憾的是，事实并非如此。不久之后，利奥波德王子就被确诊患有血友病，后因跌倒后血流不止而去世，年仅 30 岁。今天的瑞典国王卡尔十六世·古斯塔夫（Carl ⅩⅥ. Gustaf）是利奥波德王子的曾孙。

　　四年后，维多利亚女王和阿尔伯特亲王的最后一个孩子比阿特丽斯公主降生。这一次，斯诺再次被召唤到白金汉宫为女王实施麻醉。他再一次成功地完成了任务，母子平安，女王没有出现任何并发症。对于当时已经 38 岁的女王来说，这一次分娩让她获得了双重解脱：第一重当然是再次享受到了无痛分娩的福音，第二重则是此次分娩之后再也没有怀孕了。

注 释

约翰·斯诺的作品以及有关约翰·斯诺作品的详细信息，参见 John Snow Archive and Research Companion［https://johnsnow. matrix. msu. edu（2020 - 09 - 23）］。

[1] 引自 Snow：Blessed Days，S. 45。

[2] 同上，第 46 页。

[3] Neue Medicinisch-Chirurgische Zeitung，1848；6：S. 29 - 30（缩写版）.

[4] Carl Christian Schmids Jahrbücher der In-und Ausländischen Gesammten Medicin 1849；63：S. 72.

[5] Julia Barker：The Brontës. London 1994，S. 519.

[6] Sandra Hempel：The Medical Detective. John Snow and the Mystery of Cholera. London 2006，S. 85.

[7] Peter Vinten-Johansen und David Zuck：1847 - John Snow's annus

mirabilis，year of consilience. 麻醉史协会第 12 届春季年会主题演讲，Birming-
ham，Alabama. 6. - 7. April 2005 〔http://kora. matrix. msu. edu/files/21/
120/15 - 78 - A4 - 22 - johnsnow-a0a0y7 - a_11479. pdf（2020 - 09 - 23）〕.

〔8〕 Steven Johnson：The Ghost Map. The Story of London's most terrif-
ying epidemic-and how it changed science，cities，and the modern world. New
York 2006，S. 65.

〔9〕 John Snow：On the Inhalation of the Vapour of Ether. London 1847.

〔10〕 Michael A. E. Ramsay：John Snow，MD：anaesthetist to the Queen
of England and pioneer epidemiologist. Proceedings（Baylor University Medical
Center）2006；19：S. 26.

〔11〕 Snow：Blessed Days，S. 109.

〔12〕 同上。

〔13〕 The Lancet 1848，S. 97 - 98.

〔14〕 Neue Zeitschrift für Geburtskunde，Berlin 1847；22：S. 278 - 279.

〔15〕 Edward Wagenknecht：Mrs Longfellow. Selected Letters and Jour-
nals. London 1959，S. 129 - 130.

〔16〕 Richard H. Ellis（ed. ）：The Case Books of Dr. John Snow. London
1994，S. 271. https://www. ph. ucla. edu/epi/snow/leopold. html（2020 - 09 -
23）.

〔17〕 A. N. Wilson：Victoria. New York 2014，S. 172.

6. 提灯女神

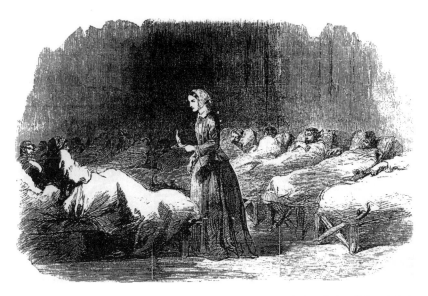

弗洛伦斯·南丁格尔（Florence Nightingale）是公认的现代护理学的开创者，被大众赋予了"提灯女神"的称号，是英国的民族英雄。

《理性沉睡，心魔生焉》（*El sueño de la razón produce mon-struos*）是西班牙著名画家弗朗西斯科·德·戈雅（Francisco de Goya）创作于 1799 年左右的一幅铜版画。彼时，拿破仑势力开始在欧洲全面扩张，一个持续到 1815 年才得以结束的战争时代到来了。

然而，不无讽刺意味的是，在标榜"理性"、以"科技进步日新月异"为傲的欧洲，这种骄傲的感觉只普遍存在于社会精英、知识分子和上层阶级之中，对于大批生活在不断扩张的工业城市中的无产阶级民众来说，理性不理性无关紧要。欧洲各个大国之间近 40 年来爆发的首场大战，其核心矛盾竟然是争夺耶路撒冷这个宗教圣地的所有权：一个阵营是信奉天主教的人（以法国人为代表），另一个阵营是信奉东正教的人（以俄国人为代表）和信奉伊斯兰教的穆斯林（毕竟耶路撒冷也曾经为奥斯曼帝国所占领）。不过，这并非冲突产生的根本原因，究其本质，战争背后隐藏着的是东欧和中东不断变化的权力政治格局所带来的矛盾。长期以来，奥斯曼帝国内部矛盾重重，并最终导致帝国分崩离析，这也是为什么欧洲人总是戏称土耳其为"博斯普鲁斯海峡边的病夫"。奥斯曼帝国是一个充满了矛盾危机、腐败丛生、基础设施极其不完善的帝国。过去，强大的奥斯曼帝国也曾对笃信基督教的欧洲造成过极大的威胁——在 1683 年的维也纳战役中，欧洲各国史无前例地团结了起来，共同对抗奥斯曼帝国的军队，并最终取得了胜利。不过，几个世纪以来的历史证明了，欧洲各国是无法长期团结起来一致对外的，即便个别时期出现了"联盟"，也不过是出于各自利益的考量和驱使而已。

　　欧洲各国一致认为，奥斯曼帝国衰落解体后的第一受益者将会是沙皇俄国。对此，圣彼得堡也深信不疑。俄国的沙皇（包括历任沙皇，甚至连 80 年前在位的叶卡捷琳娜大帝也是这样认为的）和大臣们都期盼着这一天的到来，希望俄国能够早日跨过博斯普鲁斯海峡和达达尼尔海峡这两个阻碍本国向西扩张的地方。而当时处于奥斯曼帝国统治下的巴尔干半岛，则是另一个对于俄国来说极具吸引力的区域。倘若能够令斯拉夫民族以及基督教和东正教信徒们获得"自由"（当然，这是站在奥斯曼帝国对立面的角度上说的），那么俄国将会成为这些人的保护伞。这是一种典型的泛斯拉夫主义影响下的思维。正是这样一种思维导致了 1914 年出现的一系列连锁反应。

　　同沙皇俄国一样，拿破仑三世复辟后的法兰西第二帝国，其称霸欧洲的野心也几乎变成了一个人尽皆知的"秘密"。曾几何时，为了实现自己一统欧洲的梦想，拿破仑终其一生都在用不断的征伐证明着自己的统治地位和无与伦比的实力。他的侄子拿破仑三世看似继承了他的遗志，重新恢复了法兰西帝国的荣耀，但同所有窃国复辟者一样，这名皇帝和他的政权实际上风雨飘摇。这位并不年轻的新皇帝并不具备过人的才干，常常被各国皇室视为"暴发户"。其中，对拿破仑三世最为嗤之以鼻的皇室就是住在涅瓦河畔冬宫中的俄国沙皇，当然，还有奥地利的皇室、贵族、大臣和外交官们。与奥地利皇室和俄国沙皇不同，英国的皇室贵族对拿破仑三世还是颇为认可的。毕竟，比起与一个整天闹革命的邻居隔峡（英吉利海峡）相望，和一个早已风光不再的"法兰西帝国"比邻而居显然更为安全。更何况，曾经流亡英国的拿破仑三世还以其独特的个人魅力成功赢得了维多利亚女王的认可，改变了女王最初对他的不佳印象。

92 当然，对于拿破仑三世所追求的梦想，英国人是不会为此买单的。这名雄心勃勃的新皇帝希望法兰西帝国能够再次崛起，成为一个称霸世界的超级大国，从而一雪 1815 年在维也纳会议上被迫签下投降书和滑铁卢战败之耻。对于这段具有重大转折意义的历史，英国人记忆犹新；或许，1852 年 9 月威灵顿公爵（Duke of Wellington）——曾经打败拿破仑、担任大英帝国首相的传奇人物——的逝世对于大英帝国来说就已经意味着一个新时代的到来，即帝国必须开始努力捍卫"世界第一强国"的地位了。

在此背景下，诸如为居住在耶路撒冷的基督教信徒争取权利、争论谁才有权进入圣地这样的宗教矛盾充其量只能算作大战的导火索。事实上，各个宗教的教会还是能够通过协商解决这些问题的，但是各个国家的政治家们并不愿意如此解决问题，特别是沙皇尼古拉一世（Nikolaus I）和法皇拿破仑三世。1853 年 7 月，俄国占领了原属奥斯曼帝国的摩尔达维亚公国和瓦拉几亚公国，随后便越过多瑙河与土耳其军队开战。这场战争被称为克里米亚战争，又被称为第九次俄土战争。前者表明了这场战争爆发的地点，后者则明确地点出了该地区的矛盾主要存在于哪两个国家之间。克里米亚对于欧洲，尤其是法国和英国这两个"西方列强"（这个出现于更晚时代的概念用在这里似乎有些不太合适）来说，实在是太遥远了，万里之外的残酷大战根本引发不了西欧国家的恐慌，欧洲各国普遍认为，这场战争必将止步在那个遥远的地方，对欧洲造不成什么威胁，没什么好担心的。此时，"克里米亚"这个词带给欧洲人的感觉就像是 20 世纪 60 年代"越南"这个词带给美国人的感觉——战场远在天边，但消息到处都是。一时间，"克里米亚"变成了欧洲人热议的关键词，甚至让人们忘却了波罗的海和沙皇俄国太平洋沿岸的枪炮声——濒临波罗的海与北太平洋的芬兰大公国（此时的芬兰是俄罗斯帝国治下的一个大公国，拥有一定的自治权）不时受到来自海上的攻击。白海边索洛维茨基修道院的墙体坚固异常，堪比军事堡垒，尽管它已经在两艘英国护卫舰的轰炸下有所损毁，但仍然帮助修道士们抵御住了英国皇家海军的子弹，保护着当地的居民免受这无妄之灾。

　　部分历史学家认为，"第一次现代战争"不应是 1861 年至 1865 年的美国内战，而应是克里米亚战争。今天看来，这场战争颇有奇异之处（这奇异之处也正是其积极一面所在）：与 20 世纪大多数战争不同，在克里米亚战争中，普通老百姓几乎没有遭受侵害，即使在主战区内，情形也是如此。其"现代化战争"的特点令人印象深刻，尤其是盟军在后勤保障上的优异表现（战争后期，撒丁王国也加入了英法阵营）。在这场战争中，作为海上霸主和世界一流的工业国，英国显现出了极其强大的海上运输能力，大量的战争物资和武器被运往了克里米亚。当然还有大量的军队：将近 50 万人被送到了战场上，他们或在前线杀敌，或在各式各样的运输船舰上服役。这些在金属制或木制的蒸汽机船上服役的士兵中，既有来自布

94　列塔尼和朗格多克的胸甲骑兵，又有来自苏格兰高地和约翰·斯诺的家乡约克郡的预备役人员。除这些带着战争使命的职业军人之外，其余成千上万的参战士兵都是被迫走上战场的，从未有人问过他们是否会心甘情愿地为了捍卫某个宗教、某位皇帝或是某种意识形态而流血牺牲，他们的命运就像牛马一样任人摆布。

在有关前线战场（尤其是严冬中的克里米亚）的报道中，英法两国人民看到，前线物资竟然紧缺至此。这在两个西欧大国中引起了热议，更令倡导言论自由的英国人无比愤慨。享受着发达工业国家福利的民众们难以置信，那片遥远土地上的基础设施竟然如此落后，甚至连足够的冬靴和雨衣都造不出来。于是，在英法强大运输能力的支撑下，前线盟军仅枪支的数量就达到了 1 000 支，当然还包括了其他武器和弹药。不过，这些尚不是英国人在这场战争中创造的所有奇迹，因为除此之外，他们还建造了专用铁路，联通了巴拉克拉瓦港和前线战场，以便将港口卸下的货物以最快的速度送到军队的手里。这条长达 11 千米的铁路仅仅花费了 7 周时间就全部铺设完成了，工匠们不无自豪地称之为"大克里米亚中央铁路"（The Great Crimean Central Railway）。

在运送到前线的各类物资记录中，有一类物资的运送量颇为引人注目：1 648 磅。从货运簿上的这个数字中，我们能够得知，在不到两年的时间内，盟军船只为前线运送了多少此类补给。不过，这些补给并不是能够直接用于作战的物资，比如弹药之类的。事实上，这 1 648 磅从巴拉克拉瓦港等被英国占领的港口卸下的货品正

95　是氯仿。据统计，在克里米亚战争中，大量野战医院中的伤员受益

于氯仿麻醉，实施氯仿麻醉的伤员人数甚至超过了 1848 年的德丹战争以及 1847 年的美墨战争中的伤员人数。由此，克里米亚战争被认为是第一场能够大规模为伤员提供麻醉手术——截肢是野战医院医生做得最多的手术——条件的战争。

不过，相关资料显示，与充足的氯仿供给相比，前线的医疗基础设施并不充足。尽管如此，但我们还是不得不说，即便是按照本书中的护理标准来衡量，克里米亚战争中出现的对病人护理方式的转变也不失为一次可喜的进步，从而在现代医学史上留下了浓墨重彩的一笔。除此之外，克里米亚战争中还出现了另外一项创新，这项创新对现代战争的形式亦产生了深远的影响（如今，它的影响力甚至更为剧烈），它就是"媒体"。在克里米亚战争中，媒体首次在引导舆论和民众看法上发挥了重要的作用。媒体的报道固然来自真实的前线信息，报道的内容却很容易受到新闻人——比如记者和编辑部——主观判断的影响。得益于四通八达、跨海越洋的通信电缆以及电报技术的不断进步，战地记者们几乎能够做到实时地将前线的消息（通过电报）发送回国。其中，最让战地记者们感到惊喜的是，大英帝国仅仅用了 18 天就铺设了一条可从前线直接接入欧洲电报网的海底通信电缆，这条电缆从瓦尔纳（Varna，今保加利亚）横跨黑海，直到克里米亚的巴拉克拉瓦。从此之后，前线的消息开始牵动着人们的情绪，令人们时而沮丧、时而振奋、时而豪情万丈。报纸上印出来的内容甚至有可能推翻政府，这样的一幕在战争最为激烈的时候第一次在英国上演了。媒体的报道、评论以及潜移默化的引导都会产生深远的政治和社会影响力，从而引发连锁反应，

96 对西方民主国家的社会秩序产生了巨大影响，比如水门事件、气候变化和新冠病毒感染疫情等。而媒体力量开始登上历史舞台、发挥重要作用的开端就是 1853—1856 年的克里米亚战争。

　　第一场战役一经爆发就成了新闻头条。1853 年 11 月 30 日，俄国黑海舰队袭击了位于锡诺普港的土耳其海军。这次海战是现代史上最后一次使用帆船舰队进行的战斗。俄国海军势如破竹，以压倒性的优势在攻击发生的仅一个小时内摧毁了土耳其舰队，土方只有一艘船侥幸逃脱。此次战役中，俄方有 37 人阵亡，土方则阵亡了3 000 人。当俄国取得胜利的消息传到西欧时，媒体纷纷以"大屠杀""偷袭战"这样的字眼来描述这场战役，用舆论的刀剑攻讦俄国军队。甚至连一向习惯于保持中立的《泰晤士报》都采取了绝对偏袒式的报道方法，在行文中（没有任何真凭实据地）使用了"土耳其人英勇无畏"这样的赞美之词。媒体如此宣传看似是在对读者进行舆论引导，但实际上是在给政府施加压力。《广告早报》（*Morning Advertiser*）以颇具诗意的语言如此写道："英国的热血是否已不再为了人类的企盼而沸腾？英国人心中的正义感是否已经从王冠上掉落？国家荣誉——它曾被世界上任何一个地方的任何一名英国人视为至高无上的东西——在这个帝国的人民的意识中是否已经消散无踪？不，这绝不可能。"[1]

　　对于这种声音，英法政府无法忽视。毕竟，随着战争局势的不断发展，处于土耳其掌控下的东南欧战区被压缩得越来越小，俄国人攻占君士坦丁堡似乎只是时间问题。于是，1854 年 3 月 28 日英法两国正式向沙皇俄国宣战。宣战后，盟军第一时间派出舰队将军

队和物资运送到了黑海沿岸的瓦尔纳，用以保护具有重要战略意义 *97*
的加利波利半岛达达尼尔海峡——大英帝国正是在此处遭受到了第
一次世界大战中的首次重创，这几乎断送了帝国皇家海军大臣温斯
顿·丘吉尔（Winston Churchill）的政治生涯。然而，在 1854 年
的达达尼尔之战中，英国海军却几乎没有遇到任何有力的抵抗。大
英帝国皇家海军以压倒性的优势成为盟军守住黑海战线的定海神
针。在几乎没有遭遇到任何有力阻挡的情况下，英国皇家海军成功
攻击了黑海沿岸的港口城市敖德萨（Odessa）等目标，无数枚从军
舰上发射出的炮弹将敌方的弹药库摧毁殆尽。

　　由于占据了绝对的海上优势，盟军几乎可以毫无困难地在克里
米亚登陆，并将大量的物资毫无阻碍地运送到前线。面对强大的英
国皇家舰队，俄国的黑海舰队无论如何也无法匹敌，只得退居塞瓦
斯托波尔港（Sewastopol）暂避。克里米亚战争伊始，塞瓦斯托波
尔港就处于各方争夺的风暴中心。因此，攻占塞瓦斯托波尔港一直
是盟军的重要目标——英法军队期望能够通过攻占该港口为克里米
亚战争画上一个胜利的句号（事实证明，这样的想法是正确的）。

　　不过，攻占塞瓦斯托波尔港并没有英法想象中的那样简单。对
于部分参战士兵来说，攻占塞瓦斯托波尔港的战役甚至如同一场噩
梦。起初，一切似乎都在按照盟军的计划顺利进行着。1854 年 9 月
20 日，盟军在阿尔马河（Alma）战役中取得了胜利。然而，在这
场战役中，盟军遭到了俄国军队的激烈抵抗，损失惨重。俄国军队
撤退到了塞瓦斯托波尔港的防御工事后面，英法军队将整个阵地包
围了起来，形成了一个包围圈。10 月 25 日，巴拉克瓦战役中最

惊人的一幕出现了，一个英国骑兵团在未进行任何侦察、未整顿兵力且通信受阻的情况下盲目地实施了一场"夺回大炮"的袭击战。

98 沿着峡谷平缓下坡路前进的英国骑兵团遭到了周围山坡上俄军交叉火力的围攻，在连天的炮火中穿插前进，他们在攻上俄军的炮兵阵地之后，又不得不穿过密集的火力网撤了回来。不过，这一次毫无意义的进攻变成了英国人口中的英雄壮举。法国军队的指挥官皮埃尔·博斯凯（Pierre Bosquet）将军目睹了这次进攻，他不无激动和震惊地如此评论道："这太伟大了，但这不是战争，这是疯狂。"此次进攻中，英国士兵具体的死亡人数不详，约有 160 人丧生，120 人负伤。消息传到英国本土，在公众中引起了巨大的恐慌，《泰晤士报》甚至称其为"一个可怕的错误"。诗人阿尔弗雷德·丁尼生特意为此作了一首诗《轻骑兵的冲锋》（The Charge of the Light Brigade）。这首诗一经问世便广为传颂，之后便成为每一名英国小学生必读的诗歌。其德文版由特奥多尔·冯塔内（Theodor Fontane）翻译，译名为《巴拉克拉瓦》（Balaklawa）：

> ……死神就在他们的耳边呼啸，
>
> 轻骑兵，你还带了什么？
>
> 你的胜利之旅是一次死亡之旅，
>
> 一次六百人的死亡之旅。

在克里米亚战争中，死亡之所以来得如此之快，主要的原因在于武器杀伤力的大幅度提高。1849 年克里米亚战争爆发前不久，法国军官克劳德-艾蒂安·米尼耶（Claude-Étienne Minié）发明了一种可应用于手枪和步枪的新型弹药。与德语中只是简单地用

"弹"——或是非军事用语中的"丸"——来对弹药进行统称不同，英语中将弹药的称谓分为了"弹丸"（圆形弹）和米尼耶发明的"柱形弹"（亦即我们通常所说的子弹）两种。枪管内部的螺旋式凹痕使得子弹射出时高速旋转，这不仅能够提高射击的准确率，还能增强子弹的穿透力，造成更大面积的人体组织损伤。米尼耶的新发明加剧了人们对战争的恐惧，还有爆破力量更为强大的新型手榴弹。1854 年 11 月 5 日的因克尔曼战役以及数月之后的塞瓦斯托波尔战役结束之后，战斗双方的军医都在伤兵们的身体上看到了骇人的伤口。同战地医院的其他医生一样，年轻的外科医生阿瑟·埃尔金顿（Arthur Elkington）也对战场上的景象感到震惊："我曾无数次地在战场的枪林弹雨中穿梭，虽然满身泥土，甚是狼狈，但从未被眼前的情形震撼过。然而，那次在 21 团的随军经历却令我恐惧。当时，三颗子弹从我的耳边呼啸而过，击中了我身旁的三名士兵。两人当场死亡，第三名士兵的手臂瞬间被炸得血肉模糊。我永远忘不了子弹击中他们身体时候的声音，因为那是我有生以来听到过的最令人恐惧的声音。"[2]

　　尽管如此，造成军队大量伤亡减员的最主要原因并不是子弹和炮火，而是瘟疫和感染。据英国军队的官方记录，英国远征军在克里米亚战争中共计阵亡 19 584 人，其中只有 10％为战斗减员。战场上异常糟糕的卫生条件威胁着伤员们的生命，军营中，霍乱和痢疾反复暴发，损害着所有战斗人员的健康。第一场霍乱暴发在瓦尔纳的盟军营地以及在塞瓦斯托波尔港口停泊和巡航的船只上。疾病面前，人人平等，无人可以免于传染病的侵害，即使是地位最高的

100　军官：1855 年 6 月，一个名叫拉格朗（Raglan）的指挥官（他久经沙场，参加过滑铁卢战役）因右臂受伤而截肢，很快便死于痢疾。君士坦丁堡（今伊斯坦布尔）隶属于亚洲大陆一侧的斯库塔里（Scutari）中坐落着盟军最大的战地医院，这里交叉感染的状况尤其严重。前线的伤兵经历了痛苦的海运，从黑海的那一边被运送到这边土耳其占领区的战地医院中。然而，伤兵们很快就绝望地发现，这里不仅人满为患，医护人员也极为不专业——面对近乎肮脏的医疗环境，第八骠骑骑兵团出纳员的妻子范妮·杜波利（Fanny Duberly）如此描绘道："到处都不完善！到处都是脏的！老鼠满地跑！跳蚤满天飞！"[3]

　　当看到报纸上声称本国士兵正在克里米亚战场的斯库塔里医院中遭受着非人的苦难时，英国民众感到无比震惊。1854 年 10 月 12 日，驻君士坦丁堡记者托马斯·切纳里（Thomas Chenery）发表在《泰晤士报》上的一篇报道进一步点燃了英国民众在阿尔马河战役胜利之后逐渐高涨起来的爱国之火。看到这些文字，英国民众吃惊无比："这里不仅没有足够的外科医生，连护理人员和护士都严重不足。当然，缺少医生对于战地医院来说是正常现象，护理人员和护士严重不足也可以说是系统性原因，个人不应当为此负责。但是，如果连用来制作绷带、包扎伤口的亚麻布都供应不足的话，我们还能找到什么借口推脱责任？我们不禁要向斯库塔里医院的伤员们所经受的痛苦表示惋惜，每一个英国的普通家庭都曾经向前线捐献过衣物。但为什么就是不能提前做好预案呢？"[4]

　　类似的报道不断地出现在英国本土的主流媒体上。英国民众进一步了解到，他们的盟国法国在克里米亚前线的医疗体系竟然比英国的更好。法国人不仅派遣了为数不少的军医，还组织了一个专门从事护理工作的修女团。就在切纳里的报道发表两天之后，《泰晤士报》又刊登了一封来自前线士兵的家信，信上的署名为"这场战争的受难者"。在信中，这名士兵以近乎拷问的语气问道：为什么我们不能像法国士兵那样获得慈悲修女们的照顾呢？这段文字引起了一名读者的注意，她的名字叫弗洛伦斯·南丁格尔。

101

　　南丁格尔——一位以出生地为名的伟大女性——出生在一个富裕的英国上流阶层家庭，优越的家境足以支撑她的父母在全世界到处游历。1820 年 5 月 12 日，弗洛伦斯·南丁格尔出生在托斯卡纳区佛罗伦萨的一座豪宅中。对于这样一个出身富裕家庭的 24 岁贵族小姐来说，她的职业选择也就不足为奇了：她想要成为一名护士。这个职业似乎与她年少时期的爱好——数学——相去甚远。在当时的英国，将数学作为爱好对于贵族小姐来说已然够离经叛道了，南丁格尔却选择了比数学名声更"坏"的东西，继续着她的"堕落"。彼时，护士的名声极差，医院里的普通民众根本无法得到充分的治疗和护理——上流阶层的贵族们大都选择在自己的家里看病，而不是去医院。然而，一次参观伦敦哈克尼区（Hackney）的一家德国医院的经历却大大地鼓舞了南丁格尔。这里的护士们都毕业于德国凯撒斯韦特（Kaiserswerth）的一家女执事训练所。1851年，南丁格尔来到了这个风景如画的小镇（这里如今是杜塞尔多夫的一个区）接受训练。

　　从训练所毕业后，南丁格尔得到了去一家伦敦疗养院做主管的机会。在伦敦工作期间，她从报纸媒体上看到了许多有关斯库塔里战地医院里的伤员和克里米亚战场上的士兵遭受苦难的报道。南丁格尔与英国各式政坛名流甚为熟稔，与维多利亚女王本人亦颇有交往。1839 年，南丁格尔被第一次引荐给了维多利亚女王。年长南丁格尔一岁的女王对这位贵族出身的女护士产生了浓厚的兴趣，接下来的数年时间里，女王时不时地就向她咨询护理学方面的进展。除此之外，弗洛伦斯·南丁格尔的亲密盟友中还包括当时著名的政治家——英国军务大臣悉尼·赫伯特（Sidnye Herbert）。正是在他的支持下，南丁格尔才得到了与其他 30 名护士一同前往前线的机会。

　　南丁格尔和这 30 名护士的主要工作地点就是斯库塔里战地医院。刚刚投入工作时，眼前的情形令她震惊。不过，南丁格尔并不是一个容易气馁的人。凭借着超乎常人的热情、医疗技术和耐心，她逐渐适应了这里的工作。她参与了一些手术，组织工作亦是她的工作重点。在巴拉克拉瓦甚至前线的战场上，还有许多女性投入了照顾伤员的工作之中，不过，在公众的眼里，她们与弗洛伦斯·南丁格尔耀眼的光芒相比都黯然失色了。来自牙买加的玛丽·西克勒（Mary Seacole）就是这样一个"光芒被南丁格尔掩盖了的女性"。她经营着一家酒店，专为病弱士兵提供住宿，并凭借自身精湛的药学知识为这些伤兵进行治疗。有传言称，西克勒与南丁格尔暗自较劲。不过，由于肤色原因，贡献并不亚于南丁格尔的西克勒往往得不到公众的平等对待，人们心中的天平常常向南丁格尔倾斜。好在她的贡献最终还是得到了人们的认可：最近，伦敦的圣托马斯医院

(St. Thomas Hospital) 前就新添了好几座西克勒的雕像，用以向这位在克里米亚战争中做出重大贡献的女性致敬。

弗洛伦斯·南丁格尔要求在伤员的护理工作中保证"最基本的清洁度"，这是她从伊格纳茨·菲利普·塞麦尔维斯的文章中得到的启示。当时，塞麦尔维斯所提出的消毒理念正在英国的医疗界被广泛传播。在南丁格尔的努力下，伤员们获得了更干净的床单和丰富的营养供应；这些举措大大降低了伤员们罹患坏血病——这是一种维生素 C 缺乏导致的疾病并主要发生在长期吃不到新鲜蔬菜的海员身上——和胃肠道感染的概率。除此之外，南丁格尔还做了一些更加不寻常的事情：她亲自给那些在斯库塔里医院里医治无效而去世的士兵家属写信，以表慰问。而这一举动，前线的战斗单位都无法做到。

这样一来，病人们将南丁格尔和她的助手视为天使也就不足为奇了。如同其他新闻一样，在媒体的推波助澜和宣传赞美下，这样一个"形象"很快地在英国国内的各大主流报刊上被建立了起来。一个具体的弗洛伦斯·南丁格尔的形象迅速地在公众的心中形成：晚上，一名女护士提着灯认真地查看每一间病房，仔细地检查所有病人是否都得到了恰当的护理，温言软语地安慰每一个在痛苦中挣扎的病人。这个形象最初出现在《伦敦新闻画报》（*Illustrated London News*）刊登的一幅石版画中。很快，这幅画便被各大媒体竞相转载、反复加工。由此，南丁格尔便获得了"提灯女神"（The Lady with the Lamp）这一称号。就这样，一名未婚的小姐被描绘成了一个维多利亚时代的典型母亲的形象，周身都散发着圣母

般的慈悲光辉。当然，也有人对南丁格尔这宛如圣母般的光辉形象
提出了质疑。一些目击者认为，斯库塔里战地医院医疗护理条件的
改善应当归因于克里米亚战争转入相持期，医院伤员减少的主要原
因是战斗双方转入了胶着的阵地战。然而，这些言语却丝毫没有伤
害南丁格尔在人们心目中的完美形象。无论如何，弗洛伦斯·南丁
格尔对扩大护理学所产生的影响最为深远。克里米亚战争后，人们
终于意识到，培养训练有素的护士、促进护理学的发展对于整个医
学进步具有不可替代的作用。

104
对于战士们来说，疾病甚至比敌人还要可怕——这是英法盟国
的公众通过媒体了解到的内容。正如撰写这些新闻报道的记者所宣
称的那样，他们天天和战士们待在一起，在前线冒着枪林弹雨进行
报道。英国最大的报纸《泰晤士报》的第一名全职战地记者就是在
克里米亚战争中出现的，他的名字叫威廉·霍华德·罗素（Wil-
liam Howard Russell）。这名记者是爱尔兰人，克里米亚战争爆发
时，他已经 34 岁了，他最初的职业理想是成为一名医生。不过，
在医学院时，医学生总是需要和尸体打交道的事实却让他打了退堂
鼓。巧的是，此次前往克里米亚战场上做战地记者也没有让他躲过
"和尸体打交道"的噩梦。1854 年 2 月，也就是盟军宣战前一个月，
《泰晤士报》的总编辑约翰·德莱恩（John Delane）终于下定决心，
派罗素与第一批英国远征军一同赶赴前线，以获取第一手的战地
新闻。

对于德莱恩来说，罗素是最好的人选，他观察力敏锐，文笔亦
十分出色。从罗素的文字中，读者能够真切地体会到前线战士们的

感受，了解他们的喜悦、他们的牺牲、他们的失望、他们的痛苦。
除此之外，罗素还具备一项对于一名记者来说无与伦比的优秀品
质：从杂乱的采访实录中迅速提取有效信息。他和蔼可亲、平易近
人，给年轻的战士加油打气，让他们鼓足勇气；此外，这名记者酒
量极佳，正是这一特长帮助他迅速与战士们熟络了起来。然而，随
着战争进程的不断发展和将军政客们越加悲观的战争预期，罗素同
他那些不怎么出名的记者同行们对公众造成的影响力逐渐减弱。英
国外交大臣克拉伦登伯爵（Earl of Clarendon）无奈地承认道："报
刊和电报是我们没有预料到的敌人。既然它们是不可战胜的，那么
抱怨它们没有任何意义。"[5]

　　第一批盟军士兵抵达黑海后不久，罗素就报道了一次军队中霍 　*105*
乱流行的情况。此次瘟疫席卷了一支法国急行军。按照原计划，这
支法国军队本应于 1854 年 7 月抵达现保加利亚地区与俄国军队作
战，但到了约定时间，这支军队却未能找到俄军。寻找未果后，法
军开始撤退。然而，在酷暑中行军逐渐演变成了一场难以想象的灾
难，罗素恰如其分地描述道："此次远征是战争史上最徒劳无功和
悲惨痛苦的行动之一。霍乱大流行波及超过 7 000 名法国士兵，是
整个行动中最可怕的事件。"[6]抵达克里米亚前线后，罗素很快注意
到了军队在伤病员护理方面的不足："我们的管理部门做得简直太
差劲了，和法国人一比，更是糟糕到离谱。大家敢相信吗，我们的
伤员连一张可供休息的床铺都没有？入院之后就被随便塞在一间连
桌椅板凳都没有、到处爬着虫子的屋子里。看看法国士兵们都能享
受到什么待遇：救护车、井井有条的医疗流程、干净整洁的面包

房……这一切都远远地超过了我们。尽管我们同法国军队的差距已经昭然若揭到如此地步，但乔治·布朗（George Brown）爵士仍然只关心军容军貌，成天监督着士兵，查看他们的胡子刮得干净与否、军姿站得笔挺与否、腰带系得紧不紧。"[7] 罗素将自己观察到的这些情况汇报给了总编辑德莱恩，征询上司的意见，询问他是应该在自己的新闻稿中加上这些内容，还是装作没有看见，缄口不提。德莱恩叮嘱罗素，一定要如实报道，还要将这些内容用通俗易懂的文字写出来。

　　除了报道克里米亚战争中的医疗问题，罗素和其他战地记者的报道中还涉及英法盟军的战略问题。英法盟军原本计划迅速攻克塞瓦斯托波尔，然而，随着战争的展开，原定目标却迟迟未能达到。盟军报纸媒体上原本高亢热烈的爱国言论也逐渐消失，取而代之的是激烈的消极言论。这种舆论导向深深地挫败了英法两国的民众情绪（在俄国和土耳其，由于严格的审查制度，类似的报道根本无法与公众见面）。随着消极情绪的不断蔓延，1855 年 1 月，伦敦爆发了第一次反克里米亚战争的抗议示威活动，此次抗议示威活动被称为"雪球暴动"（Snowball Riot），愤怒的民众把雪球作为武器投向警察和军队。数天之后的 1 月 30 日，时任英国首相阿伯丁（Aberdeen）未能赢得下议院多数选票，不得不辞去了首相职务。不久之后，阿伯丁的继任者纽卡斯尔公爵帕默斯顿（Palmerston）亲自前往克里米亚前线坐镇，并对大名鼎鼎的记者罗素说道："是你推翻了政府。"[8]

　　克里米亚战争不仅催生了一种能够在广泛的读者群体中造成巨

大影响的现代传媒模式，还孕育出了现代意义上的"舆论"。各大
纸媒上，有关战争、危机和灾难的新闻报道（现如今，与这些内容
相关的新闻大多通过电视和视频等动态视觉传达形式出现）突破了
纯文字的形式，用大量配图的全新方式首次出现在了读者的眼前。
其中，摄影师罗杰·芬顿就因他一系列的战地摄影作品而出名。芬
顿在伦敦万国博览会中首次接触到了摄影，便由此改变了自己的职
业生涯，从一名精通绘画艺术的画家成了摄影师。

　　1851年，伦敦万国博览会刚刚结束，芬顿就获得了他的第一
台相机和许多其他必要的摄影设备。之后，他前往巴黎，开始学习
摄影。仅仅在万国博览会结束一年之后，芬顿就举办了自己的摄影
展。1852年，芬顿扛着自己的摄影设备前往俄国，在圣彼得堡和
莫斯科拍摄了不少作品。芬顿在俄国拍摄的这批照片为英国民众所
熟知，正是通过这些照片，英国民众才第一次看到了这两个俄国都
市的一系列地标性建筑。1853年，芬顿创立了摄影协会。由于维
多利亚女王和阿尔伯特亲王也十分热衷于摄影艺术，因此，芬顿的
摄影协会得到了女王夫妇的大力支持，随后便更名为"皇家摄影协
会"（Royal Photographic Society）。

　　阿尔伯特亲王同帕默斯顿首相和出版商托马斯·阿格纽
（Thomas Agnew）一起，出资赞助芬顿和他的摄影团队前往克里
米亚战场进行拍摄，并规定此次芬顿拍摄的所有照片必须刊登在
《伦敦新闻画报》上。政府希望通过芬顿的摄影作品向公众展示克
里米亚战场上士兵们积极正面的形象和不错的生活条件，从而安抚
民众的情绪，同时减弱罗素和那些战地记者们的负面报道所带来的

不良影响。

1855 年 3 月，芬顿动身前往克里米亚，同年 6 月抵达巴拉克拉瓦地区。他驾驶着一辆马车穿过这片荒凉的田野，马车里载着他的"便携式摄影室"，方便他随时冲洗照片。虽然他没有真正地在枪林弹雨中穿梭，不过，他的任务也并非全无危险。拍摄过程中，芬顿不慎摔断了几根肋骨，还感染了霍乱。令人惊叹的是，即便在如此不利的条件下，芬顿仍旧创作了大约 360 张大版面照片。回到英国后，他再次举办了摄影展，吸引了大约 200 万名参观者前来欣赏。芬顿的摄影作品中都是官兵们的肖像。在他的镜头下，这些官兵不仅没有沾染上"火药味"，反而散发着恬静的"田园气息"：马背上的军官身着齐整的制服；士兵们围在一起喝茶、逗军犬。由于当时的技术所限，曝光时间很长，因此，这些看似不经意间抓拍到的镜头其实都必须提前与拍摄对象仔细斟酌协商再摆拍。此时的摄影技术连一个动态的场景都记录不下来，更遑论去记录英国军队攻击俄国阵地的情形了，因为不断运动的拍摄对象在底片上只能留下十分模糊的印记。芬顿并没有拍摄死者或伤者，因为他认为这是对死伤者的不敬。尽管他的作品已经很保守了，镜头中也没有记录下任何惨烈的场景，但某些照片中的拍摄内容仍旧在英国的普通民众中产生了负面的影响，令观者颓丧。芬顿用自己的镜头记录下了塞瓦斯托波尔郊外的景象：这个距离英国本土无比遥远的地方宛如月球表面一般广袤荒凉，完全不是一片值得英国人为之奋战甚至付出生命的土地。

1855 年 9 月 8 日，塞瓦斯托波尔战役终于打响了，更加惨烈的牺牲随之而来。在此次战役中，俄国伤亡人数约为 13 000 人，英法联军伤亡人数约为 10 000 人。战士们不得不在克里米亚度过了第二个悲惨的冬天，并再次经历霍乱肆虐的折磨。又一次暴发的霍乱夺取了 25 000 至 40 000 名法国士兵的生命，这个数字比在为期两年的战争中死亡的法国士兵还要多。俄国士兵也承受了巨大的痛苦，这是新沙皇亚历山大二世（Alexander Ⅱ）在访问克里米亚期间亲眼见证的。1856 年 3 月 30 日，交战双方各自派遣外交官员在巴黎举行了和谈并签署了协议。土耳其幸免于难，俄国的扩张政策受阻。从长远来看，一个从未参与过战争的国家，其国际地位反而受到了最严重的损害。克里米亚战争结束后，俄国对于奥地利在这场战争中模糊不明的政策、优柔不力的军事部署和保持中立的态度十分不满，于是便将奥地利视为潜在的威胁，在西部边境地区集结了大量的军队。而在此之前，双方一直是关系亲密的盟友：1815年的维也纳会议结束后，哈布斯堡王朝成为列强中最为保守的沙俄政权的天然盟友，在 1848 年俄国镇压匈牙利革命的军事行动中，奥地利皇室曾给予了俄国极大的帮助。然而，在俄国与欧洲两大强国作战的过程中，奥地利却做出了不同于之前的选择。这种立场上的转变被俄国视为忘恩负义，对沙俄政权亦产生了持久的影响。此战过后，1914 年第一次世界大战前的欧洲局势雏形就基本形成了。两大保守（亦可以说是专制）势力之间出现的分歧很快对奥地利产生了影响。仅仅在巴黎协定签订三年后，为了支持意大利独立运动、反对哈布斯堡王朝的统治，拿破仑三世再次发动了战争。奥地利皇室顿时陷入了困境，孤立无援。

克里米亚战争留下了许多图像资料，其中当然包括罗杰·芬顿的摄影作品，除此之外，许多艺术家也用自己的画笔表达了他们对于这场战争的矛盾态度。在众多的艺术家作品中，约瑟夫·诺埃尔·佩顿（Joseph Noel Paton）的作品或许是最令人难忘的。1859年的圣诞节，阿尔伯特亲王将佩顿的一幅绘画作品送给了妻子，时至今日，这幅作品仍然由女王信托基金——皇家收藏信托基金（Royal Collection Trust）——收藏。这幅著名的绘画作品名为《家（从克里米亚归来）》[Home（*The Return from the Crimea*）]，它描绘了一名苏格兰燧发枪兵营下士刚刚从遥远惨烈的战场上回到英国家中——这个美好恬静的家园——时的情景：家中的布置简洁而干净，翻开的《圣经》和透过窗户就能看到的基督教教堂笼罩在夕阳的余晖中，昭示着这个国家民众的信仰，钓鱼竿和小提琴则表明了主人轻松愉快、无忧无虑的心情。妻子和女儿拥抱着这个筋疲力尽、头缠绷带的归乡人。他的制服上别着一枚勋章，透过这枚勋章，我们仿佛能看到一个俄国步兵的头盔掉落在战场上。现如今，这一切终于成为过去，克里米亚战争结束了。这名士兵（同时也是丈夫和父亲）幸运地回到了家乡，尽管他制服夹克的左袖已空空荡荡，但他终于可以永远地留在家人身边。

注 释

延伸阅读：

Trevor Royle：Crimea. The Great Crimean War 1854 - 1856. New York 2000.

Orlando Figes：Krimkrieg：Der letzte Kreuzzug. Übers. v. Bernd Rullkötter.

Berlin 2011.

Nicolette Bohn: Florence Nightingale: Nur Taten verändern die Welt. Düsseldorf 2020.

[1] 引自 Royle: Crimea, S. 96。

[2] 引自 Ronald D. Gerste: Der erste "moderne" Krieg für die Chirurgie und die Lady mit der Lampe. Chirurgische Allgemeine 2020; 7/8: S. 341 – 343。

[3] 引自 Royle: Crimea, S. 140。

[4] 引自 Royle: Crimea, S. 247。

[5] 引自 Royle: Crimea, S. 179。

[6] The Times, 2. August 1854.

[7] 引自 Philipp Knightley: The First Casualty. The war correspondent as hero and myth-maker from the Crimea to Kosovo. Baltimore 2002, S. 6。

[8] 同上，第 13 页。

7. 铁轮

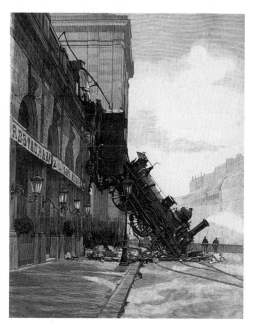

　　铁路可能是 19 世纪仅次于麻醉剂的第二大创造。有了铁路后，就算是平民百姓，也有机会走出去看看这个世界。这种机会简直太珍贵了，毕竟在铁路出现之前，只有贵族阶层才拥有看看远方的特权。不过，与任何一项新技术一样，铁路也并非完全不存在危险——正如这张拍摄于 1895 年 10 月 22 日巴黎蒙帕纳斯火车站的照片上所展示的那样。

在残酷的克里米亚战争中，只有最爱国的士兵才会认为，如有必要，他们会为其坚信的事业献出生命。和这些爱国士兵们秉持着同样的理念、将每一分钟都过得如同生命最后时光的还有一个人，他的名字叫威廉·赫斯基森（William Huskisson）。他是英国著名的政治家，也是下议院的议员，曾担任英国的陆军大臣。在他的推动下，利物浦至曼彻斯特的铁路线顺利铺设了起来，这是世界上第一条连接了两个重要工业化城市的大动脉铁路。1830 年 9 月 15 日，在该条铁路的启动仪式上，赫斯基森刚刚走到首相威灵顿公爵的车厢门处想要上车，就被反方向驶来的"火箭号"（The Rocket）机车撞倒了。几个小时后，赫斯基森不幸去世，成为除司炉和其他工作人员之外第一个因铁路技术的发展而死亡的牺牲者。"总有人要做出牺牲"——许多年后，德国著名滑翔飞行家奥托·利林塔尔（Otto Lilienthals）在他的临终遗言中如是说道。利林塔尔开拓了一种全新的飞行方式，被誉为滑翔机之父。不幸的是，1896 年 8 月，在一次飞行试验中，他驾驶的滑翔机失去控制坠下山崖，一代航空先驱就此陨落。或许，威廉·赫斯基森也是这么认为的。尽管科技的进步总是伴随着牺牲，但无论如何，赫斯基森的努力的确塑造了一个全新的时代。

如今，铁路的普及给人们的日常生活带来的巨大变化是有目共睹的，用多少赞美之词去赞誉都不为过。这项技术大大方便了欧洲人的出行，扩大了他们的活动范围，完全称得上是 19 世纪最具标志性的科技进步。要知道，直到 1840 年乃至 1850 年左右，大多数德国人、瑞士人和法国人终其一生都不曾远离过家乡。大部分老百姓并没有什么像样的出行工具，外出主要靠步行。少数富裕人家的人骑马出行。倘若要去更远的地方，只能乘坐没有丝毫减震措施的马车一路颠簸。19世纪上半叶，道路状况得到了改善，乘坐体验较为舒适的马车（德语中将其称为"邮车"）相应问世。此时的马车速度可达10千米每小时左右。尽管如此，人们仍然只有在十分必要和资金充足的前提下才会选择出行。

    2 000年来，人类的移动速度几乎没有什么变化。探险家亚历 *113* 山大·冯·洪堡（Alexander von Humboldt）的脚力和恺撒大帝的行军速度一样快（或者可以说一样慢），路德维希·凡·贝多芬（Ludwig van Beethoven）和瓦尔特·冯·德·福格尔维德（Walther von der Vogelweide）的出行速度不相上下。马——有时是人骑着马有时是几匹马被套在马车上——的速度决定了交通的速度，同时也决定了人与人之间信息交互的速度。无论是从哥尼斯堡（Königsberg）到亚琛的新闻、信件或是报纸，还是需要以书面形式从牛津大学传递到索邦大学的科学发现，其传播速度都受限于马的速度。在那个时代，旅行——这一在今天被西方发达国家视为"自由"内涵的、在2020年春季之前被全世界公认为"不可剥夺的人权"的概念——是极少数富人才能享受的特权。

    目睹了赫斯基森惨剧的威灵顿公爵有一种（在他看来）十分不好的预感：铁路的普及将会极大地"鼓励下层人出行"[1]。这名滑铁卢战役中的胜利者做出了再好不过的预言，铁路将对自然产生十分剧烈的影响。它使得普通民众的出门远行成为可能，消除了民众的出行障碍，成为有史以来最伟大的"平权主义促进者"：就连社

114 会最底层的民众，也获得了宝贵的流动自由权。不过，虽然大家都乘坐在同一辆火车上，但富人和贵族坐的是一等车厢，而农民和底层民众坐的是四等车厢。在早期的火车上，四等车厢甚至是露天的，冬天和下雨的时候，乘客们难免狼狈。尽管如此，不论乘坐的是哪个等级的车厢，乘客们都能够同时到达目的地。但是，只要有一名乘客误将窗户打开，整个车厢的乘客都不得不被淹没在浓烈的烟灰中——尤其是一等车厢的乘客，因为他们的车厢在列车的最前面，离锅炉房最近。一份来自英国的匿名传单上如此写道："火车显然不受贵族们的喜爱……这是因为，尽管这种交通方式足以算得上十分舒适，但它剥夺了贵族们的专属享受，将最贫穷和最富有的人同时运送到目的地。"[2]

在真正意义上的火车开始运行之前，一种能够在轨道上行驶的车辆已经存在了几个世纪。这种车辆主要用于采矿，由马匹或人力的牵引提供动力。将蒸汽（在 17 世纪逐渐普及）作为动力的车辆首先出现在英国，19 世纪中叶之前，蒸汽机车代表着铁路技术的最前沿。细心的读者会发现，在介绍近现代科技发展的书中，英国总是占有一席之地。事实上，这个国家不仅是一个曾经殖民地遍布全球的大国，还是近现代科技进步、经济发展、政治创新的"总发动机"。曾经"天朝大国"的梦至今仍然影响着英国人！在那个辉煌的时代，英国人不仅统治了海洋，还引领着医药科技与工程技术的发展。或许正是这种"自信"让许多英国人在 2016 年 6 月的脱欧公投中投了赞成票。

世界上第一辆公认的蒸汽机车诞生于 1804 年。它的建造者是一个名叫理查德·特里维西克（Richard Trevithick）的康沃尔（Cornwall）人，这辆蒸汽机车是他为威尔士的一家炼铁厂建造的。这辆车的速度大约为 8 千米每小时，重量将近 7 吨，数次压断了承重的铁轨。之后，更为成熟的火车雏形出自英国发明家乔治·斯蒂芬森之手。1781 年，乔治·斯蒂芬森出生在诺森伯兰郡（Northumberland）怀姆勒的矿区。刚开始，斯蒂芬森在苏格兰的一个矿区工作，那里有一台詹姆斯·瓦特（James Watt）制造的蒸汽机。1809 年，斯蒂芬森萌发了移民美国的想法，然而，他囊中羞涩——或许这对于他自己和大英帝国来说都是十分幸运的事——根本支付不起横渡大西洋的费用。这名自学成才的发明家天赋异禀：除蒸汽火车之外，他还在工作的过程中顺手为矿工们发明了一种安全矿灯，这种矿灯能够有效预防沼气爆炸。1814 年 7 月 25 日，斯蒂芬森对外公布了他发明的第一辆蒸汽火车。8 辆装满了煤炭的车厢连接在一起，在一条 200 米长的铁轨上移动，总重量达到了惊人的 30 吨——这样的场景令在场的矿长和工程师都大为震惊。这辆蒸汽火车被命名为"布吕歇尔"（Blücher）——这是一名战功赫赫的普鲁士元帅的名字，他在对战拿破仑的战争中被视为英国的"希望灯塔"（以其在滑铁卢战役中的贡献来衡量，这名将军完全担当得起这个称号）。

　　在接下来的 10 年中，斯蒂芬森一共制造了不少于 16 辆的蒸汽机车。斯蒂芬森在蒸汽机车制造技术方面堪称世界一流，许多国家和地区（比如美国和德国的几个州）在研发制造自己的蒸汽机车（比如普鲁士著名的博尔西格公司）之前，都是从斯蒂芬森的工厂

116 （该工厂总共制造了大约 3 000 台机车，直到 20 世纪 30 年代，该工厂才被另外一家公司收购）进口的第一台蒸汽机车。1825 年 9 月27 日，第一条客运铁路运输线路开通了，这条长度 60 千米的线路从达灵顿（Darlington）一直延伸到斯托克顿（Stockton）。这辆名为"旅行者 1 号"（Locomotion No. 1）的蒸汽机车是斯蒂芬森的新作品，一共有 34 节车厢，部分车厢载有约 600 名乘客，还有几节车厢装载着煤炭（因为这条线路最初的设计目标为客货两用）。当然，此次"处女通车"也并非完美无瑕：其中的一节车厢在行驶过程中丢失了一只车轮，不得不中途停下将该车厢单独拆卸下来；除此之外，整个行程中还须停下 35 分钟进行一次简单的在轨检修。尽管如此，乘客们的好心情却并没有因为这段小小的插曲而大打折扣，而那些在终点站翘首以盼的穷人们更不会在乎这一点点的晚点——为了庆祝首趟班列成功抵达目的地，车厢运送到终点站的所有煤炭将会被送给当地的穷人，有了这些免费的煤炭作为取暖材料，即将到来的冬天就不会如往年一样难熬了。

1830 年，曾导致赫斯基森遭遇不幸的曼彻斯特至利物浦的运输线路正式开通了，这条线路极大地促进了两地人口的流动。很快，伦敦到伯明翰的线路也开通了。1840 年，英国已经拥有超过 3 200 千米的铁路里程，如此规模只有美国能够与之媲美。而当时的法国只有大概 550 千米的铁路轨道。对法国蒸汽火车技术发展和铁路网建设做出巨大贡献的是法国发明家、工程师马克·塞甘（Marc Seguin）。从塞甘的个人经历来看，开拓精神似乎总是流淌在他的血液之中：塞甘是蒙戈尔菲耶（Montgolfier）兄弟的侄子，1783

年，塞甘和他们一起乘坐热气球升空，成为航空业的先驱。塞甘曾
经在英国与斯蒂芬森共事过数月，回到法国后，他就摩拳擦掌，计
划将他的梦想变为现实。他成功获得了圣艾蒂安（St. Étienne）至
里昂（Lyon）线路的铺设权限，并于 1832 年胜利完工，完成了自
己在欧洲大陆的第一件作品。

　　德国的第一条铁路始自纽伦堡，终点是菲尔特。1835 年 12 月 *117*
7 日，在这个星期一的早晨，有数千名围观者和大约 200 名乘客共
同见证了这条线路的开通。一列名为"雄鹰"（Adler）的英国制造
的蒸汽火车在同样来自英国的工程师兼火车司机威廉·威尔逊
（William Wilson）的操作下，在 15 分钟内圆满完成了这短短 6 千
米的任务。由于受到纽伦堡居民的热情追捧和喜爱，这名工程师留
了下来。1862 年，威尔逊在此地离世，永远地安息在了这座城市。
不过，这种全新的交通工具并未受到医生们的赞许，早在此次班列
开通的前两年，巴伐利亚高级医疗委员会（Bayrische Obermedizi-
nalkommission）就预言道："过于快速的移动会导致乘客的脑部受
损，令其性格狂暴、产生妄想。就算乘客们自愿承受患病危险，政
府也应当至少保护一下围观群众，预防他们在观看快速行驶的蒸汽
火车时罹患脑部疾病。有鉴于此，我们需要用高高的木栅栏将火车
道两侧封闭起来。"[3] 依赖于更强大的国家为本民族解决问题的思维
似乎深深地根植在了德国人的基因之中，但德国人自己并未意识到
这一点。与医生们的预言完全相反的是，铁路建设的脚步不但没有
被木栅栏限制，对这种新交通工具的需求反而在不断增加。短短三
年里，柏林至波茨坦、不伦瑞克至沃尔芬比特尔、杜塞尔多夫至埃

尔克拉特的铁路线路陆续开通。大约 19 世纪中叶，德国的铁路线路和车站建设迎来了高度繁荣。1876 年，德国各个铁路公司线路上运送的总旅客数量已达约 2.05 亿人次。

118　　　铁路网的不断扩展所产生的影响，我们大多数人在日常生活中并不一定能够感受得到，只有我们需要长途旅行时，才能真切地意识到这种全新交通方式的必要性。当时，欧洲各个地区的计时标准差异很大，每个地区的当地时间都是以当地中午太阳的最高点为基准制定的。在火车运输普及之前，计时标准差异带来的问题并不严重。虽然一个生活在东威斯特法伦州黑尔福德附近的农民的时间总是比克莱夫附近莱茵河下游的农民早几分钟，但这样的时间错位并不会对他们造成什么困扰。即便是对于马车运输来讲，出发地德累斯顿和目的地莱比锡并不一致的时间也并不会造成多么大的影响。铁路时代的到来改变了这一切，因为火车运输和调度必须严格规定并协调时间点，尤其是在单轨铁路的时代，准确而统一的计时标准更是至关重要。不统一的计时标准背后潜伏着巨大的危险，火车调度部门只能通过发电报的方式协调火车的行驶时间。借助这项技术，车站工作人员可以与下一站的工作人员协商，规定哪一列火车等待，哪一列火车运行。当时的电报线路和铁道线路完全重叠，这种空间上并行的状态直至今日仍然存在。沃尔夫冈·希弗尔布施（Wolfgang Schivelbusch）在他的著作《铁道之旅》（*Geschichte der Eisenbahnreise*）中如此描述道："电报是铁路系统的一部分，马克斯·马里亚·冯·韦伯（Max Maria von Weber）——著名作曲家的儿子、一名富有哲学思维的铁路专家——认为，如果铁道没有电报，就如同一个没有神经系统的有机体：'……就像人体的肌肉，如果没有神经贯穿其中，那不过是一大团无生命的肉。瓦特和斯芬森的发明，如果不能被电报线路这种神经中的引导性思想驱动，那么蒸汽火车这种飞行的肌肉所能带给人类的，就只是它们能飞跃路程的一半。'"[4]

在英国，17 世纪为航海而制定的格林尼治时间（该时间标准 *119* 为在全世界海域中航行的英国船只规定了共同的计时标准）被借用到了铁路系统之中，成为整个英国铁路系统共同遵循的标准时间。1893 年，德国以法律的形式确立了一个统一的时间标准，自此之后，整个德意志帝国——从埃姆登（Emden）到布雷斯劳（Breslau）、从萨尔布吕肯（Saarbrücken）到哥尼斯堡——都开始使用同一个计时标准，此时间比格林尼治时间早一个小时。这就是"时差"。"时差"一直延续至今，以方便乘坐飞机的旅客们进行时间换算，比如一名旅客 11 点 50 分在杜塞尔多夫机场登机起飞，航程顺利的话，他到达希思罗机场的时间是当地时间 11 点 40 分。而早在德国制定统一的时间标准之前，国际时区的概念就已经成型了。1884 年，在华盛顿举办的一场国际会议上，与会代表们提议将整个地球划分为不同的时区。时至今日，我们使用的时间仍然遵照的是"时区"的规定。

面对科学技术爆炸式的发展，无数欧洲人将自己的感受诉诸笔端，不过，这些文字都不如诗人海因里希·海涅的文字华贵珠玑："到奥尔良和到鲁昂的两条新铁路的建造在这里引起了轰动，任何人只要不处在与社会隔绝的状况中都能感受到这种震撼。在此刻，巴黎的所有民众正在组成一条人链，口耳相传着这一震撼人心的信息。当大多数群众兴奋地彼此亲密交谈、为发展的巨大力量所呈现的表面现象而着迷时，思想家们则有着不可名状的恐惧。这就如同在发生耸人听闻、闻所未闻而其结果无法预见、无法估计的事情时，我们所经常感受到的那样。我们仅仅感受到：我们的整个生存被拉进、卷入一个新的轨道之中，等着我们的是新的情况、新的喜悦和新的苦恼。而一个未知的因素显示着它可怕的魅力，引诱着我们，同时又使我们心存迟疑。当发现美洲时，我们的父辈是这样一种心情；当第一声炮响宣告火药的发明时，当印刷术使上帝的话语以书的形式降临在世界上时，我们的父辈也是这样一种心情。铁路发明又是这样一件命中注定的事情，它将给予人类一个新的转折点，它改变了生活的颜色和形态，它开启了世界历史的一个新阶段。而我们这一代人能够引以为傲的是：我们生逢其时。我们的观察方法、我们的观念将经历怎样的变化？甚至连时间与空间的基本概念也变得摇摆不定。由于有了铁路，空间已被消灭，剩下的就只有时间了。只要我们有足够的钱，也能够体面地把时间消灭。现在人们用四个半小时就能抵达奥尔良，用同样多的时间也能抵达鲁昂。倘若再铺设通往比利时和德国的铁路，与那里的铁路连接起来，又将会出现什么情况呢？现在，我们仿佛感到所有国家的山脉和森林都在向巴黎靠近。我似乎已经闻到德国菩提树的气味，看到北海在我的家门口汹涌澎湃。"[5]

不过，进步所带来的不完全是益处。同每一项新出现的科学技术一样，铁路运输中很容易发生各种事故，尤其是在安全措施十分

有限的铁路网建设早期。1830 年，伦敦著名女演员范妮·肯布尔
（Fanny Kemble）乘坐火车从曼彻斯特前往利物浦，又稳又快的火
车给她带来了前所未有的安全感："当我闭上双眼，这种飞行的感
觉令我很愉快，又有些奇特，难以名状；尽管如此，我仍然感到十
分安全，一点儿都不害怕。"[6]。然而，这种梦幻般的安全感并没能
持续多久。在火车进入人类的生活之前，民众脑海中关于"因出行
而造成灾难"的案例仅仅来自海上航运，而在火车这种交通工具出
现之后，因火车而造成的事故成了备受大众关注的焦点问题。这是
因为，乘船远行对于大多数通过报纸获取信息的民众来说十分遥
远，毕竟当时的大部分普通人很少有机会能够登上一艘船的甲板。
与普及程度不高的海上航运不同，火车这种新出现的交通工具很快
便褪去了神秘，融入了人们的日常生活。乘坐火车出行——并因此
而暴露在火车事故的危险之中——迅速地成了普通大众的生活
常态。

　　1844 年出版的一本介绍法国早期铁路的百科全书中如此写道：
"所有人造的事物都要面临事故。作为一种补偿……这些事物越是
完善，发生在它们身上的事故就会越严重。这就是为什么如果没有
全方位的严密监控，哪怕是最有力、最完善的工业手段——蒸汽机
与铁路火车——也会造成最严重、最致命的灾难。由它们带动的大
量物体，其产生的速度、力量，一旦失去或者偏离原本的目标，都
会转变成可怕的破坏力。蒸汽机一方面为人类开辟了新的、以前未
有的道路，另一方面似乎又一直把人类置于这样一种处境：就像在
悬崖边上行走，走错一步都承受不起。这种情况，类似于工程师们

所说的‘不稳定均衡’，一丁点儿小小的力量，都会破坏这种均衡。"[7]

　　在法国，一场严重的铁路事故清楚地表明，该项技术尚未被人类完全掌握。1842 年 5 月 8 日，凡尔赛的一场庆典活动结束后，前来观礼的巴黎民众挤上火车准备返程。由于乘客人数太多，车站不得不动用了两个车头。没想到，临近巴黎市区时，前面那个车头不堪重负，车轴断裂了；脱离轨道的车头在滑下一个小斜坡后当场爆炸。大火点燃了脱轨的三节车厢。这些车厢都是木制车厢，一旦燃烧起来，后果不堪设想。而更糟糕的是，在火车出发前，车厢的门也被工作人员锁上了。[8]被紧紧锁死的车门导致乘客们无法逃脱。事后，根据官方数据统计，估计有 50 人在这场灾难中被烧死；另有民间消息称，实际死亡人数可能多达 200 人。自此之后，法国人吸取了教训，再也不给火车的车门上锁了。然而，这种做法并未被其他地区借鉴，因此，更大的灾难还在不断地重演着。1889 年 6 月 12 日，爱尔兰历史上最严重的火车事故发生了。一列载有 800 名乘客（其中大部分是学生）的火车在上坡时由于动力不足发生了侧翻，部分车厢脱轨，滚下了山谷，又撞倒了另外一辆火车。81 人在上锁的车厢里失去了生命，其中大部分是儿童，超过 250 人受伤。

　　尽管各种严重的事故不断地发生，火车乘客数量仍旧只增不减。乘坐火车出行仍旧被大家视为一种总体上相对安全的交通方式，其安全性在近百年内得到了稳步的提升。在一个忽视工作环境安全和健康的时代，工厂中发生致命事故的概率远远大于发生严重火车事故的概率。尽管如此，有关此类灾难的消息还是被掩盖了。用一名英国记者的话来说，这不仅仅是有多少受害者的问题，而且是"与我们所有人息息相关的事情。我们每个人都是火车乘客，这些事故火车和它们之间的碰撞，这些车站和蒸汽机车，不仅仅是一个个普通的名字，更是我们日常生活的一部分"[9]。

当时，有人认为，除能够对人造成直观上的身体伤害之外，铁路运输还会威胁到乘客的精神和心理健康，这种压力对于患者来说并不算小，无法忽略。在英语中，这种病被称为"铁路脊柱"（Railway Spine），也叫"埃里克森病"（Erichsen's Disease）。约翰·埃里克·埃里克森（John Eric Erichsen）是英格兰最著名的外科医生之一。1818 年，埃里克森出生于哥本哈根的一个富裕家庭，结束了在巴黎和伦敦的学习后，他选择留在泰晤士河畔。32 岁时，他被聘任为大学里的外科教授，无数的荣誉在未来等着他，这个年轻人的前途一片光明：不久之后，埃里克森便成为皇家内外科学会（Royal Medical and Surgical Society）主席和维多利亚女王的专属外科医生。1866 年，埃里克森出版了一部 114 页的学术专著，名为《论铁路和其他神经系统损伤》（*On Railway and Other Injuries of the Nervous System*），其内容丰富之程度即便在 10 年之后的 1866 年仍旧是首屈一指的。这本书中收录了 31 名脊柱外伤患者的病情描述，其中一些患者还出现了其他器官的损伤。其中的 9 名患者拥有同样一个共同点：他们都目睹了铁路事故的发生。

然而，事实是，埃里克森所接触的这些患者中的相当一部分，其脊柱并未发生损伤。因此，我们可以说，这本书标志着人类对疾

123

病的关注开始从绝对的身体（躯体）对象扩展到了精神和心理对象，亦即关注病人的"患病感受"。铁路脊柱这种疾病实际上代表着那个时代的人们潜意识中对不断扩张、毫无节制的机械化发展趋势的恐惧心理。埃里克森的观察为精神心理疾病的诊治和研究工作做出了早期的贡献。这种疾病的患者，受伤的不一定是脊椎本身，而有可能是他的精神。埃里克森在另外一本书中描述了这样一个悲惨案例：

1866 年 3 月 24 日，一名身体健壮的 60 岁老绅士乘坐火车从郊区前往市区（伦敦）。就在上车的时候，他的一根手指被夹在了（车厢）门和门框的缝隙中，瞬间被夹破了。此次事故给他带来了剧烈的疼痛和不少失血。老绅士带着惊恐回到家时脸色苍白，筋疲力尽。为其诊治伤病的怀特曼医生发现，这根伤指虽然有大面积的擦伤和瘀青，但骨头没有受伤。虽然伤口愈合得很缓慢，但总体状况称得上令人满意。然而，这名身体本来十分健壮的老绅士的体重迅速减轻，似乎没有从事故的刺激中完全恢复。事故发生后的一个月内，他的伤指所在的那条手臂陆续出现了与强直性痉挛不同的剧痛和抽搐。4 月 29 日，他轻度癫痫发作，紧接着麻木感袭来，手和胳膊上传来针扎一样的刺痛感，面部抽搐，疲倦无力。这名老绅士出事故之前是个身体强壮的男人，现在却连一个小小的动作都做不了，时时刻刻都会感到精力不济、疲惫不堪。尽管如此，他还是在伤情治愈之后返回了工作岗位，断断续续地做了六个月的房产经纪人。然而，随着病情的恶化，他不得不放弃了工作。他的健康状况不断恶化，1867 年 9 月 13 日，这名老绅士死于脑组织软化[10]。[11]

　　在埃里克森所描述的所有病例中，这种由轻微身体损伤引发严重后果——之所以选择如此谨慎的表述方式是因为要排除伤者已经患有某种尚未表现出症状的中枢神经系统疾病的可能性——是一个与精神发病机制紧密相关的极端例子。然而，解剖结果告诉我们，埃里克森诊治过的许多病人都对同一个部位表现出了明显的损伤痕迹：脊柱。在其著作中，这名伦敦名医对现在被命名为"颈椎损伤"的疾病进行了详细的描述："在火车碰撞事故中，人会被猛烈地从车厢的这一端抛到另一端，头部也会因此大幅度地来回摆动。患者的头似乎能与身体分离而自行移动，患者暂时失去了对喉部和颈部肌肉的控制。"[12] 有所不同的是，在 21 世纪，造成颈椎损伤的不再是火车，而是汽车。埃里克森推测，脑震荡和四肢受伤乃至脊柱损伤只是铁路事故造成的诸多后果中的一部分，事故本身还有可能对伤者的神经系统造成不可估量的影响，而这种影响的害处甚至远超于事故本身所带来的肉体伤害。

　　埃里克森所描述和猜测的是——当然这些描述的适用范围仅限于他自己的患者而非所有患者——一种极为复杂的疾病。一个半世纪后，医学界将这种疾病命名为创伤后应激障碍，缩写为 PTSD（英文全称为 post-traumatic stress disorder）。与埃里克森的一些患者一样，创伤后应激障碍患者在创伤性事件后并未遭受任何身体上的伤害，但仍旧会感到真实的痛苦。埃里克森曾经描述过一个 J 先生在遭遇铁路事故后患上应激障碍的案例。当时，J 先生乘坐的火

125

车与另外一辆火车相撞了，不过，在此次事故中，J 先生只是被惯性甩了一下，甚至"……在离开破损的车厢时，都没有感觉到任何疼痛（他乘坐的是三等车厢）"。然而，在接下来的几周里，J 先生身上陆续出现了一些奇异的症状，而这些症状是很难用"碰撞导致的脊柱震荡所引发的后遗症"来解释的："他的记忆力下降得很厉害，思维开始变得混乱，甚至无法使用正确的名称来称呼周围的事物和人，甚至把自己的妻子称为'先生'。他头痛加剧，最终发展成痉挛性剧痛。他的右耳高度敏感，左耳却近乎失聪。右眼视力也急剧退化……这是我在 1865 年 3 月 8 日见到的一个病人，他的记忆力下降，思维混乱不清，缺乏从事任何职业的能力，受到睡眠障碍的困扰，脑袋里像是有 126 只铁轮碾过，疼痛的感觉无比真实，甚至能够听到火车车轮碾过的轰鸣声，他的眼睛异常敏感，任何微光都能够刺伤他的眼睛，让他倍感痛苦……事故发生七年后的 1871 年，他仍旧全然是个残疾人的样子。"[13]

不过，与 21 世纪层出不穷的战争、危机、恐怖袭击和暴力行为相比，19 世纪遭受创伤后罹患应激障碍的这些"先驱患者"（即罹患铁路脊柱病的人）所受的伤痛就不免相形见绌了。

命运：菲尼亚斯·盖奇（Phineas Gage）

一个年轻又自信的男子直视着镜头，目光之锐利并未因下垂的左眼皮而稍减分毫。特异的面容似乎并未给他造成任何困扰，男子浑身上下都散发出一股内敛而蓬勃的生命力。这幅问世于 19 世中期的摄影作品直到几年前才在美国马里兰州一对摄影师夫妇的私人藏品中被发现，其使用的摄影技术正是达盖尔摄影术。照片上的男子手里拿着一根一米多长、形似鱼叉的铁棍，让观者误以为他是一个捕鲸人，铁棍上刻着的精美铭文宣告了他本人正是这根铁棍的主人。2009 年 7 月 31 日，自然科学领域著名的学术期刊《科学》（*Science*）将这幅时代久远的人物肖像照重新刊登了出来。真正的答案终于大白于天下：这根铁棍（是铁夯，不是鱼叉）造成了医学史上最著名的外伤[*]——受伤者的额窝和眼窝还有部分鼻窦被贯穿了。然而，肖像照中的病人竟奇迹般地从严重的伤病——其伤势的严重程度是当时和现今医学界所公认的——中捡回了性命。这就是菲尼亚斯·盖奇肖像照的传奇故事。

　　1848 年 9 月 13 日，25 岁的菲尼亚斯·盖奇正在工地上劳动。此时的他尚不知道，这个星期三的下午，自己的命运将会发生翻天覆地的变化——他的案例将在神经生物学和人类学对大脑功能的探索中占据重要的地位。此时的盖奇是佛蒙特州拉特兰至伯灵顿铁路铺设工程中的一名普通工人。他的工作内容是在准备爆破的岩层上钻洞，并将火药填到这些洞中［将近 20 年后，阿尔弗雷德·诺贝尔（*Alfred Nobel*）才发明了炸药］，最后用沙子将洞口堵住。为了完成这一任务，他必须使用一根长达 1 米、重达 12 磅的铁夯。下午 4 点 30 分左右，在卡文迪什镇以南约 1 英里^①处的这片铁路工地（几年前这里修建了一座盖奇纪念碑）中，铁路工人盖奇正在工

_127_

----

　　①　1 英里约合 1.6 千米。——译者注

作。年轻的盖奇似乎有些心不在焉，沙子还未封住洞口，就用铁夯向洞里砸了下去。一颗火花冒出，引爆了火药，铁夯瞬间被炸飞，从盖奇左颧骨下方直接插入了他的头部，贯穿了大脑左额叶，又从距离顶骨线极近的地方射了出去，落在了他身后 20 多米远的地上。尽管盖奇伤势严重，但他奇迹般地没有失去意识。盖奇被迅速转移到卡文迪什镇上的一家旅店里等候医生前来治疗。他甚至还能够用幽默诙谐的语气对第一名赶到现场的医生说："医生，看来这次你有的忙了。"[14] 第二名到达现场的医生——这个名叫约翰·哈洛（John Harlow）的医生从此之后一直关注着盖奇的病情直至盖奇去世——观察到，盖奇已经失去了相当于半个茶杯的大脑组织。

128　　　盖奇受伤之后的病情引发了神经生物学家和医疗工作者们长达几十年的争论，无数研究者都试图以盖奇出现的症状来解释他严重且可怖的脑部损伤。盖奇的恢复情况之好令人称奇，（除左眼受伤失明）感官没有失灵，语言能力亦没有丧失，步态正常，没有出现任何身体功能上的障碍——显然，这些都不属于大脑受伤的那部分所统管的功能。不过，盖奇的性格（这一点有待商榷，因为有关盖奇的诸多消息的来源并不完全可靠）却发生了翻天覆地的变化。之前脾气温和的盖奇在受伤康复之后变得暴躁激动、毫无耐心，满口粗言秽语，周围人都避之不及。负责给盖奇医治的哈洛医生认为，那根铁夯摧毁了盖奇"人类精神"和"动物本能"之间的界限。尽管如此，盖奇还是很快就返回了工作岗位，不久之后还去智利做了几年的邮政马车车夫。1859 年，盖奇出现了癫痫的症状。随后，他便搬到了旧金山，同家人一起生活。1860 年 5 月，盖奇因癫痫发作而去世——此时，距离他那次奇迹般的受伤事件已经过去了差不多 12 年。

现如今，科学家们普遍认为，菲尼亚斯·盖奇是人类医疗史上的一个至关重要的病例。这一病例清楚地证明了，人的性格这一所谓的高级能力也是由大脑中的某一个区域控制的。从此之后，科学家们就走上了给大脑进行"功能分区"——也就是研究大脑的每一个特定区域都有什么功能——的研究之路。近年来，许多科学研究发现，大脑额叶区受损的病人的确在理性决策和情绪处理方面存在困难，部分神经病理学文献将这种疾病命名为"菲尼亚斯·盖奇综合征"。盖奇受伤的头骨和导致它受伤的铁夯并未遗失，如今，它们被完整地保存在哈佛大学的沃伦解剖博物馆中。

注　释

延伸阅读：

Wolfgang Schivelbusch：Geschichte der Eisenbahnreise. Zur Industrialisierung von Raum und Zeit im 19. Jahrhundert. München und Wien 1973.

Ronald D. Gerste：Railway Spine-John Eric Erichsen und der Preis der Mobilität. Chirurgische Allgemeine 2004，5：S. 130 – 135.

[1] 引自 Cannadine，S. 175。

[2] Railways. Their Uses and Management. London 1842，S. 63.

[3] 引自 Gerste，Railway Spine，S. 133。

[4] Schivelbusch：Eisenbahnreise，S. 33.

[5] Heinrich Heine：Lutetia LVII. 5. Mai 1843（Sämtliche Werke, hrsg. v. Hans Kaufmann. Bd. 12. München 1964，S. 65）. http://www. heinrich-heine-denkmal. de/heine-texte/lutetia57. shtml（2020 – 09 – 23）.

［6］引自 Schivelbusch：Eisenbahnreise，S. 117。

［7］引自 Schivelbusch：Eisenbahnreise，S. 119。

［8］当时的火车每一节车厢都有单独的入口，并不像现在的火车，车厢之间拥有能够相互联通的过道。

［9］引自 Gerste：Railway Spine，S. 134。

［10］我们现在称这种病为"脑软化"（Enzephalomalazie），该病的主要成因是脑卒中、中枢神经（神经元）梅毒以及外伤———这里的外伤指的是脑外伤而不是手指外伤———导致的血液供应不足。

［11］John Eric Erichsen：On the Concussion of the Spine. Nervous shock and other obscure injuries of the nervous system in their clinical and medicolegal aspects. Zweite Auflage. London 1882，S. 230. Vgl. Gerste，Railway Spine，S. 131.

［12］John Eric Erichsen：On Railway and Other Injuries of the Nervous System. London 1866，S. 78. Vgl. Gerste：Railway Spine，S. 131.

［13］Erichsen：Concussion，S. 85 – 89（gekurzt）.

命运：菲尼亚斯·盖奇

延伸阅读：

Sam Kean：Phineas Gage, Neuroscience's Most Famous Patient［https：//slate. com/technology/2014/05/phineas-gage-neuroscience-case-true-story-offa-mous-frontal-lobe-patient-is-better-than-textbook-accounts. html（2020 – 09 – 30）］.

Malcolm Macmillan：The Phineas Gage Information Page［https：//www. uakron. edu/gage/（2020 – 09 – 30）］.

［14］Henry Jacob Bigelow：Dr. Harlow's Case of Recovery from the Passage of an Iron Bar through the Head. American Journal of the Medical Sciences 1850；39：S. 16.

8. 死亡者地图

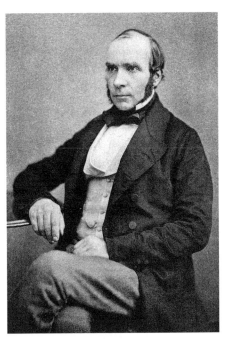

　　约翰·斯诺在索霍区做着医学"侦探"工作。这名来自苏格兰北部的医生在索霍区发现了一个霍乱感染源：布罗德街的水泵。今天，他被公认为是人类医疗史上第一批专职麻醉师之一，同时也是毫无争议的现代流行病学创始人。

　　在为维多利亚女王使用氯仿麻醉减轻痛苦、享受王室恩宠、迎来人生巅峰后，约翰·斯诺本可以就此过上悠闲富裕的生活，安心地在伦敦做一个"贵族医生"。这种来自王室的至高无上的荣宠和恩遇本来足以使他跻身名流，成为贵族、银行家、富商和议员们的专属医师，特别是他们的妻室，她们强烈要求在斯诺的干预下进行一次无痛分娩，享受一下这种痛苦程度远低于"天赐之痛"的分娩方式。

　　然而，一名来自社会底层的女性改变了约翰·斯诺本该前行的方向。正是她所诱发的一连串事件使得斯诺偏离了这条道路，并最终促使他继续在医学和人类社会史方面进行孜孜不倦的钻研，而非止步于"无痛分娩先驱"这一称号。就在距离斯诺位于伦敦的家仅仅几步之遥的地方，世界完全是另外一个样子。在这里发生的一系列事情，促使斯诺成为现代流行病学的创始人——他的发现是 19世纪 50 年代乃至 21 世纪 20 年代的流行病的起源和传播的宝典，在指导医学工作者们对抗流行病方面贡献卓越。

　　事实上，这一在斯诺的人生中起到转折性作用的"重大事件"不过是一件平平无奇的小事。1854 年 8 月 28 日，一名叫萨拉·刘易斯（Sarah Lewis）的年轻女子正在为她几个月大的女儿清洗尿布。这个并未留下姓名的小女孩正在发热，还伴有腹泻的症状。而她的母亲——警官夫人萨拉·刘易斯——随后便把脏水倒进了自家门口（伦敦索霍区 40 号）的污水坑中。就在这个污水坑的几步之外，埋藏着一个抽取饮用水的水泵。

瘟疫是深植在人类血液中的最原始的恐惧源头之一。自古以 *131*
来，波及整个城市或国家等大面积区域的流行病、在世界范围
（或者说古代欧洲-地中海文明圈）内大肆传播的传染病，反复冲
击着不同的人类文明。这些流行病和传染病总是能够对社会秩
序、统治体系和经济发展产生负面影响，有时甚至能够改变世界
（即便这种改变在现实中未能得到体现，但在幸存者们的意识和
感受中世界已实实在在地被改变了）。由此说来，应对流行病和
传染病的能力强弱往往能够说明一个国家和社会是否稳固：面对
这种冲击，国家能否保住自己的价值观和文化，能否劫后余生、
从威胁中变得更加强大？又或者，人们是否因为瘟疫肆虐而背弃
了原本坚持的原则，出于恐惧而让迷信和恐慌凌驾于知识和理性
之上？

　　在应对瘟疫方面，我们不得不佩服公元 2 世纪鼎盛时期的罗马
帝国。大约公元 165 年，一场瘟疫席卷了整个罗马帝国。当时的罗
马帝国领土广阔，西至英国，东到埃及，北达德语区的莱茵河与多
瑙河沿岸。罗马帝国的皇室将这场瘟疫命名为"安东尼瘟疫"。根
据当时的文献对这场瘟疫症状的记载，此次瘟疫应该不是肺炎或鼠
疫，而是天花的一种。经粗略估计，感染瘟疫的人数在 500 万到
1 000 万之间，相当于当时整个罗马帝国治下总人口的十分之一乃至
更多。尽管如此，罗马帝国并未因此而发生动荡，帝国的统治秩序 *132*
亦未受到任何影响。直至公元 3 世纪，罗马帝国才经历了严重的经
济危机和政治动荡——政治动荡主要是罗马帝国后期皇权旁落造成
的，在此期间，数任皇帝的执政生涯往往被暴力终结，同时还伴随

着气候变化等许多恶劣的外部因素。[1]

在随后的几个世纪里，瘟疫常常困扰着欧洲人。在饥荒成为常态的时代，病毒和细菌常常侵袭由于饥饿而免疫力低下的人群。在整个中世纪早期和晚期的几个世纪，瘟疫的迅速蔓延对城市化进程造成了严重的阻碍。5 世纪到 10 世纪，许多在罗马帝国时期还熙攘繁荣的城市——比如德国的特里尔、美因茨、科隆和雷根斯堡——逐渐衰败了。城市人口密度越大，瘟疫就越猖獗。在拥挤的住宅区、市场、商贸中心和交通枢纽中，病原体能够迅速地从一个"宿主"传播到下一个"宿主"身上——有时候通过飞沫传播（比如呼吸和咳嗽），有时候则通过受污染的水和食物传播，又或者通过诸如跳蚤之类的临时宿主动物进行传播。几个世纪以来，这几种传播链条相互交织，使得瘟疫很容易从一个人转移到另一个人身上。

中世纪晚期，随着欧洲经济和文化的再次繁荣，许多城市也重新焕发了生命力。兴建于 11 世纪到 13 世纪的那些高耸入云的大教堂见证了这些城市的繁荣。彼时，欧洲的城市非常受游客欢迎，尤其是来自亚洲和美洲的游客。现如今，它们中的一些风采依旧，保持着旧貌，比如比利时的布鲁日（Brügge）、瑞典的维斯比（Visby）和英国的切斯特（Chester）；而另一些在 20 世纪的战争中满身疮痍，早已不复当年，如奥格斯堡（Augsburg）、吕贝克（Lübeck）和希尔德斯海姆（Hildesheim）。而那场几乎使整个欧洲堕入末日的瘟疫正发生在这些城市之中。这场瘟疫堪称欧洲历史的一大转折，对欧洲人的健康产生了极大的威胁，以"毁灭生命"的形象烙印在整个欧洲的记忆之中。公元 1000 年到来之时,世界末日并未(如《圣经》中预测的那样)降临。真正的"世界末日"将于三个半世纪后到来,而让整个欧洲堕入这末日的疾病就成了世界末日的代名词,这一疾病的名字是黑死病。

1347 年,黑死病经由一艘意大利船只从克里米亚被带到了欧洲,并在接下来的四年内席卷了整个欧洲大陆,很少有地区能够幸免于难。那个时代的人们并不知道,他们的衣服、皮肤和头发上都有可能携带这种致病的病菌。跳蚤的身上携带着导致鼠疫的耶尔森氏菌,跳蚤咬了老鼠,携带病菌的老鼠或是在农民的房屋仓库中窜来窜去,将病菌直接传播给人类,或是藏在商人贩卖的货物中,将病菌携带到欧洲的各个地方。短短五年间,黑死病导致欧洲约三分之一的人口死亡,留下了无数人迹绝灭的村庄。幸存者们无助彷徨,只得寄希望于宗教、迷信、仇恨与疯狂,希望从中获得救赎。终于,在黑死病的催化下,犹太人成了替罪羊,一场场针对犹太人的袭击和屠戮上演了。阿尔布雷希特·丢勒(Albrecht Dürer)的一幅画作将黑死病幻化为天启骑士(天启骑士的传说在欧洲盛行了三个多世纪,通常象征着政治危机和诸如三十年战争这样的大规模战争)。1665 年和 1666 年,伦敦遭受了双重灾难:大瘟疫之后紧接着就是一场大火。1666 年 9 月,大火在这座城市整整燃烧了四天, *134* 烧毁了许多建筑。现在看来,这场大火带来的未必就是绝对的灾难,很有可能正是因为它,瘟疫的蔓延才得到了控制:因为大火烧毁了许多卫生条件堪忧和老鼠频繁出没的老房子。

19 世纪的欧洲,黑死病已经成为历史。而另外一种源自亚洲的全新瘟疫又开始在欧洲肆虐，它的名字叫霍乱。1831 年，霍乱从印度经由俄国传播到了德语区和西欧。它不仅夺走了数万人的生命，而且，在一个大家都不重视身体机能的时代（如今在各类医学畅销书排行榜上都能找到的人体肠道图例在当时那个时代是绝对的禁忌话题），感染霍乱后的症状的确令人震惊。霍乱的病原体在患者肠道中释放出毒素，会对患者的身体机能造成严重的破坏，医生将其导致的症状笼统地称为"米泔水样腹泻"。感染了霍乱的患者无法控制自己，无论是坐在马车上还是周日去教堂做礼拜，患者随时随地都会发生腹泻，一次性排出一升乃至更多的体液。这种令人尴尬的症状容易引发患者的自厌情绪，其带来的羞耻感足以比肩甚至远远超过了黑死病带给人们的痛苦。

　　大多数欧洲国家试图通过隔离边境、设置专门的可吸烟车厢等基本消毒措施来保护自己免受感染。针对这一情况，一些专家告诫政府应当采取关闭边境等措施防止疫情传播。不过，医生兼作家弗里德里希·亚历山大·西蒙斯（Friedrich Alexander Simons）的想法恰恰相反，他如此说道："德国最大的不幸是贸易受阻；这将是一场比霍乱本身更为严重的灾难。"[2] 尽管如此，霍乱仍旧无法被消
135 除。无论穷富尊卑，人们都逃不出霍乱的魔爪：在 19 世纪 40 年代的霍乱大流行中，哲学家威廉·弗里德里希·黑格尔（Wilhelm Friedrich Hegel）、军事理论家卡尔·冯·克劳塞维茨（Carl von Clausewitz）都未能幸免于难，甚至连一名真正的国家元首也成了受害者，这名国家元首就是美国第 11 任总统詹姆斯·波尔克（James Polk）。1849 年，在白宫的四年任期结束后，波尔克回到了

家乡，他未能逃过霍乱的侵害——也正因如此，他的葬礼举办得十分简单，遗体很快就下葬了。

对于那个时代最大的贸易国英国来说，因瘟疫而实施隔离并非一种好的选择。1831 年夏天，霍乱弧菌在英国北部港口城市桑德兰出现。第一个由于感染霍乱而死亡的病人名叫威廉·斯普劳特（William Sprout）。1832 年 2 月，伦敦也出现了第一起由于感染霍乱而死亡的病例，这名不幸的病人名叫约翰·詹姆斯（John James）。直至 1833 年末第一次霍乱大暴发结束之时，已有 20 000多名英国人同约翰和威廉一样，被霍乱弧菌夺去了生命。与欧洲大陆诸国类似，大不列颠岛上的霍乱也一直潜伏在人群之中，随时可能再次暴发。而这一次新的暴发既有可能是小规模的局部暴发，也有可能是新一轮的大规模流行。在 1848 年和 1849 年那个政治动荡的年代，英格兰和威尔士约有 50 000 人成了霍乱的受害者。

关于霍乱以及许多其他传染病的致病原因和传播机制，无数专家学者都费尽心力进行了研究。他们中的大多数都对流行了数百年乃至数千年的"瘴气致病说"深信不疑。"瘴气致病说"提出，腐烂的致病物质在空气中传播导致了霍乱，而这种致病物质或来自地球，或来自水中，或受到月亮和星辰的影响。这一错误认知源自西方医学的奠基人，因此，大部分医学专家都认为，它是绝对权威的，是不应被质疑的。早在 2 500 多年前——这一假说悠久的历史正是一个论证其"必定为真"的重要论点——西方医学的奠基人希波克拉底（Hippokrates）就提出了这一假说。一名为斯诺作传的作家如此评价希波克拉底："希波克拉底十分执着于从空气质量中找问题，以至于他的一些医学论文读起来就像是专门给想要学习气象学的读者们阅读的说明书一样。"[3] 在意大利语中，疟疾（malaria，意为"糟糕的空气"）一词早已被定义为一种"可以通过呼吸道传播的、导致瘟疫和死亡的媒介"。用医学术语来说，疟疾与空气质量毫无关系，而是以蚊子作为传播媒介的。

现如今，书刊报纸等出版物中关于空气质量的报道和文字描述无处不在。1849 年，长期致力于关注伦敦贫困和弱势群体生活条件的社会学家亨利·梅休（Henry Mayhew）访问了博蒙德西区（Bermondsey），并如此描述了自己的直观感受："踏上霍乱蔓延的大不列颠岛后，你就会感觉到，空气中到处散发着死亡的气味，令人恶心，让人心情郁闷。你的鼻子和你的胃都会告诉你，这里空气中硫化氢的含量高得有多么离谱。"[4]《泰晤士报》曾经刊登过一篇影响巨大的介绍瘴气理论的文章，该文章指出，"地气（接地电流）理论提出，世间的毒都是通过土壤排出的"，有毒的蒸气会通过潮湿的土壤、腐烂的植被和坟墓里流出的污水传播。除此之外，这篇刊登在英国最著名报纸上的文章还提及了另外一种可能，即霍乱是由微生物导致的——然而，这一正确的认识在当时并没有得到足够的重视。[5]

137　　　即便是像南丁格尔这样推崇现代医学的人也将空气视为霍乱传播的媒介，她甚至发出了这样的警示："当我们给病人的病房换气时，很少有人注意到这些空气是从哪里流通过来的。它有可能来自其他病房，通过通风的走廊流通过来；也有可能来自充斥着煤气、食物以及各种发霉气体的大厅；还有可能来自地下室的厨房、化粪池、洗衣房、抽水马桶，甚至堆满了垃圾的下水道（这是我自己的经验）。"[6] 按照我们通常的经验推断，化粪池和垃圾场里的空气应当最为污浊，根据瘴气理论，亲密接触过这些场所的人群是感染霍乱的高危人群，然而事实证明，这些人群的死亡率似乎并没有明显高于其他人群。这一事实引起了一些有心之人的关注，其中就包括亨利·梅休。事实上，整个伦敦接触污浊空气最多的人是在下水道的污泥浊水中捡拾有用的东西过活的人，这些人被称为"下水道猎人"（sewer-hunters）。伦敦的地下世界污秽不堪，令人难以想象。如果瘴气理论正确的话，那么这些日复一日呼吸着令人作呕的污浊空气的人就应该像误飞进煤矿里的金丝雀一样必死无疑才对。然而，梅休的观察结果证明，这些人中的大多数都身体很强壮，看起来很健康——当然这是按照当时的标准衡量的——有些人甚至可以活到 60 乃至 80 岁，而如此高寿在当时那个年代几乎只存在于《圣经》神话里。

伦敦的空气中常常弥漫着令人窒息的臭味。人们发现，霍乱在穷人中的传播速度尤其快，这一事实似乎能够被视为瘴气致病说的论据。穷人区人口稠密，卫生环境远比资产丰厚的富商们所居住的住宅区糟糕，更是大大差于贵族们位于郊外的别墅。通过对这一人群的仔细观察和研究，有学者指出，无论我们认为瘴气是从土壤中来的，还是认为它是电磁波或者恒星磁场的产物，我们都不得不承认，体质不佳（这一论断还是很正确的，一个营养不良的人和患有疾病的人通常免疫系统比较弱）或道德有缺陷的人更容易感染霍乱。

　　伦敦的穷人阶级占整个城市人口的大部分，其生存条件脏乱污浊，传染病和因饮食不周或饥饿过度而导致的疾病十分常见。造成这一现象的主要原因在于城市的急剧扩张。从 1800 年到 1851 年，伦敦的人口几乎增加了 2 倍，从不到 100 万人到超过 250 万人。然而，城市面积的扩张速度却远未能与人口的增长速度相匹配，未能为新增人口提供足够的生活空间——每平方千米土地上的人口越来越多。一名生活在那个时代的作家如此描述霍尔本（Holborn）地区一套出租公寓里的情形："广场周围有 22 幢建筑；每一幢建筑里的每一间房子中都堆满了多年累积的垃圾，散发着阵阵恶臭。这简直不是人住的地方，地板上到处都是破洞，楼梯摇摇欲坠，石膏板不时地从天花板往下掉。一间房子的屋顶倒塌了——它是被一个酩酊大醉的女人用砖块砸烂的，而她的这一疯狂行为只是为了逃离丈夫编织的牢笼。"[7]

　　伦敦许多地区的排水设备并不完善，大家只能把垃圾填埋在坑里，将废水倒进简陋的地下水管道中甚至直接洒在地面上。饮用水源的旁边常常就是污水坑，正如我们在上文中提到的，萨拉·刘易斯将清洗了患病女儿尿布的脏水直接倒进了门前的污水坑中，而几步之外，就埋着抽取饮用水的水泵。每个人的身上都沾染着无处不在的屎——请原谅我使用了这样直接的表达——和屎臭味。在北肯辛顿（North Kensington）旅程结束之后，福音派基督教徒玛丽·贝利（Mary Bayly）在作家查尔斯·狄更斯（Charles Dickens）编撰的期刊上发表了如此一段文字："到处都是腐臭的污水坑、敞开的下水道、失修的化粪池，一切都臭得可怕，找不到一滴干净的水，腐烂的东西到处都是。在有些地方，人们用挖井的方式汲取饮用水，然而，整个地下水系统已经被各种'有机材料'污染了，挖井取水变得徒劳无功，有些井里的水又黑又臭……几乎所有的伦敦人都看起来病容满面，女性尤为严重。她们难受恶心，食欲不振，眼窝凹陷，皮肤干瘪。"[8]

索霍区是一个能够给游客们留下深刻印象的地方。在这里，游客们可以体验水晶宫带来的震撼，还可以漫步伦敦，参观令人叹为观止的万国博览会，领略大英帝国的辉煌。1665 年，黑死病终于过去了，在一块属于克雷文伯爵（Earl of Craven）的地皮上发展起来了一个名为克雷文菲尔德（Craven's Field）的区，这个区并不是一个纯粹的贫民窟，而是一个鱼龙混杂的区——与梅费尔（Mayfair）等较为富裕的区不同，这里开办着各式各样散发着污浊臭味的工厂，比如屠宰场、制革厂和啤酒厂，而这些工厂曾经在人类的历史上发挥过显著的作用。在索霍区的某些地方，世界似乎是割裂的：街道这一侧装潢精美的房子里住着有理想有自信的中产阶级市民，其中就包括这个阶级中最伟大的批评家德国移民卡尔·马克思；而街道对面肮脏拥挤的公寓楼则是无产阶级困境最好的证明——正如《共产党宣言》的作者所说——它宣示着无产阶级正被无情地剥削。

在索霍区工作的中产阶级市民中，还有一名颇受人尊敬的医生，他就是约翰·斯诺，诊所位于弗利斯街 54 号，是索霍区四名执业医生之一；斯诺自己的居所位于索霍区郊区的萨克维尔街

(Sackville)。自他从事医生这个职业以来，霍乱总是伴随着他。1848—1849 年，伦敦再一次暴发了大规模的疫情，斯诺便前往伦敦调查传染源。斯诺并不相信传统的瘴气理论。倘若霍乱真的是通过空气传播的话，那么我们又该如何解释如下的现象：一所房子里的一家人被霍乱夺走了生命，而与他们仅仅一街之隔的邻居们安然无恙。按照瘴气理论的说法，距离这么近，大家难道不应该都是暴露在同样充满了致病物质的空气中的吗？还有一个事实也引起了斯诺对瘴气理论的质疑：许多与霍乱患者长时间待在同一个空间里的医生距离患者很近，他们肯定吸入了"有毒的瘴气"，然而他们并没有染病。这究竟是为什么？由此看来，传播病菌的媒介似乎并不是空气，也不存在人传人的可能。正是这样的正确认识消除了斯诺接触霍乱病人时（被传染）的顾虑，放心大胆地与患者进行了接触。

1849 年，在他出版的 31 页著作《论霍乱的传播方式》（*On the Mode of Communication of Cholera*）中，斯诺如实表达了自己对于瘴气理论的看法："相信霍乱是通过空气传播的人要比质疑这种观点的人少得多；这是因为，有什么能比'空气中到处都充满着致病物质'的想法更令人沮丧的呢？"[9] 对此，同行们比较委婉地予以了质疑，有人指出，虽然斯诺已经提出了饮用水有可能是感染源的观点，但他未能予以证实。就在这个时候，《伦敦医学公报》（*London Medical Gazette*）上刊登的一篇文章中提出了一个让斯诺激动不已的实验，接下来的五年中，斯诺一直想要将其付诸实践："我们可以把霍乱患者使用过的水运送到一个对霍乱完全一无所知的偏远地区，让一部分人使用这些水，另一部分人不使用这些水。然后我们就会发现，使用了这些水的人将会患上这种疾病，而未使用这些水的人会安然无恙。"[10]

1854 年，第三次霍乱疫情再次在这个岛国上暴发了，借此机会，斯诺开始实现自己的想法，做起了大规模的实验——后世普遍认为，这是一项经典的流行病学研究。伦敦的饮用水主要由两家公司提供：兰贝思水务公司（Lambeth Water Company）和索思沃克 & 沃克斯豪尔水务公司（Southwark and Vauxhall Water Company）。这一次的霍乱疫情与 1848—1849 年的首次疫情相比，发生了一点变化：此时的兰贝思水务公司已经不再从伦敦附近的泰晤士河抽水了，而是选择从沿河的农村地区取水。斯诺发现，无论性别、职业、年龄、穷富，染病和未染病的伦敦民众都刚好符合下面这条标准：感染霍乱的人们所使用的水源都是有可能受到霍乱患者排泄物污染的水源，而未感染霍乱的人们所使用的水源相对干净。不久之后，这项关于霍乱传播途径的科学研究就得到了证明：1848—1849 年第一次霍乱疫情暴发时，这两家公司所服务地区中的霍乱死亡率一样高，但在 1854 年第三次霍乱疫情暴发后，索思沃克 & 沃克斯豪尔水务公司客户的死亡人数几乎达到了兰贝思水务公司客户死亡人数的 8 到 9 倍。每 10 000 个索思沃克 & 沃克斯豪尔水务公司的客户中就有 315 人死于霍乱，而每 10 000 个兰贝思水务公司的客户中只有 37 人死于霍乱。

此外，斯诺还完成了一项十分著名的调研工作。1854 年 9 月 3 日星期日，斯诺对索霍区中的一个由沃里克街（Warwick Street）、*142*
小马尔堡街（Little Marlborough Street）和宽街（Broad Street）

组成的名为"金色广场"（Golden Square）的街区进行了实地调研。自 9 月 1 日以来，霍乱在该地区大肆流行，在霍乱席卷大不列颠群岛期间，该地区的死亡人数似乎远高于其他地区。因此，斯诺将这个地区评估为英国本土范围内最严重的疫区，不过，他的这一论断只是出于他的主观印象，而不是实际数字。当然，这个地区的疫情的确十分严重。及至 9 月 3 日，该地区已有 120 多名居民死于霍乱，斯诺预计，到本月底，这个数字将达到 600。一些病人被送往当地一家名为"米德尔塞克斯"（Middlesex Hospital）的医院。在这家医院，病人们有幸能够得到南丁格尔和其他护理人员的照料——此时距离南丁格尔前往克里米亚战区还有几周的时间。

斯诺从该街区居民日常获取饮用水的几处水泵中提取了水样。部分水样看起来很不干净，不过，从宽街水泵中取出的水看起来比较清澈。难道是致病物质太小，以至于我们用肉眼根本发现不了？约翰·斯诺想不到的是，几乎就在自己挨家挨户地询问每一家的取水地、家中是否有人感染了霍乱甚至死于霍乱的时候，佛罗伦萨大学的一名解剖学家正弯着腰坐在显微镜前。解剖学家菲利波·帕西尼（Filippo Pacini）仔细观察了霍乱患者的肠道组织。在显微镜下，这名意大利医生观察到了之前从未见过的微生物。它们像逗号一样弯曲着。帕西尼为它们起了个名字——"弧菌"。帕西尼是第一个亲眼见到霍乱病原体的人。同年，他在《意大利医学报》（*Gazzetta Medica Italiana*）上用意大利语发表了名为《对亚洲霍乱的显微观察和病理推断》（Osservazioni microscopiche e deduzioni patalogiche sul cholera asiatico）的文章，报告了自己的观察成果。

然而，在 19 世纪 50 年代，意大利语在学术界的普及程度并不高，因此，帕西尼的创举未能为约翰·斯诺所知。30 年后，罗伯特·科赫因"首次发现了"霍乱弧菌而声名大噪，并因此获得了极高的荣誉，而霍乱弧菌真正的第一个发现者帕西尼直到 20 世纪才得到了本该早就属于他的肯定和认可。尽管约翰·斯诺在观察宽街水样的时候并没有使用显微镜，并且他观察到水质很清澈，看起来十分"美味"，甚至还被商家添加调味剂和调色剂，制成冰冻果子露在该街区的酒吧和药店中出售，然而，种种现象并未消除约翰·斯诺对宽街水泵就是传染源的怀疑。随着调研的不断深入，约翰·斯诺接触了更多在此处水泵中取过饮用水的人，与他们的谈话不断证实着他的猜测："我发现，几乎所有的死亡案例都发生在距离这个水泵很近的地方，而另外一个水泵附近的家庭中只有 10 人死亡。并且其中 5 名死者的家属都曾经告诉我，他们平常总是习惯从宽街的水泵中取水，而不是从家附近的水泵中取水。另有 3 名死者是在宽街水泵附近上学的儿童，其中有 2 名儿童已确定饮用过宽街水泵的水，第三名儿童的家长推测自己的孩子饮用过宽街水泵的水。"[11]

斯诺在一张地区地图上标出了所有的霍乱死亡人数，每一个死者的居所都被贴上了一张黑色小条。这张霍乱流行地图被认为是医学史上最重要的资料之一。从这张地图上可以看出，宽街水泵周边步行可达的数条街区里都分布着数张黑色小条，这更加坚定了斯诺认为霍乱病原体通过水源传播的想法。此外，地图上的几处没有被黑色小条攻占的空白区域也进一步佐证了斯诺的观点。斯诺发现，*144* 尽管波兰街一家济贫院里挤着将近 500 人，但只出现了几例霍乱感染病例，与此形成鲜明对比的是，附近居住的中产家庭则是霍乱感染的重灾区。原因显而易见：济贫院有自己的井。更加令人惊奇的是，同样位于宽街的雄狮啤酒厂（Lion Brewery）也没有出现感染病例，尽管这个地方距离宽街水泵只有 30 米，但厂里的 80 多名工人没有一人感染霍乱。通过询问啤酒厂老板，斯诺得知，啤酒厂的员工很少喝水，他们想喝水的时候就会直接开一瓶啤酒解渴——比啤酒更为浓烈的麦芽酒也应运而生了。此外，斯诺还发现，无论啤酒厂用于制造啤酒的水取自哪里，生产过程中都会对其进行高温处理——这样的高温是可以杀死弧菌的。

随着对索霍区某工厂的参观，斯诺的研究迎来了真正的关键时刻。这家工厂的所有者是埃利（Eley）兄弟，工厂是他们从已故父亲的手中接手过来的。尽管出现了死亡病例，埃利兄弟的工厂却始终生意兴隆：埃利兄弟的工厂制造并售卖了大量的底漆和弹药筒，随着英国开始参与克里米亚战争，这家工厂再次迎来蓬勃发展。作为商人，埃利兄弟对自己的生意非常自信，但斯诺在和他们近距离交谈的时候，发现他们的内心满是忧愁。18 名死于霍乱的工人可能并没有让企业家们感到头疼——因为找到廉价劳动力并不算难事。然而，尽管劳动力的暂时紧张并不会造成资产负债，埃利兄弟却感受到了一种完全不同于亏损的痛苦。9 月 1 日星期五，索霍区霍乱死亡人数突然激增，埃利兄弟的母亲苏珊娜·埃利（Susannah Eley）也不幸感染。她的消化器官出现严重痉挛，令她痛苦万分，仅仅一天后，苏珊娜就离世了。

可以想到，在与埃利兄弟谈话时，斯诺一定事先按照惯例对死者表达了哀悼之情，然后才询问他们的母亲是否在工厂里居住过。埃利兄弟回答道，他们的母亲苏珊娜·埃利并不居住在伦敦，而是居住在风景如画的汉普斯特德（Hampstead）。这个回答本应令斯诺大吃一惊，但是，斯诺并没有慌张——也许在那个时候，斯诺已经确信汉普斯特德一定没有其他人感染霍乱，至于埃利夫人，应该是汉普斯特德唯一的霍乱受害者。此外，斯诺还从埃利兄弟那里了解到了关于死者的另外一个细节：上个周末，埃利夫人远在伊斯灵顿的侄女赶来看望了病重的姑妈。然而，仅仅在驾车返回伊斯灵顿的几个小时后，这名年轻的女士就死亡了——这是伊斯灵顿唯一的霍乱死亡病例。埃利兄弟接下来的话为斯诺提供了一条极为关键的信息，让斯诺恍然大悟：他们的母亲觉得宽街水泵里的水比汉普斯特德的水更加甘甜可口，所以她经常托人从伦敦索霍区的宽街水泵取一两罐水喝，而今年的夏天如此炎热，她一定把这甘甜可口的提神好水送了一些给自己的侄女品尝。

就在这一瞬间，斯诺意识到：这不就是五年前《伦敦医学公 *146* 报》上的那篇文章中所提到的实验吗?！宽街水泵的水被带到了一个完全没有受到霍乱影响的"偏远地区"，饮用了疫区水源的当地人，其症状与疫区病人的完全相同，结果也完全相同——死亡。

索霍区当地有一个名叫亨利·怀特黑德（Henry Whitehead）的主教，他最初认为，霍乱是瘴气导致的。不过，后来他同意了斯诺的看法，并通过调查询问的方法找到了零号患者（该地区的第一名霍乱患者），明确了感染霍乱的确切途径和机制。这名零号患者就是萨拉·刘易斯那死于霍乱的小女儿——至于这个小姑娘是如何感染霍乱的，亨利·怀特黑德并不清楚，只是估计她应该也是饮用了含有霍乱病原体的水才被感染的，霍乱病原体又通过萨拉·刘易斯得到了更为广泛的传播。之后，政府派人检查了萨拉·刘易斯家门外的化粪池，发现化粪池的墙壁已经腐朽坍塌，污水很容易流入距此尚不足一米远的井中，而这口井为整条宽街供水。

然而，与所有具有突破性的科学进步一样，这种对霍乱传播方式的全新解读——霍乱通过饮用水而非瘴气或人传播——并没能立即战胜旧有的教条思维和传统的应对方法。不过，约翰·斯诺的观点和他那些略显单薄的所谓论据触动了当地官员。尽管仍旧心存疑虑，但政府还是于 9 月 8 日拆除了宽街水泵的把手。现如今，我们仍然能够在宽街水泵的旧址处看到它，尽管这个水泵只是 20 世纪 90 年代真水泵的复制品。宽街上的无把水泵是医护人员们那堪比侦探的对疾病的灵敏嗅觉和流行病学兴起的纪念碑（即便这里的水泵可能算不上是流行病学诞生的纪念碑，但至少也代表着流行病学研究的第一个鼎盛时期）。最关键的是，宽街水泵还是对约翰·斯诺的纪念。另外，为了纪念约翰·斯诺，街角的一家酒吧也是用他的名字命名的，里面摆放着各种展品，仿佛是约翰·斯诺的个人博物馆。

在这里喝上一杯就是对斯诺以及与他同时代的那些投身于治疗霍乱的先行者们的致敬（而今天我们消灭霍乱的方法是使用抗生素）。面对瘟疫，医生们和其他社会力量都普遍感到十分无助，这一方面是因为那时的人类对基因一无所知，另一方面是因为当时的医学对于该疾病缺乏真正有效的治疗方法。其实早在多年之前，斯诺的一名同事就提出了正确的霍乱致死原因，即大量体液流失导致身体中的各大重要器官极度脱水，血液黏稠度增高，无法提供充足的营养供应，最终，患者因身体健康状况迅速恶化而死。缓解症状最好的方法是大量补水。此外，在第一次霍乱大流行期间，就有一个名叫托马斯·拉塔（Thomas Latta）的苏格兰医生将盐溶液注入了部分患者的静脉中——这种方法和今天的输液治疗方法比较类似，不过，拉塔当时可能低估了霍乱患者需要输入的液体量。1832年，拉塔在《柳叶刀》上发表了一篇论文，首次介绍了这种治疗方案，但这篇论文并未溅起任何浪花，很快被人们遗忘了。同时代的医生们并没有采取拉塔的治疗方案，上帝也没有给拉塔足够的时间，让他如塞麦尔维斯那样为自己的荣誉长期奋斗。仅仅在发表论文后的第二年，拉塔就因患上了 19 世纪另外一种重大疾病——肺结核——而离世了，年仅 36 岁。[12]

　　与拉塔一样，约翰·斯诺也未能长寿。1858 年 6 月 10 日，斯诺突然中风，6 天后便去世了，终年 45 岁。这位先驱者逝去后，大自然仿佛要给他一场特别的送行：在那段日子里，伦敦正遭受着恶臭的困扰。泰晤士河是如此肮脏不堪，加之那一年英国的夏天前所未有地炎热，以至于整个伦敦都笼罩在令人难以忍受的恶臭中，大英帝国的统治者们不得不采取措施："鉴于伦敦已经臭气熏天到无法忍受，议会决定为此立法。酷热的天气加上泰晤士河发出的阵阵恶臭已经让那些办公室直对着河流的立法会成员没办法上班了。深受其害的议员们不得不冲向图书馆躲避，但一推开图书馆的大门，他们就立刻夺门而出，并且每个人的鼻子上都捂着一块儿手

148

帕。"[13] 次年，一条将近 2 000 千米的下水道就开始修建了，这套系统至今仍在使用。

在 21 世纪的第三个十年，约翰·斯诺的时代已然远去，留着浓密鬓角、穿着过膝礼服、戴着高顶礼帽的医生、科学家和发明家们，我们只能从老照片上才能看到。与那个时代不同，现如今，在很多大洲，城市居民人口占据了总人口的大部分。1854 年，城市化这一现代社会的标志突然面临严峻的考验，幸好出现了许多位先行者投身到对霍乱的研究中，才帮助人类经受住了考验。正如一名作家在自己的一本描绘霍乱流行地图的专著中所赞美的那样："可以说，城市化就是斯诺和怀特黑德创造出来的。正是他们，让我们不再像维多利亚时代的伦敦人怀疑他们那个规模庞大但瘟疫流行的大都市是否能够继续存在一样，怀疑人类是否可以发展出拥有数千万甚至更多人口的大都市。大都市的出现和增多对于确保人类在地球上的长期生存至关重要。从怀疑到坚信——这种转变正是宽街疫情中的微生物与大都市之间不断变化的微妙关系导致的。宽街霍乱地图的成功绘制是人类历史上第一次对城市生活的评估，通过此次调查，我们得出了如下结论：终有一日，城市中将再无瘟疫。"[14]

注　释

延伸阅读：

Hans Wilderotter（Hrsg.）：Das große Sterben. Seuchen machen Geschichte. Berlin 1995.

Manfred Vasold：Grippe，Pest und Cholera. Stuttgart 2015.

［1］ Ronald D. Gerste： Wie das Wetter Geschichte macht. Katastrophen und Klimawandel von der Antike bis heute. Dritte Auflage. Stuttgart 2016, S. 30 - 32.

［2］ Michael Dorrmann： Das asiatische Ungeheuer. Die Cholera im 19. Jahrhundert. In： Wilderotter： Das große Sterben, S. 214.

［3］ Johnson： Ghost Map, S. 126.

［4］ Henry Mayhew： A Visit to the Cholera Districts of Bermondsey. Morning Chronicle, 24. September 1849.

［5］ The Times, 13. September 1849.

［6］ Florence Nightingale： Notes on Nursing： What it is and what it is not. London 1860, S. 8.

［7］ Jerry White： Life in 19th-century Slums： Victorian London's homes from hell. BBC History ［https：//www. historyextra. com/period/victorian/life-in-19th-century-slums-victorian-londons-homes-from-hell/（2020 - 09 - 23）］.

［8］ 同上。

［9］ John Snow： On the Mode of Communication of Cholera. London 1849, S. 30.

［10］ London Medical Gazette 1849, No. 9, S. 466.

［11］ John Snow： On the Mode of Communication of Cholera. 2. Auflage. London 1855, S. 39 - 40.

［12］ Gnananandan Janakan und Harold Ellis： Dr Thomas Aitchison Latta （c1796 - 1833）： Pioneer of intravenous fluid replacement in the treatment of cholera. Journal of Medical Biography 2013; 21, S. 70 - 74.

［13］ The Times, 18. Juni 1858.

［14］ Johnson： Ghost Map, S. 234 - 235 （略微缩短）.

9. 一些著作

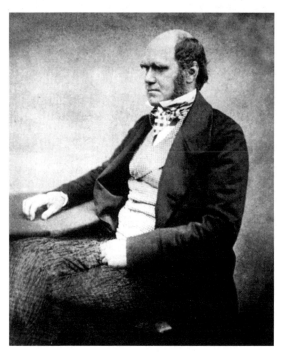

查尔斯·达尔文在世界各地旅行了五年，此后再也没有离开过英国。他的《物种起源》成为有史以来最重要的科学著作之一——这一著作至今在科学史上据着重要地位。

"这是一个最好的时代，也是一个最坏的时代；这是一个智慧的年代，也是一个愚蠢的年代"，查尔斯·狄更斯在他出版于 1859 年的小说《双城记》（*A Tale of Two Cities*）中如是写道。小说讲述了一个发生在法国大革命期间的关于爱、勇气和牺牲的故事。诚然，人类历史中的许多时代都可以被定义为"好与坏并存的时代"，即便在最黑暗的时候，一些人的人性依旧熠熠生辉。对于许多人来说，19 世纪下半叶是欧洲和美国（这两个地区是我们这本书中主要关注的地区）"最好的时代"，人类在医学和自然科学领域取得的许多重大进步都存在于那个时代。

1859 年，历史上为人类智慧的增长（或者更恰当地说，为人类知识的增长）做出重大贡献的科学出版物出版了。这本著作的出版时间与狄更斯的《双城记》相近，它一经问世便获得了惊人的成功：1859 年 11 月 24 日出版当天，首版 1 250 册便迅速售罄。紧接着，伦敦的出版商约翰·默里（John Murray）又加印了 3 000 册，而加印的部分在几天内也售卖一空。此后，该书一直保持着极高的销量。这就是 19 世纪阅读量最高的科学出版物之一，它拥有一个颇为冗长的书名：《论依据自然选择即在生存斗争中保存优良族的物种起源》（*On the Origin of Species by Means of Natural Selection, or the Preservation of Favoured Races in the Struggle for Life*，简称《物种起源》）。在这本著作中，作者试图回答包括人类在内的所有生物的起源和发展问题，并探讨物种多样性的成因。这名作者已经为此研究了 20 余年，他就是著名的生物学家、进化论的奠基人——查尔斯·达尔文。

能够潜心科学、不用担心物质；在长途跋涉中追求和形成新的 *153*
想法，避免处理许多日常问题——毫无疑问，这就是达尔文可以撰
写出这部传世著作、创造出许多学术成果的特殊条件。查尔斯·达尔
文出生于 1809 年 2 月 12 日，与另一位伟人、奴隶解放者、美国总
统亚伯拉罕·林肯（Abraham Lincoln）出生于同一天。不同的是，
亚伯拉罕·林肯出生在一间简陋的小木屋里，而查尔斯·达尔文来
到这个世界上后第一眼看到的就是一座名为"山岭"（The Mount）
的贵族豪宅，它坐落在英格兰西部什鲁斯伯里镇（Shrewsbury）风
景优美的草地上，距离威尔士不远。

达尔文优越的家庭条件得益于其家族从事的行业——医疗行
业。从 18 世纪后半叶开始，医疗行业从业人员的收入开始大幅度
增加——在此之前，医生这个职业并不在高收入群体之列。查尔
斯·达尔文的祖父伊拉斯谟·达尔文（Erasmus Darwin）博士是
18 世纪英国最著名的医学家之一。伊拉斯谟·达尔文的儿子，也
就是查尔斯·达尔文的父亲罗伯特·韦林·达尔文（Robert Wa-
ring Darwin）继承了自己父亲的衣钵，成为什鲁斯伯里当地著名的
医生。罗伯特·韦林·达尔文医术精湛，在当地久负盛名，以患者
数量和营业额两项指标来衡量，他的诊所可以算得上是整个英国除
伦敦之外的最大的诊所之一。如今，"山岭"别墅依旧人来人往、
繁荣如旧，当地政府便设在此处。

在父亲的盛名之下，年轻的查尔斯·达尔文急切地想要证明自
己，正是这种心理导致他的身心备受损害。尽管承受了许多病痛，
查尔斯·达尔文还是在他毕生追求的事业上取得了成功。查尔斯·

154

达尔文自述患过诸多的疾病，致使我们很难确定他到底患了哪一种。他在日记中记录自己常常感到心悸、头痛、头晕、颤抖、视力模糊、呕吐恶心、浑身不适——他十分详细地观察、描述和记录下了自己的这些症状。更有人猜测，查尔斯·达尔文可能患有比较严重的抑郁症。

　　毫无疑问，在职业选择的问题上，查尔斯·达尔文承受了来自父亲的巨大压力。对于达尔文的父亲来说，他的儿子应该从事的行业是唯一的。多年后，达尔文写下父亲是多么希望自己能够成为一个名医，成为一个能够让大多数病人都满意和称赞的医生，即便有时候无法治愈病人，至少也能够很好地照顾他们。年轻时候的达尔文听从了父亲的建议，1825 年，16 岁的查尔斯·达尔文被爱丁堡大学医学院（在伯克与黑尔令爱丁堡大学医学院声名狼藉之前，这里绝对称得上是医学界的学术圣殿）录取。然而，医学专业的课程对于年轻的达尔文来说几乎毫无吸引力，他觉得每一场医学讲座都十分无聊。在麻醉剂问世 20 年之前，达尔文以旁观者的身份观摩了两场手术，手术中的残酷场面让他深感恐惧，没等手术做完，他就离开了教室。在达尔文看来，外科医生是一个无比野蛮、残忍的职业。因此，在进入大学学习的第二个年头之后，他将自己的精力更多地投入动物学和地质学的课程之中。比起医学专业必修的课程，比如医学物理实验（一种临床检查课程）和助产课，学习这些课程对于他今后的研究来说显然更有益处。

　　在爱丁堡大学医学院的求学生涯结束之后，达尔文又前往剑桥大学学习神学专业。不过，他最终未能成功完成学业。多年之后，

达尔文用"有趣"来评价自己人生中的这段小插曲，还承认自己有
过去圣公会出任神职的想法，不过，这个想法"在我离开剑桥并以
博物学家的身份登上'小猎犬'号之后就被彻底抛诸脑后了"[1]。
当时，达尔文的著作，尤其是《物种起源》，引起了各个教派神职
人员的强烈反对。时至今日，对于一些虔诚的基督教徒来说，达尔
文这个名字以及达尔文主义这个概念都是"走上歧途"的代名词，
其宣扬的内容大大有悖于《圣经》对于生命起源的解释。

155

　　在剑桥大学，达尔文主要修习了植物学和地质学，还完成了拉
丁语和希腊语两门必修课程。他是一个狂热的收藏家，单单收藏的
甲虫种类之多就足以令人惊叹。1831 年春天，达尔文获得了艺术
学士学位。比起在某个地方按部就班安安稳稳地度过一生，22 岁
的达尔文更想去闯荡世界，开一开眼界。此时的他恰好得到了一个
可以重塑生活轨迹的机会。"小猎犬"号帆船的主要任务是绘制南
美洲海岸线地图。常常在各大洋上航行的英国皇家海军对这种地图
特别感兴趣。此时，26 岁的"小猎犬"号船长罗伯特·菲茨罗伊
（Robert FitzRoy）正在寻找合适的航行旅伴[2]，他希望找到一个来
自上流社会的旅伴，用以排解漫长旅途中的孤寂感（在他看来，水
手们并不是适合深入交流的谈话伙伴）。菲茨罗伊担心自己被旅途
中的孤寂感击败并不是杞人忧天的无稽之谈："小猎犬"号的上一
任船长就是在巴塔哥尼亚海岸附近开枪自杀的，菲茨罗伊的叔叔也
因为无法忍受漫长孤独的海上航行而割喉自杀了。事实证明，菲茨
罗伊的确是个难以相处的人，不过在整个航行的大部分时间里，他
还是能够做到彬彬有礼的，因此，达尔文与他相处得很不错。尽管

如此，两人还是因为对于奴隶制的不同看法而发生了激烈的争论。菲茨罗伊认为奴隶制不失为一种好制度，但达尔文认为这种制度毫无人性，简直骇人听闻。不过，在激烈的争吵过后，两人又和好了。菲茨罗伊总是担心自己的心理健康问题，之后发生的诸多事实表明，这种担心并非空穴来风：菲茨罗伊卸任新西兰总督之后，就开始在皇家学会主持气象统计工作，彼时，这门科学刚刚起步，天气预报的准确度尚待提高，因此，气象部门工作人员常常受到来自各方的调侃和嘲笑（嘲笑的声音更甚于今天），这种声音对菲茨罗伊打击很大。1865 年，不堪重压的菲茨罗伊最终选择了自杀。

年轻的达尔文以博物学家的身份搭乘"小猎犬"号完成了环球航行，这对于年轻的达尔文来说无疑是一次决定性的经历。从 1831 年 12 月到 1836 年 10 月，此次环球航行持续了将近五年。在此期间，达尔文游历了巴西的丛林、阿根廷的潘帕斯草原，欣赏了南美洲壮丽的海岸和安第斯山脉，并在开启澳大利亚、毛里求斯和南非的漫长旅程前探访了神秘的加拉帕戈斯群岛。在这里，他发现了造物主、大自然或者说是进化机制（这是根据）造就的许多奇特生物，它们引起了达尔文极大的兴趣，促使他开始寻找造成这种生物多样性的原因。其中，最令达尔文印象深刻的是加拉帕戈斯群岛的象龟。当地人告诉达尔文，他们可以根据龟背上不同的纹路判断出这些大龟分别来自加拉帕戈斯群岛中的哪个岛屿。由此可见，即便在如此有限的地理空间中，物种也在以不同的方式不断进化着。听起来有些令人难以置信的是，就在几年前，还有一个人声称自己曾经在加拉帕戈斯群岛与达尔文有过接触。至今为止发现的寿命最长的加拉帕戈斯象龟，是 2006 年 6 月在澳大利亚动物园里因心脏衰竭而病逝的象龟哈里特。[3] 除象龟之外，达尔文还发现，加拉帕戈斯群岛上生活着一种特殊的鸟类，它们是"一种极其奇特的雀，生活在不同岛屿上的雀，其喙部结构、翅膀长短、体貌特征和羽毛形状都比较相似，但又相互区别。岛上的雀共有 13 种……并且这种雀只生活在加拉帕戈斯群岛，是这个地方特有的一种鸟"[4]。达尔文的考察、笔记和图例为之后持续了数十年的加拉帕戈斯群岛生物科考工作提供了宝贵的资料，自此之后，达尔文时代之前人类对于大自然的理解就被完全颠覆了。

157

　　达尔文满怀热情地收集和制作了许多标本——包括地质标本、生物标本和古生物标本。他或将这些标本从旅行中的某个地点寄回英国的家中，或将它们小心地存放在"小猎犬"号上精心准备的盒子里。据说达尔文在此次旅行中总共收集和制作了 5 000 多个标本。1832 年 9 月，他第一个在阿根廷发现了一批化石，这些化石给他留下了特别深刻的印象。这是两只巨型树懒的化石，其体型比达尔文时代和今天的树懒大很多倍。这些在旅途中不断被发现的化石清楚地表明，物种不是一成不变的，可能会有新的物种出现，也可能会有旧的物种消亡。1835 年 2 月，智利瓦尔迪维亚（Valdivia）周边地区发生了强烈地震，让刚刚旅行至此的达尔文亲身体验到了大自然的破坏力。

　　根据达尔文的观察，地震将地球的某些地方抬高了足足数米。在这几处断裂的岩石中，他还发现了海贝壳的残骸。正是达尔文的这些观测成果帮助地质学家重新测定了地球的年龄。地球显然比传统博物学（和《圣经》）中记载的要古老得多。达尔文把他的这些发现写进了信里，寄给了远在英国的朋友们，其中就包括植物学教授约翰·亨斯洛（John Henslow）。他将达尔文的发现发表在了一些科学期刊上，让达尔文在航行结束回到英国之前就在科学界崭露了头角，拥有了一定的名气。

　　这些全新的发现带给达尔文的愉悦感让他暂时忘记了身体上的病痛。穿越了潘帕斯草原并在篝火上美美地烹制了一顿晚餐后（在
158 这里可不像在家乡什鲁斯伯里用餐时那样能够安稳地享受仆人的服务），达尔文兴高采烈地记下："我正在变成一个真正的高卓人；喝着我的马黛茶，抽着我的雪茄，以天为被，舒服地躺下，如同盖着一床羽绒被一样舒适。"[5]

　　1836 年 10 月 2 日，"小猎犬"号到达英国沿海城市法尔茅斯（Falmouth），达尔文在法尔茅斯港口下了船，乘坐邮局的驿车回到了什鲁斯伯里。这名博物学家完成了有史以来最漫长、最富有成果的旅行，他再也不会离开英国的土地了。回国之后，达尔文开始撰写学术论文和科考报告，他采用了当时十分流行的游记风格，重点记述了自己观察到的以及制作成标本的动物。五卷插图本《"小猎犬"号科学考察记》（*The Zoology of the Voyage of H. M. S. Beagle*）于 1838—1843 年陆续出版。除整理他的收藏以及 1 000 多页的科考笔记之外，达尔文还在为另外一件人生大事而努力着：27 岁的他正处于最佳适婚年龄。

　　作为一名成熟的博物学家，达尔文非常清醒地权衡了结婚的利

弊。在赞成结婚的理由中，达尔文如此写道："孩子（如果上帝眷顾的话），白头偕老的终身伴侣（晚年老伴），我们互相关心、彼此相爱、一起玩耍，不管怎样，这总比一只狗的陪伴来得更好。有一个家，有人可以照料房子。有音乐以及和女人聊天的吸引力。"还有占据着"赞成结婚的理由榜首"位置的"这些事情都有益于一个人的健康"。然而，事实上，这些好处全都能被坏处抵消："失去了人身自由。花大量的时间照顾孩子。吵架。浪费大量的时间，晚上都没时间看书。我的妻子也许会不喜欢伦敦。亦或者，我自己会变成一个碌碌无为、游手好闲的傻子。"[6]

　　最终，达尔文选择了步入婚姻，在相熟的亲戚中找了一名未婚妻。1839 年 1 月 29 日，达尔文与比他大一岁的表姐埃玛·韦奇伍德（Emma Wedgwood）在斯塔福德郡梅尔镇（Maer）的韦奇伍德家族庄园中举行了婚礼。不过，达尔文的日记中对结婚这件大事的描述只有寥寥几笔，文字更是朴实无华，没有使用任何浪漫的字眼进行渲染："今天，我 30 岁了，在马尔结了婚，婚礼结束后即返回了伦敦。"[7]尽管达尔文足足生育了十个孩子，但总体来讲，他的婚姻还是不错的。埃玛对达尔文的工作给予了极大的支持，对此，达尔文直至晚年都在不断地向妻子表达着感激之情。

　　很快地，达尔文对妻子有可能不喜欢住在伦敦的担忧就完全不存在了，这是因为，他本人率先对大城市产生了反感，尽管在这里，他才有机会与其他研究人员交流思想，与文质彬彬的英国绅士们在酒吧里侃侃而谈。此外，在出版商和各大媒体聚集的伦敦，达尔文的科考报告得到了广泛的认可，此后——这里的"后"指的是在他的传世经典之作《物种起源》出版之后——回顾起这段辉煌的时光，达尔文如此说道："这部作品的巨大成功总是比我其他任何作品的问世更能激发我的虚荣心。"[8]

沉浸在子孙满堂的"幸福"中，达尔文和埃玛夫妻俩越来越向往平静安宁的乡村生活。1842 年 9 月，他们搬到了肯特郡唐恩村的唐恩庄园（Down House）。现如今，这处当时的乡村庄园早已被大都市迅猛的城市扩张吞没，变成了伦敦的一部分。达尔文 33 岁搬至唐恩庄园，在这里生活了 40 年，直至离世。在此期间，他全神贯注地将全部的心血都倾注在了工作上。尽管由于健康原因，他不
160 得不经常中断研究，但他还是创作和出版了大量关于地质理论和进化论的专著。然而，就在他快要完成《物种起源》的撰写工作时，一个对于一名科学家来说无异于晴天霹雳的消息传来了：有一个研究者率先出版了相同主题的专著。

在远东地区工作的阿尔弗雷德·拉塞尔·华莱士（Alfred Russell Wallace）也致力于物种起源和进化论的相关研究，并于 1855年先于达尔文发表了论文《论制约新物种出现的规律》（Über das Gesetz, das das Entstehen neuer Arten reguliert hat）。1858 年 6月，达尔文收到一封信，这封信的寄出地是现今的马来西亚，署名是华莱士。这封信让达尔文惴惴不安。在信中，华莱士请求达尔文为他即将发表的论文提些建议。达尔文不得不承认："无论华莱士的文章所涉及的物种是广泛还是狭窄，它都会摧毁我的成果的独创性。"[9] 在这种情况下，只有抢在华莱士之前将论文发表出来，才能够占得先机。然而，这种行为在达尔文看来是有失风范的。因此，

在朋友的建议下，达尔文征求了华莱士的意见，两人最终达成了一项君子协定。1858 年 7 月 1 日，达尔文和华莱士一起在伦敦学会上宣读了各自的研究成果，并将研究成果发表在了学术期刊上。不过，可惜的是，此次的成果并没有在公众之中造成多大的影响。

与此次会议上发表的成果未造成多大的影响形成鲜明对比的是，次年问世的《物种起源》在科学界引起了极大的轰动。时至今日，我们依然能够看到，进化论中的观点虽然已经得到了科学界的基本赞同和接受，达尔文提出的"自然选择"（natural selection）却颇具争议。一场又一场面向公众的学术辩论让这部作品和它的作者声名大噪，其中最著名的一场是在 1860 年 6 月 30 日于牛津的英国科学促进会（British Association for the Advancement of Science）会议上进行的，辩论的双方是博物学家托马斯·亨利·赫胥黎（Thomas Henry Huxley）和牛津教区主教塞缪尔·威尔伯福斯（Samuel Wilberforce），赫胥黎是达尔文理论的坚定拥护者，因此，他本人以及他所信奉的达尔文理论都受到了威尔伯福斯的猛烈攻击。

当天的观众人数估计多达 1 000 人，这对于那个时代的科学会议来说是极其少见的。据观众讲，主教总是试图用居高临下的傲慢方式嘲讽他的对手，用戏谑的口吻反问赫胥黎"是不是并不在乎把猴子认作祖父"。（这是一个反进化论者最喜欢抛出的问题，尤其是那些从未读过《物种起源》的人。）赫胥黎回答道："我和主教大人您的答案是一样的！"随后，赫胥黎又补充道："如果硬要我回答愿意认一只猴子为祖父还是愿意认一个有幸身居高位、拥有着不小的影响力但只会利用这些影响力在一场科学辩论中表达一些可笑观点且出尽洋相的人为祖父，那么我肯定会毫不犹豫地选择猴子。"[10]

　　达尔文使我们对于生命发展和人类起源有了全新的认识，尽管如此，他也并未宣称自己的理论就是绝对真理："知识匮乏比知识渊博更容易让人傲慢。斩钉截铁地相信某个问题永远不可能被科学解答的人常常不会是知识渊博之人，而是知识匮乏之人。"[11]

　　查尔斯·狄更斯宏大的叙事能力以及查尔斯·达尔文以中立态度进行科学观察的能力是另外一名学者所缺乏的，与狄更斯和达尔文一样，这名学者也在 1859 年出版了自己的专著。这名学者除采用直接观测的手段之外，还运用了自己的经验进行推断，因为他的观察对象并不总能用肉眼观察到（有些观察对象只能用显微镜才能看得见）。这名学者就是伊格纳茨·菲利普·塞麦尔维斯。结束了在维也纳的工作后，塞麦尔维斯就回到了他匈牙利的家乡佩斯，在 *162* 那里开了一家诊所。尽管自从父母过世之后，塞麦尔维斯的经济状况便十分紧张，但他还是在圣罗胡斯医院（St. Rochus-Hospital）产科无偿工作了六年。在塞麦尔维斯的强烈建议下，这家看起来卫生条件不佳的老医院颁布了严格的洗手制度。自此之后，这家医院的产妇死亡率便得到了有效的控制（虽然在他离开后，大家又开始懒得遵循洗手制度了）。相关资料显示，当时医院的产妇平均死亡率在 10％到 15％之间，但在圣罗胡斯医院生产的 933 名产妇中，只有 0.8％死于产褥热。

　　1856 年 7 月，塞麦尔维斯被任命为佩斯大学的产科教授。为了在大学的附属医院圣罗胡斯医院推广洗手制度，塞麦尔维斯必须克服重重阻力。在此过程中，他无数次地遭到拒绝，有时甚至是敌意——尽管他盛名在外，但并不是大学聘用教授时的第一人选。不过，在得到了业界权威期刊《维也纳临床周刊》（*Wiener Klinische Wochenschrift*）的推荐之后，嫉妒他的人就再也无法阻止塞麦尔维斯了。这一次，塞麦尔维斯成了绝对的主导者，其他人必须听命于他。于是乎，在他执掌圣罗胡斯医院产科的头一年，就获得了巨大的成功：514 名产妇中只有两人因产褥热而死亡——产褥热的致死率降为了 0.39%。

除此之外，他的个人生活也发生了可喜的变化，这种变化对他的心理可以说是十分有益处了。1857 年 6 月，时年 39 岁的塞麦尔维斯与 20 岁的玛丽亚·威登胡波（Maria Weidenhuber）结了了夫妻。玛丽亚对塞麦尔维斯的性格产生了极为积极的影响，尤其是在他面对敌意和误解的时候。然而，塞麦尔维斯夫妇也承受了那个时代许多父母不得不承受的悲剧。两人的第一个孩子是一个男孩，他仅仅出生两天就死于脑积水——在那个时代，对大脑和颅骨进行操作的神经外科手术尚未出现。1860 年，他们的一个女儿出生了，不幸的是，这个女孩仅仅出生四个月就去世了。随后这对夫妇又接连生了三个孩子。最后一个女儿安东尼娅（Antonia）在 1864 年出生，然而，她也未能活到成年。

除了艰苦的临床工作和教学，塞麦尔维斯一直在找机会撰写医学专著，这件事对于他来说非常重要，他极为重视。他为自己正在撰写的这本书取名为《产褥热的病因、概念及预防》（*Die Aetiologie, der Begriff und die Prophylaxis des Kindbettfiebers*）。1861

年，这部作品终于问世了，不过，其语言十分艰涩，可读性不强，
即使是从事医学工作的专家学者也不易读懂。在执笔的过程中，塞
麦尔维斯越写越兴奋，笔下的文字如泉水一般涌出，汇成了一本
500 页的皇皇巨著。不过，这些文字中显露出的咄咄逼人的架势和
态度令他的医学界同行们甚为厌恶。这是因为，与达尔文的《物种
起源》相比，塞麦尔维斯的目标读者并不是普罗大众，而是他的反
对者们，尤其是维也纳总医院里反对他的同事们：

> 我的主张在它源出之地的学校中尚未被废弃，未来也必将
> 被铭记，而这正是我撰写本书时想要达到的目标。我的主张在
> 它源出之地的学校中受到毁谤，但我并不在意，因为它像那些
> 不屑于辩驳的高贵之人一样，用降低产妇死亡率来回应毁谤
> 者。未施行我的主张之前，产妇死亡率为 9.92%；施行之后的
> 12 年间，产妇死亡率降低到了 3.71%，降低了 6.21%。如此
> 成绩仍旧被毁谤者们攻击，他们指责我的办法没能完全消除产
> 褥热导致的死亡。他们对我的敌意就是我的武器，在这里，我
> 向毁谤我的那些人郑重声明：如果你们能实实在在地降低产妇
> 的死亡率，那才是对我最有力的驳斥。[12]

164   塞麦尔维斯并没有被一些颇有名气的反对者吓倒，比如名望最
盛的鲁道夫·菲尔绍（Rudolf Virchow）——尽管这名德国病理学
家犯了许多错误，但仍然被认为是 19 世纪最伟大的医学学者之一。
菲尔绍认为，产褥热的诱因是反复发作的血栓或冬季寒冷潮湿的天
气。塞麦尔维斯则坚信自己的道路是正确的，菲尔绍的判断是错误
的，因此，他毫不留情地批判道：

菲尔绍的许多推测使得他站在了科学的对立面，他疑神疑鬼，大惊小怪。除此之外，作为一名医学工作者，菲尔绍的观察能力也非常差。都到了 1858 年了，作为一名享有盛誉的病理学家，他竟然无法从那些明显死于产褥热的产妇尸体的各项表征中识别出患者是死于产褥热的。所以，菲尔绍无权批评我，除非他是故意想要用这些言语标榜自己的幽默，树立一个平易近人、正直坦率的形象……冬季的确是大部分流行病发作的季节，然而，这并不是因为冬季天气寒冷，而是因为冬季是处理可降解物质的黄金时间。本书第 9 页第 II 表和第 120 页第 XIX 表可证明天气条件对产褥热并没有任何影响。产褥热伴有急性出疹、大面积丹毒、哮吼、流脓、化脓性炎症等症状，同时出现多种症状的原因是，照顾和治疗产妇的医生及助产士同时也为其他疾病的患者提供医疗服务。如果上述两个表格中的数据还无法说服菲尔绍，那么我建议他最好能够亲自向相关部门建议，禁止在冬天为产妇提供助产服务。这样一来，菲尔绍就能够看到，那些在冬天生产且未得到助产服务的产妇们有多么健康，进而就会明白，天气寒冷并不是产褥热流行的原因。[13]

165

在写给反对者的信件中，塞麦尔维斯一向言辞犀利、毫不留情。其中言辞最为犀利的是塞麦尔维斯于 1861 年写给维尔茨堡产科教授弗里德里希·威廉·斯坎佐尼（Friedrich Wilhelm Scanzoni）的一封信。在这封信中，塞麦尔维斯如此写道："先生，如果你没有驳倒我的学术观点，而继续将'产褥热只是一种普通流行病'的观点教授给学生和助产士的话，那么我会在上帝和全世界面前宣称你是一个杀人犯。如果你率先反对我这项拯救生命的发现，那么将你称为'医界尼禄'载入产褥热的史册，也没有冤枉你。"[14]

　　诚然，塞麦尔维斯那带有强烈攻击性的文字令许多人不适。不过，在《产褥热的病因、概念及预防》问世 160 年后，读者不得不由衷地赞叹他那先进的医疗理念：病人的健康是唯一所虑，除此之外，别无其他。

注　释

延伸阅读：

Charles Darwin：Der Ursprung der Arten durch natürliche Selektion oder Die Erhaltung begünstigter Rassen im Existenzkampf. Übers. v. Eike Schönfeld. Stuttgart 2018.

[1] 引自 Ronald D. Gerste：Charles Darwin. Schweizerische Ärztezeitung 2009；90，S. 599。

[2] Hanne Strager：A Modest Genius. The story of Darwin's life and how his ideas changed everything. Middletown，Delaware 2016，S. 11.

[3] Süddeutsche Zeitung，24. 6. 2006.

[4] 引自 Johannes Hemleben：Charles Darwin. Mit Selbstzeugnissen und Bilddokumenten. Reinbek bei Hamburg 1968，S. 54。

[5] 引自 Strager：Modest Genius，S. 33。

[6] 引自 Strager：Modest Genius，S. 58 - 59。

[7] 引自 Hemleben：Charles Darwin，S. 69。

[8] 引自 Hemleben：Charles Darwin，S. 73。

［9］引自 Hemleben：Charles Darwin，S. 101。

［10］引自 Hemleben：Charles Darwin，S. 118。

［11］引自 Strager：Modest Genius，S. 169。

［12］Semmelweis：Aetiologie，S. 471.

［13］Semmelweis：Aetiologie，S. 481 – 482.

［14］引自 Theodor Wyder：Die Ursachen des Kindbettfiebers und ihre Entdeckung durch I. Ph. Semmelweis. Berlin und Heidelberg 1906，S. 35。

10. 红十字会

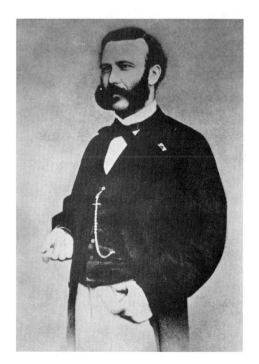

1864 年 8 月 22 日，《日内瓦公约》在日内瓦市政厅签署。该组织的创始人就是亨利·杜南（Henry Dunant）。

一个出公差的旅人来到了一个正在书写着世界（或者说至少是欧洲）历史的地方。此时，那场数日之后让他在整个欧洲声名鹊起、被各种媒体争相报道的英雄壮举尚未发生。他满眼看到的都是不幸和痛苦，这个夏日的痛苦是如此深刻，以至于他之后回忆起来，笔尖仍旧会止不住地颤抖——这个夏天彻底地改变了他的世界，并驱使着他改变整个世界。他满怀惊恐地如此描述了自己的所见所闻："绝望的他们不断向医生求助，痛苦地抽搐着，翻来覆去，直到最后破伤风发作，走向死亡，获得解脱……那里躺着一个士兵，他几乎完全毁容了，舌头从破碎的下巴处掉了出来……另外一个可怜的人，他的脸被刀砍去了一部分……第三个人的头骨裂开了一个大口子，他濒临死亡，脑浆都流到了教堂的地板上。他躺在过道处，挡住了其他人的路，总是被他的同伴们踢到。在他垂死之际，我尽可能地帮助他，用手帕轻轻盖住他只能微微移动的头。"[1]

写下这些文字的就是年轻的瑞士人亨利·杜南，而这个改变了杜南命运的地方被称为索尔费里诺（Solferino）。索尔费里诺的意思是"偏离"，与当时那些被认为是正常的东西的偏离。19世纪，历史学家于尔根·奥斯特哈默（Jürgen Osterhammel）编撰了一部宏大的著作，指出在那个时代，欧洲的主旋律——在很大程度上——是和平："1815—1853年克里米亚战争爆发之前的这几十年间，欧洲大陆上没有发生过一次战争，即便是后来爆发的克里米亚战争和德国的统一战争也远远比不上其他非欧洲地区的战争那么血腥和暴力，比如20世纪初的两次世界大战。欧洲1500年的历史中发生过10次大国之战，然而没有一次是发生在1815—1914年的。

1701—1714 年的西班牙王位继承战争十分惨烈，据说这场战争夺走了 120 万人的生命。1792—1815 年的战争伤亡率更高，据估计可达 250 万人。从死亡人数占总人数的比例来看，18 世纪死于战争的人数占比是 19 世纪的 7 倍。"[2]

以索尔费里诺战役为高潮的 1859 年战争则属于波及面不广的 *169* 局部战争——持续时间亦不足三个月。尽管如此，战争之殇却并不会因此而稍减分毫。而这种伤痛亦深深地震撼了亨利·杜南这个极其偶然才看到这种惨烈场景的目击者。1859 年 6 月 24 日，在距离索尔费里诺这座小城（今天它只有不到 3 000 名居民）不远的风景如画的伦巴第，两支势均力敌的军队剑拔弩张。一边的军队穿着奥地利的制服，听命于年轻的奥地利皇帝弗兰茨·约瑟夫。另一边的军队由另外一位皇帝率领，他的名字是拿破仑三世。在克里米亚战争结束后仅仅三年，为了重现法国的荣耀，拿破仑三世主动发起了这场战争。在进入圣地耶路撒冷并保留土耳其作为对抗沙皇俄国的屏障之后，意大利的统一又成为促使拿破仑三世发动新战争和干预撒丁王国军事行动——历史学家亦将其称为意大利第二次独立战争——的驱动因素。

在这个夏日里，索尔费里诺的战场上没有战术可言。正如伟大的医学史学家汉斯·沙德瓦尔特（Hans Schadewaldt）所描述的那样，这两支军队"可以说是在完全没有制订战术计划的前提下正面对抗、互相残杀的"[3]。在延绵不足 10 千米的战场上，250 000 人 *170* 面对面地肉搏厮杀。酷日当头，厮杀持续了将近 15 个小时，直至下午时被猛烈的雷暴打断了。直至傍晚，奥地利人才战败撤退。

40 000 名士兵或死或伤，横七竖八地躺在战场上无人问津。在伦巴第漆黑的夜幕下，伤兵们的哀号响彻夜空，他们口中干渴无比、身上疼痛难忍，呼喊着要水，呼喊着有谁能给他们减轻疼痛、提供人道帮助。

　　阵阵的哀号声萦绕在亨利·杜南耳边。此时的亨利·杜南只有31 岁。他在阿尔及利亚创办了一家公司。为求得法国皇帝的支持，杜南亲自前往索尔费里诺拜见拿破仑三世。索尔费里诺战场上的情形坚定了杜南的信念：除投资、销售和回报之外，他的人生中还有更重要的事情。1828 年 5 月 8 日，亨利·杜南出生在日内瓦上城的一户富商之家，在浓厚的加尔文主义氛围中长大。通过他的母亲，小亨利接触到了塑造他思想的基督教复兴运动（Erweckungsbewegung），即"新教协会"。因此，他能够十分敏锐地感知到周围那些过得远没有他和他的家人好的人所遭受的苦难。他漫步在日内瓦的贫民窟——当时这座城市如现在一样繁华富足——不无感慨地说道："如此深重的苦难，单单依靠个人的力量是无能为力的，倘若真想为消除这些可怕的苦难做出哪怕一点点的贡献，也需要集合全人类的力量。"[4]

　　在整个求学过程中，年轻的杜南也丝毫没有懈怠。不过，他只在宗教专业中取得过好成绩。离开日内瓦的加尔文学院时，杜南未能取得学位。离开学校后，他便从事了一项在世界人民的刻板印象中瑞士人最常涉足的职业——银行职员。闲暇之余，他照顾犯人，徒步穿越家乡的大山，壮美的山景令他无比沉醉，忍不住惊叹于上帝的馈赠。他成立了一个协会，这个协会的主要宗旨在于帮助年轻

的未婚男子，引导他们走上正途，为那些无家可归的流浪汉提供位　*171*
于日内瓦湖边的临时住所。该协会的法语名为"Union Chrétienne
de Genève"，于 1852 年 11 月 30 日正式成立。很快，类似的机构和
组织也开始陆续在瑞士的其他城市、英国乃至美国出现。德语中将
这一协会称为"基督教青年会"。1855 年，巴黎世界博览会开幕，在
此期间，一个世界性的基督教青年会成立了，缩写是 CVJM。这个协
会是亨利·杜南创办的第一个慈善协会，比红十字会早了约十年。

亨利·杜南将自己的所有资产都投入了慈善事业，他的财富就
像春日里汝拉山脉上的积雪一样，迅速地融化掉了。为了继续维持
慈善事业的运转，亨利·杜南必须赚更多的钱。几番考量后，他看
上了阿尔及利亚，坚信在那片土地上能够淘到金。与那个时代的许
多人一样，亨利·杜南对东方世界也十分着迷。他的实干精神总是
与他传播信仰的执着精神相辅相成："在那里，我把阿拉伯语的
《圣经》发给了以实玛利的后裔，他们总是欣然接受。"[5]这一愿望
不仅是亨利·杜南的思想之源，也是他的感受之源。

杜南投资成立了一家粮食加工厂，希望能够像其他在殖民地经
商的人一样获取暴利——然而，殖民地经商的经历让他陷入了思
考。亨利·杜南十分厌恶欧洲殖民者在当地的所作所为，他如此说
道："那些所谓的欧洲大国有什么权力把痛苦带给别国的民众……
这些可怜人只想保留一丁点儿自由，在自己的国度当家做主，他们
有什么错？殖民者们为了掩盖他们一味追求利益的本质和对待殖民
地人民的不公正，恬不知耻地声称自己为殖民地人民带来了现代文
明。但事实上，殖民者们带来的只有罪恶、腐败和殖民地人民从未

172 经历过的不公。"[6] 亨利·杜南在阿尔及利亚的生意给他带来了许多麻烦，还有不断增长的债务。他在当地的所见所闻时常让他无法专心于自己的生意，比如那些奴隶制社会的遗存。更为可怕的是，在一些所谓最先进的发达国家之中（比如美国），竟然还保留着落后的奴隶制度。此时的亨利·杜南还有幸遇见了美国著名的畅销书作家哈里耶特·比彻·斯托（Harriet Beecher Stowe），后者将自己的畅销书《汤姆叔叔的小屋》推荐给了他。然而，在阅读这本书的过程中，杜南却忍不住愠怒了起来："一个自诩站在文明和自由最前沿的国家，直至今日仍旧把自己的同胞像牲畜一样地贩卖。这违背了人类的基本道德，是现代文明的灾难和对基督教精神的无情践踏。被压迫的人们迟早有觉醒的一天。难道殖民者们妄想推迟被殖民者们觉醒的时间，直到有一天这可恶的奴隶制度在惊雷风暴中轰然倒塌？"[7] 亨利·杜南一语成谶——美国南部的奴隶制正是通过南北战争这场惊雷风暴才被废除的。

由于法国驻阿尔及利亚当局对亨利·杜南的项目不太支持，他只好亲自前往伦巴第，向正在当地率军打仗的法国皇帝寻求帮助。亨利·杜南撰写了一封关于如何开发阿尔及利亚的致敬信，打算亲自呈给拿破仑三世（不过这封信实在是太长了，因此被拿破仑三世婉拒了）。就这样，杜南从时日静好的日内瓦来到了战火纷飞的索尔费里诺。1859 年 6 月 24 日晚，杜南抵达了距离战场不远的小镇斯蒂维耶雷堡（Castiglione delle Stiviere）。一幅可怕的场景展现在了他的面前——小镇中，到处都躺着因战争而受伤的人，战争已经结束几个小时了，这些伤员却依旧倒在血泊里痛苦地呻吟着，没有人为他们提供医疗救助："驮着伤员的骡子一颠一颠地跑着，这种步态十分颠簸，令背上的伤员痛苦地哀嚎。一名伤员的腿被打断了，耷拉在下面，看起来几乎要与身体脱离。马车的每一次颠簸都令他痛苦无比。另一名伤员的手臂断了，他用自己的另外一只手臂紧紧地握住伤臂保护住它。还有一名士兵的左臂被燃烧着的箭刺穿了。"[8]

173

　　杜南放下一切顾虑，迅速地投入了救治伤员的工作中，他与小镇居民一起，为伤员提供紧急医疗救治，包扎伤口，分发干净的饮用水。单单是小镇的教堂里就挤满了500多名伤员。杜南给这些志愿者树立了榜样：起初，人们只想照顾他们"自己的"（皮埃蒙特人和他们的法国盟友）伤员，但在杜南不遗余力的劝说（杜南说伤员和亡者并没有区别）下，大家才同意去帮助奥地利伤员。忙碌的救治工作一直持续到夜幕降临，整个小镇的人们嘴里都念着"大家都是兄弟"（Tutti fratelli）。现如今，这句话被永远地铭刻在了斯蒂维耶雷堡红十字会的纪念碑上。大家都是兄弟——至少在枪声消弭后的数小时安静的时间里是如此。

　　斯蒂维耶雷堡小镇的妇女令杜南尤为钦佩："没有什么困难能够让她们退缩，让她们筋疲力尽，让她们灰心丧气。她们无私地贡献出自己的力量，不知疲倦，没有丝毫厌烦。为了救助伤员，她们愿意付出所有。"[9]她们忙碌的样子让杜南想起了弗洛伦斯·南丁格尔，他曾经读到南丁格尔在克里米亚战场上救治伤员的报道，南丁格尔建立起的为伤员提供救治服务的机构让杜南十分钦佩。尽管杜南本人终身未婚，对于女性魅力似乎十分无感，但这些救助伤员的

意大利女性在他的眼中是散发着无穷魅力的："这些临时充当护理
174 人员的女性中不乏漂亮甜美的年轻姑娘，她们是那么善良，美丽的
眼睛中噙满泪水，正是由于她们的悉心照顾，伤员们才重新燃起了
生的勇气。"[10]

　　在接下来的几天里，杜南进一步优化了对伤员的护理。他与在
日内瓦复兴运动中结识的朋友们一同成立了一个委员会，专门负责
救援物资的供应和募捐活动。一名来自日内瓦的外科医生也被派往
斯蒂维耶雷堡小镇，帮助那里为数不多的军医。外科医生几乎夜以
继日地工作，当地的卫生条件极差，大多数手术无法使用麻醉
剂——因为氯仿麻醉剂实在是太稀缺了。血腥恐怖的手术场面并没
有吓倒杜南，他如此详细地描述了外科医生们最常做的截肢手术：
"医生脱掉了他的外套，把衬衫的袖子卷到肩膀处，腰间系着一条
延伸至脖颈处的防护裙，他单膝跪在石板上，手中紧握着手术刀，
用另一条手臂抱住士兵的大腿，一刀划破了大腿周围的皮肤。紧接
着，刺耳的尖叫声就响彻整个医院……随后，医生站起来，开始着
手将皮肤与裸露的肌肉分离。他迅速将皮肤切开，随后像翻袖口一
样将切口翻开，用手术刀划开肌肉层，直至骨头。鲜血从医生的手
腕处喷涌而出，溅到了他的身上和地板上。"[11]

　　杜南设法说服拿破仑三世的副官释放被俘的奥地利军医。这些
军医成了最受欢迎的增援力量——对于杜南来说，释放敌方军医标
志着无差别护理伤员时代的到来。从自己在索尔费里诺战场上的亲
175 身经历中，杜南提出了一个全新的理念："难道我们就不能成立一
个救助协会，招募一些有志于照顾伤员、具有奉献精神的志愿者，

好为战争中的伤员提供无偿的救治吗?"[12]

自此之后,杜南成了一个为了未来战争中伤员能够得到救治而到处奔走的"说客"(后世如是称)。首先,杜南在米兰的沙龙上发表演讲,然后到其他的城市演讲——他的演讲十分华丽,演讲的风格越来越激情澎湃。他脑海中的计划越来越具体,即筹划成立一个专门从事伤员救助的慈善机构。对于这个机构的标志,杜南是如此规划的:"……设计一个盾章或一面旗帜,总而言之,像拉伯兰旗[13]一样,可以被挂在树上或临时救助所的病房上。"[14]

杜南感受到了人们的共鸣,决定通过演讲向更多的听众宣传他的主张。他将自己在索尔费里诺的经历写了出来,编撰成了一本书,即《索尔费里诺回忆录》(*Un souvenir de Solférino*)。他将第一版书寄给了欧洲许多国家的君主,因为他认为这些人影响力巨大,可谓大众意见领袖。普鲁士王后奥古斯塔(Königin Augusta)在给杜南的回信中称自己"非常感动",特意把这本书放在丈夫的床头柜上推荐给他。由于时常收到积极的反馈,杜南难掩激动的心情:"一本普普通通的个人撰写的书在欧洲宫廷里获得如此之高的赞誉,这样的事情以前从未发生过。"[15]

此后,《索尔费里诺回忆录》①[16]被不断再版并被翻译成许多种语言,杜南因此成了著名的畅销书作家。1863 年 2 月,杜南在日内瓦成立了一个五人委员会,这为其计划成立的救济组织奠定了基础。除杜南外,其余的四人分别是:瑞士将军纪尧姆-亨利·杜福 *176*

---

① 该书电子版可参见 https://www.roteskreuz.at/fileadmin/user_upload/Multimedia/Eine_Erinnerung_an_Solferino_-_Henri_Dunant_1_.pdf。——译者注

尔（Guillaume-Henri Dufour）、律师古斯塔夫·穆瓦尼耶（Gustave Moynier）、外科医生泰奥多尔·莫努瓦（Théodore Maunoir）和外科医生路易·阿皮亚（Louis Appia）。杜福尔将军在他 76 岁的时候当选了该委员会——此时已更名为"国际救护伤员委员会"——的主席，他建议："组织的每一名志愿者都必须佩戴同一种样式的徽章和臂章，穿着同一种制式的制服，以便于标明身份，免于受到攻击。"[17]

委员会内部发生争执是不可避免的。发生争执的主要原因在于，杜南总是想要扩大宣传规模，向更多的人介绍自己的组织，而委员会中其他相对保守一些的成员，比如杜福尔，则对杜南的策略稍有不满。杜南认为，做事情必须趁热打铁才行。事实上，他也得到了许多上层人士的大力支持，比如，萨克森国王就宣布无条件支持杜南："我会尽我所能。并且我个人认为，不愿加入这一人道主义倡议的国家必将受到其他国家的谴责。"[18]

尽管如此，参与这个组织的欧洲国家仍旧是凤毛麟角。有鉴于此，1863 年 10 月 26 日，委员会在维也纳宫举办了首届国际大会，邀请了来自 16 个欧洲国家的代表们参会。众所周知，在如此大规模的会议上，调停斡旋、达成一致颇为不易。不过，在此次国际大会上，各国却顺利地就一个非常重要的问题迅速达成了一致，当时担任会议秘书的杜南在会议记录中如此写道："阿皮亚医生坚持认为我们的组织应当为志愿者们配备统一徽章，并建议在会议决议的第一段中添加如下一句话：'大会提议，志愿者须在左臂佩戴白色臂章。'……经过一番讨论，阿皮亚医生的建议被大会接受了，但

1

rtrt

所佩戴的那枚臂章被修改为一个红十字。"[19]

　　长期以来，援助组织是否应该在发生战争时被自动定位为"中立"这一问题一直存在着争议。杜南认为援助组织应当被交战双方赋予"中立"身份，莫努瓦则强烈反对他的主张。普鲁士代表坚决支持杜南的观点，这名代表指出，早在 100 年前的 1759 年，普鲁士就在腓特烈大帝（Friedrich dem Grßen）的治下与法国达成了关于"伤员和护士免于被囚禁"的协议。最终，与会的大多数代表为杜南的提议投了赞成票。 *177*

　　次年，瑞士政府应邀参加了另外一场国际会议，红十字会由此正式成立。1864 年 8 月 8 日至 22 日，在日内瓦的市政厅中，一场国际会议正式举行，标志着国际红十字会的诞生——会议上达成的《日内瓦公约》直至今日仍然为国际社会所承认，当然，公约内容并非在之后的每一场战争中都为参战双方所认可和遵守。此次会议中，杜南失去了主导性地位，五人委员会中的古斯塔夫·穆瓦尼耶作为代表参加了此次会议。次年，英国加入了该公约。美国——日内瓦会议期间美国内战正处于胶着状态——直到 1882 年才加入。

　　但归根结底，红十字会的成立是亨利·杜南的胜利。几年来，他都可以享受这一胜利带来的愉悦感，欣慰地看着红十字会得到越来越多欧洲国家的接受和赞同。第一个将《日内瓦公约》付诸实践的是普鲁士。1866 年，普鲁士在普奥战争中取得了胜利，普鲁士国王邀请杜南参加了本国的胜利大游行。在迎接杜南的仪式现场，普鲁士女王布置了许多面红十字会的旗帜，普鲁士王储［就是那位仅仅在位 99 天、被誉为"德国自由主义的希望"的弗里德里希三世（Friedrich Ⅲ）〕也带着无比高涨的热情热络地对杜南说道："杜南先生和我，我们是老朋友了！"[20]

注 释

延伸阅读：

Elke Endraß：Der Wohltäter. Warum Henry Dunant das Rote Kreuz gründete. Berlin 2010.

〔1〕引自 Endraß：Der Wohltäter，S. 36。

〔2〕Osterhammel：Verwandlung，S. 194.

〔3〕Hans Schadewaldt：Die Schlacht von Solferino. Ausgangspunkt des Rot-Kreuz-Gedankens. In：G. W. Parade（Hrsg.）：Abususprobleme，Perinatale Erkrankungen，Ernährungsstörungen. München 1972，S. 110.

〔4〕引自 Endraß：Der Wohltäter，S. 15。

〔5〕引自 Endraß：Der Wohltäter，S. 23。

〔6〕引自 Endraß：Der Wohltäter，S. 24。

〔7〕引自 Endraß：Der Wohltäter，S. 26。

〔8〕引自 Endraß：Der Wohltäter，S. 34 – 35。

〔9〕引自 Endraß：Der Wohltäter，S. 37。

〔10〕引自 Endraß：Der Wohltäter，S. 37。

〔11〕引自 Endraß：Der Wohltäter，S. 45。

〔12〕引自 Endraß：Der Wohltäter，S. 41。

〔13〕Die Hauptheeresfahne im spätantiken Rom.

〔14〕引自 Endraß：Der Wohltäter，S. 43。

〔15〕引自 Endraß：Der Wohltäter，S. 48。

〔16〕Henri Dunant：Eine Erinnerung an Solferino. Basel 1863（nach der 3.

französischen Auflage) oder Die Barmherzigkeit auf dem Schlachtfelde. Eine Erin-
nerung an Solferino. Übers. v. E. R. Wagner, Stuttgart 1864 (nach der 4.
französischen Auflage).

[17] 引自 Endraß: Der Wohltäter, S. 54。

[18] 引自 Endraß: Der Wohltäter, S. 62。

[19] 引自 Endraß: Der Wohltäter, S. 67。

[20] 引自 Endraß: Der Wohltäter, S. 77。

11. 举国之殇

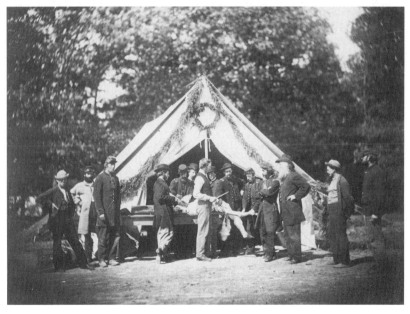

　　美国内战足足持续了 4 年，大大超出了 1861 年 4 月战争刚刚开始时人们的预计。不断的战斗使得伤员的数量持续激增，军队中所需的外科医生和医生助手缺口巨大。如图所示，军队中的外科医生做得最多的手术就是截肢手术。

寒冷的冬夜降临了，一个女人从藏身之所走了出来，她悄无声息地朝着河流的方向走去，满心期待着寒风已经完成了它的使命，俄亥俄河已经结冰。女人不知道的是，她的形象将走进文学作品中，流传后世。她用毯子把孩子包裹起来，紧紧地抱在怀中，怕孩子的哭声会暴露他们的行迹。她曾经的主人（抑或可称之为她的"所有者"）经常指派她走这条路，因此，这条路对于她来说是再熟悉不过的。今天晚上，她怀着强烈的期望，想要永远离开肯塔基州北部的种植园，再也不回到这个把她当牛当马、当犁当耙、当作主人私产的地方。就在几天前，一个奴隶贩子来到了她主人的家中，和她的主人商量用多少钱可以买走她和她的孩子。女人知道，她随时可能被卖到更南边的地方，远离家人，失去获得自由的梦想。她听其他奴隶悄悄说过，自由的梦想就在河的对岸，就在俄亥俄州里普利小镇郊区的一个山顶上的小房子里。这所小小的房子如同一座明亮的灯塔，散发着自由的光芒。这光芒如此耀眼，几千米之外依旧清晰可辨。奴隶们纷纷说：小屋里住着一个名叫约翰·兰金（John Rankin）的医生，他的妻子，以及他们的九个儿子、四个女儿。兰金是里普利长老会的牧师，是俄亥俄州最著名的废奴主义者、坚决反对奴隶制的斗士、废奴运动的积极倡导者。

女人抱着孩子，小心翼翼地踏上冰面，不幸的是，冰面太薄了，她掉进了冰冷的河水中。她使劲挣扎，不知道什么时候竟抵达了对岸。兰金那所小房子就是她通往自由的大门。前来求助的女人得到了兰金一家的帮助，获得了食物和暖和的衣服。母女二人康复之后，兰金夫妇借助人脉，保护她们安全北上。在救助这一对母女的整个过程中，兰金一家从未询问过女人的姓名。后来，兰金的女儿劳丽（Lowry）如此写道："我们根本想不到，这位勇敢的母亲在未来的某一天能够触动全国民众的心。"[1] 以这个女人为原型，作家哈里耶特·比彻·斯托才创作出了《汤姆叔叔的小屋》中令人动容的主人公女奴伊丽莎。这部小说比任何一本废奴宣传册或任何一次抵制奴隶制度的演讲都更有力量，它生动地向读者描述了奴隶们的悲惨生活，让读者切身地感受到了奴隶制的惨无人道。哈里耶特·比彻·斯托的文字更进一步加剧了亨利·杜南对美国奴隶制的反感。欧洲 1848 年革命失败后，这个位于大西洋彼岸的充满活力的国家成为许多欧洲人的新家园。尽管美国的立国文件 1776 年《独立宣言》唤起了人们对于自由的向往，但是这个国家依旧充当着孕育奴隶制的温床，尤其是美国南方。美国南方各州以农业为经济发展的基础，富有的种植园主和农场主对华盛顿国会和白宫的影响似乎越来越大，其势力明显压倒了反对奴隶制的北方。很明显：在一个已经进入现代文明的时代，美国仍然保留了奴隶制这种早已消失且被全人类公认为"不人道时代的遗迹"的社会制度。这片看似年轻的土地需要一次彻底的、以血流成河为代价的革命。

181

社会舆论对奴隶制的讨伐率先兴起，哈里耶特·比彻·斯托的著作成为其中的翘楚，被人们称作对非人道制度和奸商的控诉书。不过，对奴隶制的反抗不仅仅出现在舆论和文字中，许多废奴主义者也切身地投入了与奴隶制做斗争的实践，比如兰金。这名以创作了大量反对奴隶制的文字而闻名于世的废奴主义者，也常常采用除笔墨之外的武器，简单而有效地与奴隶制做斗争，比如帮助逃跑的奴隶摆脱追捕者的魔爪，让他们能够在美国的非蓄奴州——以及更加靠北的维多利亚女王治下的加拿大——安居乐业。维多利亚女王甚至收留了一个曾经身为奴隶，如今却在为逃亡奴隶们搭建逃跑网络的人——乔赛亚·亨森（Josiah Henson）。就这样，在兰金及其同人的共同努力下，一个帮助南方奴隶逃离奴隶主控制（时而自发、时而有组织）的庞大网络就这样形成了。与此同时，19 世纪

182 中叶铁路网的迅速扩张以及美国人对于这种新型公共交通工具的高度关注——在第一条铁路（纽伦堡至菲尔特）开通五年后的 1840 年美国就已经拥有了超过 5 000 千米的铁路线路——也为废奴运动添了一把火。除通过"地下铁路"（Underground Railroad）网络解救黑奴之外，废奴主义者们还用列车员（conductor）或者站长（stationmaster）等身份作为掩护，帮助更多的奴隶们坐上了驶向自由之地的列车。

　　及至 19 世纪中叶，"美国是否应当允许在新开拓的广大西部各州实施奴隶制"成了美国各方政治力量关注的焦点。各方的分歧越来越大，通过旷日持久的谈判而形成的各种协定也无法掩盖日渐尖锐的矛盾。南方各州政府将美国的人口增长视为对奴隶制的威胁。他们竭尽全力想要将奴隶制种植到新开发的西部领土上，满心希望南方各州的经济模式和社会制度能够在西部得以复制，好维持住他们在华盛顿的话语权。此前，在议会中，南方各州的话语权十分强大，他们能够阻止任何反对奴隶制的立法提案。之所以会如此，"五分之三规则"可谓"功不可没"——由于该规则，南方黑人的选票数被大大地削减了。更糟糕的是，即便被认定为"五分之三个

人"，南方黑奴依旧没有投票权，"代替"他们行使投票权的是白人选民（黑奴们的所有者）。因此，国会中支持奴隶制的声音才会如此之大。他们对白宫的控制也是显而易见的：1788 年至 1848 年的 16 次总统大选中，有 12 次是南方奴隶主获得了胜利。如今，这种压倒性的优势却受到了威胁。日益高涨的北方废奴主义运动让南方支持蓄奴的人们束手无策。来自欧洲的大批移民以及不断提高的工业化程度也令北方人口剧增，经济发展十分强劲。而所有的这些变化对于南方蓄奴州来说无疑是灾难性的。

美国西部和西南各州应当成为蓄奴州还是自由州——这个问题将决定南方各州和奴隶制的未来。既然这个问题无法在谈判桌上得到解决，那就只好交给枪炮。在全面内战爆发的前几年，堪萨斯地区[2]发生了一次规模较小的战斗。来自南方各州的居民与来自北方各州的居民发生了激烈的武力冲突。1856 年 5 月，激进的废奴主义者约翰·布朗（John Brown）在波塔瓦托米小河（Pottowatomie Creek）犯下了杀害奴隶制拥护者的严重罪行。三年后，约翰·布朗和他的儿子以及数位同道者共同袭击了位于哈珀斯费里的美国陆军仓库，希望用抢来的武器武装被压迫的奴隶，发动起义。不幸的是，起义失败了，布朗被处以绞刑。不过，在反对蓄奴的北方，他却被大家尊为英雄。

历史学家于尔根·奥斯特哈默描述了 19 世纪 50 年代美国内部尖锐的各方矛盾："有两个问题始终悬而未决：第一个问题是，两种截然不同的社会制度（奴隶制和以雇佣自由劳动力为基础的北方资本主义制度）如何能够在同一个国家中相安无事地共存。第二个问题是，如何在不撕毁宪法的前提下整合出一个全新的国家。由此看来，1861 年美国内战的爆发就完全在意料之中了。如今看来，这场战争似乎比第一次世界大战更加'不可避免'。"[3]

184　　正当此时，一个坚定地以反对奴隶制为己任的新政党成立了，它就是共和党。这个政党的出现引起了南方各州的高度关注。1856年，共和党首次参与总统大选就收获了极高的支持率，这对支持蓄奴的势力来说当然不是个好兆头。这一股新政治力量推举的总统候选人（同时也是一名军官和探险家）约翰·C. 弗雷蒙（John C. Frémont）赢得了 11 个州（支持弗雷蒙的州均位于北方，比如新英格兰地区、密歇根州和威斯康星州等）的支持，获得了几乎 33% 的普选票。当时的民主党总统詹姆斯·布坎南（James Buchanan）则被认为是美国建国以来最软弱的总统，部分历史学家甚至认为他是美国历史上最糟糕的执政者。（不过，他们中的一些人在 21 世纪第二个十年结束时开始重新考虑这一评价了。）

四年后，统一的时机到来了。民主党内部发生了分裂。在 1860年的总统大选中，北方民主党和南方民主党分歧巨大，于是便各选派了一名候选人；除此之外，还有一个宪政联合党也加入了总统大选，成为参与总统大选的四大政党之一。宪政联合党试图在是否施行奴隶制的问题上搁置争议，主要争取南北方交界数州——比如弗吉尼亚州、田纳西州和肯塔基州等——的选票。然而，此时的共和党早已在北方站稳了脚跟，赢得了绝对优势。共和党总统候选人亚伯拉罕·林肯将自己的舞台限定在了位于伊利诺伊州斯普林菲尔德的家乡。在那里，他迎接了一批又一批支持者，发表了一场又一场演讲。他所宣传的观点并未伤害或威胁到任何人——甚至对废奴主义者们所痛恶的奴隶主都未置一喙。在演讲中，林肯不断强调当选后将尽力维持现状，并不会取缔南方各州的奴隶制。然而，这样的承诺仍然未能令南方的支持蓄奴者们满意。

亚伯拉罕·林肯将"民主"从理想变为了现实。他提出，无论出身和社会背景如何，只要具备相应的能力，任何人都可以在政府中担任高级职位。林肯本人就来自平民阶层。1809 年 2 月，在肯塔基州的一间小木屋里，一个农民的儿子出生了。他未能接受完整的教育。这个身材高大的年轻人从事过许多职业，从船工到邮政局局长。在各式各样的工作中，他自学成才，学到了相当丰富的政治和历史知识，逐渐形成了"对错"观。而奴隶制在他看来正是应当被判别为"错"的社会制度，尤其是在乘船南下新奥尔良的那趟旅行之后，林肯更加坚定了自己的判断。之后，林肯成了一名律师（在当时的西方，这一职业尚不需要大学学位），师从一位知名的法律专家，阅读了无数案例，记下了无数法条。林肯常常自己骑着马穿过伊利诺伊州为他的当事人出庭辩护，律师这个职业让他获得了不亚于美国任何一个中产阶级的财富。当时的林肯（依据今天专家们对林肯抑郁症的评估，当时他尚未受到抑郁症的困扰）语言能力十分出众，是一个极受他人喜欢的对话者，他口中的故事似乎无穷无尽，每一个故事都带着一股朴实的幽默感。渐渐地，林肯建立起了一个自己的朋友圈，在之后的政治生涯中，这些朋友都为他提供过不少帮助。1846 年，林肯当选为华盛顿的国会议员，这是一个简短的、看似无关紧要的插曲。在经历了长达两年的立法会议无果之后，他再次回到了伊利诺伊州，在当地经营自己的政治生活。

186 　　1858 年夏，林肯竞选参议院议员席位，与民主党人斯蒂芬·道格拉斯（Stephen Douglas）在数千名听众面前进行了五场公开辩论。双方唇枪舌剑，辩论精彩异常，林肯因此登上了伊利诺伊州的新闻头条，影响力更是扩大到了全美。当共和党提名林肯为参议院议员候选人时，他的一句名言早已传遍美国北方各州："一幢裂开的房子是站不住的（a house divided can not stand）。我相信这个国家的政府不能永远维持着半奴隶半自由的状态。我不希望联邦解散，我不希望房子倒塌，但我希望它停止分裂，或完全变成这样，或完全变成那样。"[4] 尽管当时林肯输给了道格拉斯，但他获得了极高的知名度。

　　两年后，共和党人在伊利诺伊州密歇根湖畔迅速崛起的年轻城市芝加哥举行了一场选举大会。毫无疑问，林肯在这里具备绝对的主场优势。这名骑着马帮人打官司的律师不费吹灰之力就战胜了其他优秀的候选人，比如纽约参议员威廉·苏厄德（William Seward）——后来，威廉·苏厄德成了林肯的国务卿。1860 年，林肯当选为总统候选人。1860 年 11 月 6 日美国总统大选结束后的那个夜晚，林肯满怀期待地坐在伊利诺伊州斯普林菲尔德的电报局里等待结果。通过电报这项技术，大选结果能以极快的速度迅速传播到全美各地（20 世纪与 21 世纪之交，使用更先进的通信手段来传递大选消息反而屡屡失败）。深夜时分，大选结果传来了。林肯赢得了 180 张选票，远超其他三个竞争对手 123 张选票的总和。不过，他的总得票率是美国所有当选总统的人中最低的，只有 39.9%。当

晚，面对蜂拥而至的记者，林肯不无幽默地自嘲道："好吧，孩子
们，你们的麻烦已经结束了，我的麻烦才刚刚开始。"[5]

　　麻烦之大，远超想象。1860 年 12 月 20 日，南卡罗来纳州以反 　*187*
对林肯当选总统为由脱离了联邦并宣布独立。很快，其他南方各州
如法炮制，陆续宣布脱离联邦。1861 年 3 月 4 日，林肯宣布就职。
面对整个国家分崩离析的危机，新成立的政府拿不出具体的应对方
案——林肯并不赞同使用武力。然而，南方各州联合成立的美利坚
联盟国（Confederate States of America）——只通过了制宪会议提
名而未经过民主选举——的总统杰斐逊·戴维斯（Jefferson Davis,
他担任过前美国战争部部长，本人也是一个奴隶主）代替林肯做出
了决定：1861 年 4 月 12 日，美利坚联盟国在南卡罗来纳州查尔斯
顿港口对联邦控制下的萨姆特堡进行了炮击。自此之后，战争的炮
火持续了将近四个年头。

　　无论是南方的联盟国还是北方的联邦都没有预料到，这场战争
竟然持续了这么长的时间。南方人普遍认为，南方绅士们的勇武之
师会很快会将那些穷到一无所有的"北方佬"军队打个落花流水。
而北方人认为自己在人口和物资上占据着极大的优势，南方"叛
军"维持不了多长时间。北方拥有更为发达的铁路网，还封锁了大
部分的南方港口，切断了南方各州农产品的出口路径。而整个南方
只有一家军工厂，即位于联盟国首都里士满的特里迪格冶金厂
（Tredegar Ironworks）。林肯总统花了整整 90 天的时间，动员志愿
者们武装起来，共同打击分裂国家的罪人！

　　然而，双方军队的第一次交锋就打破了各自期望速战速决的设

想。1861 年 7 月 21 日，南北两军在（联邦）首都华盛顿附近的马纳
188　萨斯进行了一场战斗（此次战斗亦被称为"第一次奔牛河战役"）。
那是一个星期天，华盛顿的许多富裕家庭早就乘坐马车前往弗吉尼
亚州，期待着能够现场观战，亲身体验一下"神经紧绷"的刺激
感。然而，结果远非他们预料的那样。南军击败了北军。前来见证
联邦胜利的人们没能看到凯旋之师，而是看到了一支在混乱和狼狈
中退回华盛顿的败北之军。在这场战役中，有 481 名北方人丧生，
1 011 名受伤。然而，与即将到来的大战相比，奔牛河战役只能算
得上一场小规模的战斗。

　　这场内战引发了一次史无前例的大规模参战动员。双方竭尽所
能，在各自的势力范围内调动了几乎所有可用之人（不限于年轻
人）参与战争。据估计，北军中约有 220 万现役人员；而南方联盟
国的参战人数在 75 万到 100 万之间。在战争的最后阶段，失败的
阴霾笼罩着联邦军队，于是他们开始动员奴隶，让奴隶们穿上制
服、拿起武器。与克里米亚战争相比，美国内战更像是一场"现代
战争"。克里米亚战争的参战者全部是职业军人，并且战争对于参
战双方人民的日常生活并没有产生多么显著的影响。然而，持续了
四年的美国内战，其影响面极为广大。只有极少数家庭有幸免于失
去亲人（或添几口战争伤残人员）的痛苦。不过，随着战争的扩
大，北方的工业生产逐渐转变为了战争经济——迅速扩张的北军提
供了大量的军需订单，为美国经济崛起、成为世界强国奠定了基
础。而随着战争进程的发展，南方所有的资源逐渐枯竭：港口被封
锁，对外贸易路线被完全切断。此时，杰斐逊·戴维斯和南方联盟

国政府仍旧寄希望于英国，满心以为英国能够同自己站在一起，向   *189*
北方宣战，毕竟英国纺织业的原材料棉花大多要从南方各州进口。
然而，事实证明，杰斐逊的想法不过是虚妄的幻想（尽管对南方各
州拥有"高贵血脉"的上流绅士们的同情的确存在于部分英国政界
人士、某些上流贵族和部分商业精英之中）。

在这场内战中，铁路扮演了极为重要的角色。北方四通八达的
铁路网，可以在短时间内将大量的军队转移到很远的地方去。在这
场战争中，那些在 20 世纪发挥了巨大作用的军事技术纷纷亮相，
其中最引人注目的是装甲舰和潜艇。当然，在刚开始使用时，这两
种武器都无法完全避免失误。1862 年 3 月 9 日，在距离弗吉尼亚海
岸不远的汉普顿，南军的装甲舰"弗吉尼亚"号和北军的新型装甲
舰"莫尼特"号互相射击，但均无法给对手造成致命伤害，双方遂
脱离战斗——这次战斗可以说是新军事技术之间的第一次以"平
局"为结果的交锋。潜艇这种首次出现在战场上的新型军事武器也
同装甲舰一样，并没有给敌方造成多么大的损失，反而令己方不少
船员失去了生命。1864 年 2 月 17 日晚，由齿轮传动的手动曲柄提
供动力的"汉利"号潜艇成功将炸药包装在了停靠在查尔斯顿港口
的"豪萨通尼克"号战舰上，并将其炸沉。不过，"汉利"号也因
不明原因沉没了，8 名船员丧生，而被击沉的"豪萨通尼克"号战
舰上的受害者只有 5 名。

与这两种全新军事武器只造成了敌方极少数伤亡的事实相比，
陆地战争中的死伤人数急剧增加——医疗系统面临前所未有的挑   *190*
战。南北双方都在努力改进自己的医疗系统，希望能够满足这种爆

炸式增长的医疗需求。美国内战期间，北方联邦的前线野战医院与后方各大城市医院中共有大约 13 000 名医生战斗在自己的工作岗位上；而南方只有 4 000 名在医学院接受过简短培训的外科医生，许多医生的临床技术都是在野战医院里获得的。尽管如此，得到医治的伤员们仍然十分感激这些白衣天使。不过，民众的注意力总是容易被将军们的"英雄气概"吸引［比如南军将领"石墙"杰克逊（"Stonewall"Jackson）和罗伯特·E. 李（Robert E. Lee），还有北军将领尤利西斯·S. 格兰特（Ulysses S. Grant）］，而忘记了去欣赏医生和护士们身上的"真英雄气概"。

　　与南北战争后盛行的流言完全相反，野战医院的外科医生们绝不是没有感情的"屠夫"。医生们做截肢手术当然不是在"砍骨头"，而是竭尽所能、抱着悲天悯人的信念和良知在工作。尽管工作条件常常令医生们感到捉襟见肘，但大部分的治疗都宣告成功了。与克里米亚战争一样，当代军事技术的"创新"对参与伤员护理的外科医生以及其他医护人员提出了巨大挑战，比如法军上尉克劳德-艾蒂安·米尼耶改进的前圆锥后圆柱形弹丸。如果被这种弹丸击中头部，头骨就会立刻碎裂；击中腹部，肠子就会即刻破裂。其威力之大，相当于给中弹者判处了死刑。幸好，野战医院中 70％的伤员所伤的部位是四肢。要挽救他们的性命，医生们必须快速实施截肢手术。这样的手术做得多了，医生们便得到了"锯骨人士"（sawbones）的绰号。

191　　仅凭野战医院中的几张照片，我们很难一窥外科医生工作内容的全貌——大多数照片是摆拍的。多年之后，一名野战医院的外科

医生如此回忆道："我们身上破旧的手术服上溅满了血污；手里拿着从没消过毒的箱子里掏出来的未消毒的医疗器械。止血棉（如果我们有的话）或者手术刀掉在地上，我们只能用盆里的水冲一冲，权当把它洗干净了。"[6] 其中，一名高级军官的受伤对整个战争进程产生了重大影响。这名军官就是在弗吉尼亚州作战的南军指挥官约瑟夫·约翰斯顿（Joseph Johnston）将军，他肩部中弹，虽逃脱了截肢的命运，却无法继续担任军队的指挥官了。他的位置被罗伯特·E. 李代替，后者带领南军赢得了多场战斗的胜利——不过，这延长了整场战争的时间，让普通民众陷入更加深重的苦难。

1863 年 7 月 1 日—3 日，在宾夕法尼亚州的葛底斯堡，南北双方爆发了一场为期三天的战斗。此时的南北两军均成功建立起了较为全面的救护系统，尽管如此，在这场被认为是美国内战中最重要的战役之一的战斗中，医疗卫生系统也不堪重负。北军共有14 500 名士兵成了伤员，南军则有 12 600 名士兵受伤（这还只是一部分在撤退中被救下的伤员）。除此之外，还有 3 100 具北军士兵的遗体和 4 700 具南军士兵的遗体在等待着入土为安。代表北方的林肯政府设立了专门负责伤员护理的部门"美国卫生委员会"（U. S. Sanitary Commission）。在极短的时间内，委员会派遣专列往前线运送了大量绷带、食物，还有 1 200 根拐杖——这是为大量可能被截肢的战士准备的。最终，葛底斯堡战役以北军的胜利告终，同一天，密西西比河上的维克斯堡被尤利西斯·S. 格兰特将军率领的军队占领。当久违的胜利消息传到北方各州时，已经是1863 年 7 月 4 日了。

192

　　此次战役的后方医护人员并不全是男性, 当然, 在手术台上做手术的医生大多还是男性 (只有一人例外)。由于伤员数量巨大, 北方政府临时修建了许多规模不小的医院, 用于照顾那些幸存下来的伤员。这些医院对医护人员的需求量是极大的。于是, 南丁格尔在克里米亚战争期间所开创的护理工作在美国得到了全面推广和实践: 危急时刻, 女性纷纷挺身而出进入护理行业, 并很快地享有了很高的声誉。当然, 刚开始的时候, 有些清教徒对此颇有微词, 他们认为, 女性给男兵做护理可能会激起伤兵们——至少是轻伤的伤兵们——对女性肉体的欲望。北军共有 18 000 名在编带薪的护士 (其中没有一名接受过系统的医疗训练)。据估计, 出于基督徒的爱心和爱国的责任感, 全美范围内从事伤员护理工作的女性志愿者数量一定远超此数。

　　美国内战期间, 女外科医生赢得了极高的赞誉, 这在不少国家中是不可想象的。要知道, 当时极少有女性从事医护行业, 即便是在那些标榜 "进步" 的国家里。其中, 最著名的外科女医生要数玛丽·爱德华兹·沃克 (Mary Edwards Walker) 了。这名女医生出生于 1832 年, 曾经在锡拉丘兹医学院学习医学, 并在辛辛那提经营着一家医疗机构。不过, 由于当时的社会 (尤其是病人和她的男性同事们) 普遍对从事医疗行业的女性颇有偏见, 因此经营一家医疗机构对于她来说异常艰难。美国内战爆发后, 她自愿参军, 却只被安排做了一名护士。1863 年 9 月, 军方终于任命沃克为代理外科助理医师 (Acting Assistant Surgeon), 自此, 沃克便成了美国的第一名女军医。私下里, 沃克比较喜欢穿男装。1864 年, 她不幸被南军俘虏——当时她正在医治一个受了伤的南方人。不久之后，通过交换囚犯，她重获自由。内战结束后，沃克成为一名为妇女争取权益的政治家。然而，她强势的个性让许多原本与她站在同一条战线上的朋友（无论男女）都不得不对她敬而远之。她的理想之一是建立一个没有亚当的伊甸园、一处只为女性提供服务的庇护所或避难所。鉴于她所做出的贡献，沃克被授予了美国军人的最高荣誉——"荣誉勋章"（Medal of Honor）。然而，就在她离世前不久的 1919 年，这一荣誉被撤销了。1977 年，吉米·卡特（Jimmy Carter）总统又将该勋章重新追授给了沃克。

　　然而，对于士兵们来说，威胁他们生命的不光是敌人射出的子弹和截肢后的伤口感染。当时，军队营地的卫生条件普遍不佳，这就导致了伤兵的死亡率始终居高不下。虽然前线搭建的一座座临时帐篷能够很好地解决士兵们的食物供应问题，但是，与"吃"相对的那个问题始终没有得到很好的解决。特别是在战争初期，让士兵们到哪里去上厕所并没有形成固定的规章制度。士兵们经常在当地的河流（比如拉帕汉诺克河或波托马克河）中解手，而距离解手处仅仅数百米的下游，就是整个军团士兵饮用水的取水处。1861 年年末，北军医疗服务队在一次对前线军营的检查中，是如此描述整个营地的卫生环境的："到处都是垃圾、腐坏的食物和污秽之物，有的甚至散发出令人作呕的腐烂味道；营地周围常常堆着大量的粪便和动物尸体。"[7]这种卫生条件所造成的后果就是：腹泻成了各个军队中挥之不去的阴影。威斯康星州的一支军队在其随军记录中恰如其分地如此描述道："士兵们最大的敌人是腹泻。患上了腹泻，

194

你的力量和勇气都会烟消云散；士兵们一个个地变成了行尸走肉，执行任务时既虚弱又痛苦。经常性腹泻（这种情况在军营中简直屡见不鲜）会让这些受害者的面部皮肤干瘪得像羊皮纸一样，他们嘴唇流血，肌肉无力，最终彻底瘫痪。简直太可怜了。"[8]除腹泻之外，军营中还流行着另外一种可怕的疾病——伤寒。它几乎令整个军队的非战斗减员达到了惊人的四分之一。

然而，可惜的是，在那个年代，美国人对此类疾病的致病原因并不了解，并不知道它们是由微生物感染引起的。军中没有一名军医听说过路易斯·巴斯德或了解他在法国完成的那些研究，约瑟夫·李斯特（Joseph Lister）这个名字（他的成就和贡献，我们将在下一章中告诉大家）对于他们来说尚无意义——他的那项在格拉斯哥大学的历史性突破是在美国南北两军的枪炮声停息了数月之后才出现的。当然，在这种情况下，军医们是不可能具备哪怕一丁点儿微生物学方面的常识的。南方战区中出现了更为严重的传染病，密西西比河、佐治亚州和田纳西州的夏季酷热难耐，在此作战的不少士兵都出现了一阵发热一阵发冷的症状。这是患上疟疾的症状之一。然而，医生们根本不知道疟疾是通过蚊虫叮咬传播的。北军的医疗记录中记录了 140 万例疟疾病例，其中 15 000 人死亡；南军遗留下来的部分文件中显示，仅在内战的前两年，军中就有 165 000 人染病，其中 1 300 人因病死亡。

另外，还有两种传染病让士兵们谈虎色变——它们给患者造成了极大的心理创伤，以至于士兵们在战争结束还乡后都不愿意在家人面前谈起它们。这两种传染病就是淋病和梅毒。军队中的淋病和梅毒很猖獗，这是因为，许多士兵常常会去军妓院或大城市的红灯区寻求安慰，以消弭战争给他们带来的创伤和对死亡的恐惧。这些"活动"甚至创造出了一个全新的英语单词"hooker"（妓女）：据说，北军将军约瑟夫·胡克（Joseph Hooker）的军队中时常会混进许多为士兵们提供性服务的女性，这些女性被人们称作"hooker"（与胡克的名字相同），她们为胡克的军队赢得了"妓女军队"（Hooker's Brigade）的"称号"。就这样，胡克将军无意中为性服务者们提供了一个别称。

美国内战中最残酷的战役是"莽原之战"（Battle of the Wilderness）。1864 年 5 月，在弗吉尼亚州一片人迹罕至、杂草丛生的荒野，一场惨烈的战斗持续了数天。其惨烈程度堪比持续了两周的史波特斯凡尼亚郡府战役。北军的一家野战医院里，军医们正夜以继日地医治着伤员。在一众拿着手术刀的医生中间，一名身穿蓝色手术服的男医生显得与众不同。他的双手从来不沾手术刀，但最受伤员们的喜爱，这名医生就是威廉·托马斯·格林·莫顿。此时的莫顿刚刚结束了一场关于麻醉剂发明优先权的争夺。心灰意冷的他加入北军，找到了一份军医的工作。在工作中，莫顿把乙醚麻醉运用在了伤员的治疗和手术中，可以说是美国历史上第一名军队麻醉师。

史波特斯凡尼亚郡府战役期间，莫顿给他的朋友写了一封信。在信中，他描述了美国北方各州医疗机构良好的组织能力和他自己的具体工作内容："一听到哪里有枪炮声，救护队就马上前往那个方向，尽可能地靠近战场。医疗兵抬着担架，在枪林弹雨中奔向伤

196

员。敌军在通常情况下是不会向佩戴着救护人员徽章的人开枪的。救护车一抵达野战医院，医护人员就迅速为伤员们检查伤口，那些能够经受得住长途转运奔波的伤员会被送到弗雷德里克斯堡（Fredericksburg）[9]。接下来，医生会对伤员的伤情进行诊断，看看需要进行何种手术；定下了手术方案后，医生会将其写在一张纸条上，并将这张纸条放在伤员的枕头或者头枕着的毯子下面。在手术开刀之前，我就要给伤员上麻醉了。一般来说，我只需三分钟就能让伤员进入深度麻醉的状态；随后，外科医生便开始为伤员做手术，手术过程十分迅速。（截肢）手术结束后，护士会为伤员包扎好残肢。让人惊叹的是，前线军医在如此环境中依旧能够如常手术，其手速和技巧完全不亚于在设施完备的大型医院手术室中时。"[10]

在经历了种种愤怒失望和心灰意冷之后，投身军队的莫顿得到了上级的极大认可，这在很大程度上提高了莫顿的自我价值感："早在格兰特将军还在华盛顿的时候，我就认识他了。现在，他想到了我，便把我找来，我们像老朋友一样亲切地聊天。关于军事上的问题，他非常自信且坦率，宣称叛国的南军想要打多少仗就有多少仗，他绝对奉陪到底……将军给了我一顶帐篷，给我安排了一个勤务兵，还邀请我在营地里和他共进晚餐。在之前的野战营地访问中，我观察到，将军们吃的甚至比住在华盛顿酒店里的客人都好，但是像我们这样的普通军人，晚餐就只有咖啡、面包和黄油。据将军说，我们吃的黄油是直接在战场上制作出来的。"[11]尤利西斯·S. 格兰特指挥着波托马克军团，他的作战风格十分稳健，被北方人民看作英雄一般的人物。内战结束三年后，格兰特即被选举为美国的第 18 任总统。

通过美联社的一篇报道，北方民众了解到了莫顿在军中的工作内容："身在军队的这段时间，他亲手为 2 000 多名伤兵实施了乙醚麻醉。昨天，我们问道，在做哪些手术时需要使用乙醚麻醉，北军的医疗主任回答道：'所有的手术都需要……'倘若伤兵们知道手术并不会给他们带来多少痛苦，明白那些有可能被手术刀夺走生命的人将会被挽救，他们就能够更加勇猛地战斗。"[12]

尽管发生了内战，联邦各州还是按照宪法的规定于 1864 年 11 月如期举行了新一轮的总统选举。北方各州仍旧坚决支持民主制度、拥护林肯一年前在葛底斯堡演讲中提到的设想，即"要使民有、民治、民享的政府永世长存"（government of the people, by the people, for the people shall not perish from the earth）。不过，在经历了三年多代价高昂的内战后，林肯总统无法确信他是否还能够获得足够的支持，他甚至已经做好将下一届政府交到民主党及其总统候选人乔治·麦克莱伦（George McClellan）将军手中的打算了。然而，林肯知道，倘若民主党人当选为总统，就意味着再一次的妥协，甚至会导致美国陷入分裂。9 月初，威廉·特库姆塞·舍曼（William Tecumseh Sherman）将军占领了亚特兰大，这座城市是佐治亚州的首府，也是整个南方地区的铁路枢纽（舍曼在夺取亚特兰大时采取了"现代"战争的一种作战手段——全面破坏），这次胜利大大鼓舞了北方。在此之后，林肯便以 55％的选票再一次赢得了总统大选。不过，这一次的胜利与 1860 年的胜利不同，林肯

198

的支持票全部来自北方选民。

1865 年 3 月 4 日，林肯再次宣誓就职。此时，一个重大的目标已经实现：1 月 31 日，众议院通过了宪法第 13 条修正案，该修正案禁止在美国实行奴隶制。林肯以"不要以怨恨相对，应以慈善为怀"（With malice toward none；with charity for all）这句话呼吁在内战结束后实现南北和解，并在描述美国未来的时候使用医学上的概念做了一个比喻：包扎国家的创伤。林肯号召大家带着"不要以怨恨相对"的心情"包扎国家的创伤"，然而，他的想法并未赢得所有美国人的赞同。总统大选当日，在国会大厦东侧聆听他就职演讲的人群中就不乏反对者。在一张记录了林肯第二次就职演讲现场的照片中，我们可以看到，一个反对林肯的年轻人距离林肯竟然仅有几步之遥。这个年轻人就是演员约翰·威尔克斯·布思（John Wilkes Booth）。布思是南方和奴隶制的狂热支持者，他接受不了"老迪克西"（old Dixie）即将彻底失败的事实。

1865 年 4 月 9 日，北弗吉尼亚军团在阿波马托克斯投降，南方的战败变得更加显而易见。在敷衍的、礼貌性的叙旧之后，罗伯特·E. 李将军与尤利西斯·S. 格兰特将军签署了一份停战协议。这两名将军都参加过 1847 年对墨西哥的战争，当时两人还穿着同样的制服。尽管这份协议并不具备法律效力，却有效地结束了南北双方的血腥冲突。南北双方并没有像部分人担心的那样继续战斗，而是立刻放下了武器。格兰特将军全心全意、毫无保留地赞同并奉行了林肯总统的和解路线，并向自己的士兵宣布，原本的敌人已经成为"我们的同胞"。

　　然而，仅仅五天之后，一桩罪恶血腥的谋杀就震惊了整个国家。耶稣受难日当晚，约翰·威尔克斯·布思悄悄潜入华盛顿福特剧院的一间包厢中，当时，亚伯拉罕·林肯、他的妻子还有几个朋友正在包厢里观看戏剧演出。布思掏出一把小型德林杰手枪，以离总统非常近的距离瞄准总统的后脑开了一枪。林肯当场昏迷，在被几名军医进行紧急救治后，随即被转移到街对面的一个来自德国的移民家中。在场所有医生都知道，这种严重的脑部伤是没有办法治好的——即使今天的医疗手段也无法挽救林肯的生命。1865 年 4 月 15 日上午，美国第 16 任总统（或许可以称得上是美国历史上最伟大的总统）不治身亡。

　　如此一来，这个国家的创伤不得不由那些地位不那么高的、和解意愿不那么强的政客们来包扎。现在，这个国家虽然实现了政治上的再次统一，从经济上来看，却仍然是分裂的，并且，这种经济上的分裂状态持续了几十年。美国内战后，南方地区的社会环境遭到了严重的破坏，这正是南方各州的经济状况在整个 20 世纪始终落后的关键原因。与南方不同的是，北方和西部各州在这种肆无忌惮的自相残杀中突出重围。在接下来的几年里，北美洲大部分地区都得到了发展，逐渐进入了"现代文明"——而文明化的代价就是原住民被无情地从他们的家园和土地上驱逐到贫瘠的土地上安家。这个时期的美国发展速度惊人，最具代表性的就是建设了一条横贯北美大陆的铁路——太平洋铁路，中央太平洋铁路公司负责从萨克拉门托向西修建铁路，联合太平洋铁路公司负责从奥马哈向东修建铁路。1869 年 5 月 10 日，最后一根铁钉被敲进了铁轨之中，一条横贯北美大陆的铁路终于成功贯通了。

不过，可惜的是，现代医学的奠基人莫顿却未能见证这一里程碑式的时刻。在经历了与查尔斯·杰克逊争夺乙醚麻醉发明权的名利之战、绞尽脑汁地在国会所有委员的面前证明自己之后，身心俱疲的威廉·托马斯·格林·莫顿在 1868 年 7 月 15 日晚乘坐马车经过中央公园的时候因突发脑出血而不幸离世了。在回忆莫顿当时的模样时，他的妻子这样道："我们被带到圣卢克医院，外科主任和所有的医生都围到了我丈夫的身边，他躺在担架上。外科医生立即认出了他，马上问道：'这位是莫顿医生吗？'我回答道：'是的。'片刻的静默之后，这名外科医生对正在医院里实习的医学生们说道：'各位年轻的绅士们，你们眼前的这位先生在减轻人类痛苦、服务于整个人类方面，比任何人的贡献都要大。'在那个心痛的时刻，我从口袋里掏出了三枚国外医学院颁发给我丈夫的奖章，放在了他的身旁并对他们说：'是的，这就是他因此而得到的所有的感谢。'"[13]

命运：詹姆斯·麦迪逊·德沃尔夫（James Madison Dewolf）

蒙大拿州南部一座长满了及膝青草的山坡上，蜿蜒的溪水静静地流淌着，一块纪念碑静静地矗立着。在那个战火纷飞的夏天，这块纪念碑上的名字深深地镌刻在了每一个美国人的心中，至今仍未消散。纪念碑上镌刻着：外聘外科医生（Actg Asst Surgeon）J. M. 德沃尔夫。放眼望去，目之所及，到处都是镌刻着文字的类似的纪念碑，有的藏身于草丛之中，有的滚落到了山谷的缝隙之

中，有的则在杂草丛生的山坡上攒作一堆。尽管这些纪念碑散落在
"外聘外科医生 J. M. 德沃尔夫"纪念碑的周围，但距离它尚且有
着相当长的一段距离。仔细观察这些纪念碑，我们就能发现，它们
竟然拥有一个共同点——每一块碑上铭文的落款时间都是 1876 年 6
月 25 日。

　　淹没在这漫山遍野的纪念碑之中，游客们很难注意到詹姆斯·
麦迪逊·德沃尔夫的那块。大部分游客会被一块布满了"标记"的
纪念碑吸引——它便成了山坡上最受欢迎的拍摄留念之地。这块纪
念碑上的名字与脚下这片土地所在的地区——尤其是小巨角河
(Little Big Horn River) 流过的地方——密不可分，这个名字便是
乔治·阿姆斯特朗·卡斯特 (George Armstrong Custer)。在这片
土地上，曾经上演过一场极度惨烈的悲剧，爆发过一场两种文化之
间的冲突。当然，用当时宣传者的话来说，这是一场发生在"文明
人"与"野蛮人"之间的战争——不过，这种论调在今天看来并不
客观。这里矗立着的，不仅有纪念卡斯特中校、德沃尔夫医生和第
七骑兵团 270 名美国士兵的石碑，还有不少纪念敌方牺牲者的石
碑——这些石碑上都刻着一些向敌人表达敬意的话语。在被纪念者
的名字下面，常常刻着这样一段文字："这里长眠着一名夏延族
(Cheyenne) 的战士……他之所以躺在这里，是因为捍卫自己民族
的生活方式。"

　　在这场血腥惨烈的战争发生后一个半世纪的今天，许多描述这
场战争的书籍不断付梓，多部与此主题有关的纪录片和电影也马不
停蹄地投入拍摄——小巨角河战役已经成为好莱坞美国历史类影

片中最热门的题材。在这场奇迹般的战役中，三名著名的医生曾参与其中。其中的两名——乔治·埃德温·洛德（George Edwin Lord）和詹姆斯·麦迪逊·德沃尔夫——与卡斯特和他的部下们的命运相同。第三名——亨利·里纳尔多·波特（Henry Rinaldo Porter）——当时十分幸运地没有跟随卡斯特的骑兵连，而是被留在马库斯·雷诺（Marcus Reno）少校的军队里。当然，马库斯·雷诺的骑兵连也在另外一个山头上与印第安人进行了一场激烈的防御战，但与卡斯特骑兵连的遭遇有所不同的是，马库斯队伍中的大部分士兵都活了下来。数天之后，增援部队终于到达，印第安人也开始向北撤退。波特这时才在尸横遍野的卡斯特骑兵连战场上找到了他的同僚兼朋友德沃尔夫的遗体，以及散落在遗体旁的一个本子——这名命殒战场的外科医生的日记。如同信件一样，这本日记让人们了解到了一名外科医生的坎坷生活：在这片尚未脱离蛮荒的美国西部的土地上，年轻的外科医生不辞辛劳地救治着每一个被送到他手中的伤员，最终却被历史的车轮碾压得粉身碎骨，悲惨谢世。

纵观詹姆斯·麦迪逊·德沃尔夫的一生，我们看到，这是一个努力工作、渴求知识、热爱医学的年轻人。然而，德沃尔夫并非"天选"的外科医生。1843 年 1 月 14 日，德沃尔夫出生在宾夕法尼亚州梅霍帕尼的一座农场里。整个青年时代，德沃尔夫并未显露出丝毫能够突破"农民"身份、跳出祖辈阶层的可能。然而，正在此时，美国历史的十字路口出现了：美国内战爆发。如同许多北方和南方的青年一样，德沃尔夫连忙拿起武器，加入了 4 月 23 日在他的家乡组建起来的一支志愿兵连队。在 1862 年 8 月的第二次奔牛河战役中，德沃尔夫右臂中弹。幸运的是，他并没有被截肢——要知道，在当时的军队伤员中，被截肢是非常普遍的。此后，在华盛顿的芬利医院，德沃尔夫终于找到了自己的人生目标：照顾病人和伤员。自此之后，德沃尔夫便入职了这家医院，在首都众多医院中选择了这家最靠近前线的医院担任医疗助理，成为一名医院行政管理人员。

　　内战结束后，德沃尔夫选择继续留在军队，跟随大军前往遥远的西部。在俄勒冈州里昂军营里，他被任命为前线医院的唯一负责人。在这个职位上，德沃尔夫极能胜任，干得相当不错。他在里昂军营中待了整整两个年头，之后又被派遣到华纳军营，做了将近四年的助理医师。在那里，他与比自己小九岁的范妮·唐宁（Fannie *203*
Downing）喜结连理，这一天，是 1871 年 10 月 3 日。从他给范妮写的一封充满爱意和温柔的书信——这封信写于他短暂生命的最后几天——中，我们能够看到，这段婚姻十分幸福。婚后不久，德沃尔夫人生中的一个关键时刻到来了：1872 年 5 月，德沃尔夫向军队的总医师申请休假，外出求学。令人惊讶的是，尽管德沃尔夫并没有接受过正规教育，但他还是被哈佛大学医学院成功录取了。他十分勤奋，再加上具备相当多的医学实践知识，因此只学习了两年——而不是当时学制规定的三年——就顺利通过了毕业考试。

　　之后，德沃尔夫和妻子又搬到了遥远的达科他州，在那里为托腾堡军营的士兵治疗病痛。托腾堡军营里的种种迹象让德沃尔夫隐隐觉得和平即将过去：整个军队似乎正在紧张地为一场大战——一场与北部大草原上的印第安人之间的战斗——做准备。自欧洲移民来到北美大陆之后，印第安人与许多其他当地的原住民一样，被迫向西部迁徙。美国政府曾对拉科塔人（Lakota）和夏延人承诺，被他们视为圣山的布莱克丘陵（Black Hills）将永远属于他们——然而，这样的承诺美国政府通常是不会遵守太长久的。不过，总统尤里西斯·S. 格兰特并没有蓄意欺诈印第安人，事态的发展导致了原本的协议被撕毁。在布莱克丘陵发现黄金的消息不胫而走，无数白人对这种贵重的金属垂涎欲滴——而印第安人也使用他们的方式保卫着自己的家园。为了对抗印第安人、获取钱财，淘金者和新移民们迫切需要军队的保驾护航，要求军队提供保护的呼声也越来越高涨。不过，卡斯特将军和他的士兵们没有料到，这一次，当地的原住民团结了起来，同仇敌忾地保卫自己的家园；他们更没有料到，在此次保卫家园的战斗中，印第安人中涌现了多位优秀的领导者，如坐牛（Sitting Bull）、疯马（Crazy Horse）、双月（Two Moons）和斑点鹰（Spotted Eagle）。

3 月 10 号，德沃尔夫永远地离开了他的范妮。在他给范妮写的信件和他自己的日记中，许多事都被迷信的人看作不祥之兆。"在距离托腾堡 2 英里的地方，"在记录了德沃尔夫的生命逐渐走向尽头的日记的第一篇中，德沃尔夫如此写道，"我的马失了蹄，压伤了我的右脚。"[14] 此后，在那个严冬即将过去之际，又一场暴风雪席卷了整个驻军区域，不少士兵们的指头和鼻子都被冻伤了。在给范妮的信中，他如此写道："军营里几乎每个人身上都有冻伤，有的人是指尖，有的人是鼻子，有的人是耳朵，但我并不觉得这是医护人员不称职造成的。"[15] 德沃尔夫急切地盼望着范妮的回信，他寄给范妮的每一封信的末尾署名都是"爱你 & 吻你，来自你亲爱的丈夫"，字里行间溢满了温柔。冬去春来，天气逐渐好了起来，德沃尔夫跟随军队搬迁到了亚伯拉罕·林肯堡驻扎——这是卡斯特将军、他的外科医生和他的士兵们生前的最后一处驻扎地。前往亚伯拉罕·林肯堡需要路过北达科他州的首府，这座城市是以当时德意志帝国宰相俾斯麦的名字命名的。路过这里时，德沃尔夫难掩憎恶之情，写下了这样的文字："俾斯麦其人就是一堆烂狗屎。"[16]在此期间，德沃尔夫在他的帐篷里度过了许多个漫长而平静的日夜，潜心自学医疗知识：在 5 月初的日记中，他提到了自己正在研读生理学方面的书籍。

  5 月 17 日，美国第七骑兵团派出了 700 名士兵，从亚伯拉罕·林肯堡出发击杀敌军。"卡斯特夫人也一同出征了"[17]，德沃尔夫在日记中如此记录道。卡斯特的夫人伊丽莎白·"莉比"·卡斯特（Elizabeth "Libby" Custer）终其一生（她于 1933 年才去世）都在竭尽全力地保护丈夫的声誉。此时的德沃尔夫仍然清闲悠哉，没有几个病人前来就诊——只在 5 月 23 日这天接诊了三名病情轻微的病人。然而，短短数天后的 6 月 2 日，情况急转直下："我的帐篷前有一团火在燃烧，它几乎要把我的眼睛熏瞎，亲爱的，我有时候忍不住想，我要是能有间真正的房子住该有多好。"[18]6 月 21 日，在寻找传说中的印第安人大本营的漫长征程中，德沃尔夫在日记中写下了这样一句话，把他对印第安人的重大错误判断展露无遗："很明显，今年夏天，我们一个印第安人都找不到了。"[19]在德沃尔夫人生中的最后一封信的末尾，他最后一次署上了自己的名字"来自你亲爱的夫[20]J. M. 德沃尔夫"。6 月 24 日的日记中，德沃尔夫最后一次记录下了这支军队的动向："……找到了一些迹象……被遗弃的居住场所……似乎人数不多……"[20]詹姆斯·麦迪逊·德沃尔夫的日记在此戛然而止。"似乎人数不多"表明，他们通过废弃的印第安人聚居所的种种痕迹得出了印第安士兵的数量比想象得少这一结论。这一判断完全错了。因为只要到第二天，卡斯特或许就会在纸条上写下这样的临终遗言："好大一个印第安村落，快来，需要援军。"然后再将这张（本不存在的）纸条交给一名叫约翰·马丁（John Martin）的意大利籍士兵——这名士兵原名乔瓦尼·马蒂诺（Giovanni Martino），是卡斯特将军生前见到的最后一个白人。

　　在小巨角河战役中，德沃尔夫牺牲较早。当时，雷诺的军队试图渡河自救，主力军队则在卡斯特的带领下深陷泥潭。据目击者称，德沃尔夫是心脏中弹身亡的。不过，对于德沃尔夫来说，他的美国梦也算是实现了。凭借着治病救人的技能，起于微末的德沃尔夫变成了一名受人尊敬的医生。然而，造化弄人，他的美国梦却引领着他遭遇了这场美国历史上最传奇的战役——卡斯特的最后一战，并最终走向了无可挽回的死亡。这就是他的命运。

注 释

延伸阅读：

John Keegan：Der Amerikanische Bürgerkrieg. Übers. v. Hainer Kober. Reinbek bei Hamburg 2012.

　　Ronald D. Gerste：Abraham Lincoln. Begründer des modernen Amerika. Regensburg 2008.

［1］引自 Fergus M. Bordewich：Bound for Canaan. The Underground Railroad and the war for the soul of America. New York 2005，S. 216。

［2］在作为一个州加入美利坚合众国之前，堪萨斯就已经是一个独立的地区。

［3］Osterhammel：Verwandlung，S. 768.

［4］引自 Gerste：Lincoln，S. 78。

［5］引自 Gerste：Lincoln，S. 96。

［6］引自 Ronald D. Gerste：Der Amerikanische Bürgerkrieg-Chirurgen zwischen Heroismus und Verzweiflung. Chirurgische Allgemeine 2011；12：S. 401。

［7］Jenny Goellnitz：Civil War Medicine：An Overview of Medicine ［https：//ehistory. osu. edu/exhibitions/cwsurgeon/cwsurgeon/introduction （2020 - 09 - 23）].

［8］引自 Gerste：Bürgerkrieg，S. 397 - 403。

［9］这是弗吉尼亚州的一个城市，大概位于华盛顿和里士满之间。

［10］Irving H. Watson （Hrsg. ）：Physicians and Surgeons of America. A collection of biographical sketches for the regular medical profession. Concord，New Hampshire 1896，S. 805.

［11］Watson：Physicians and Surgeons，S. 805.

［12］Watson：Physicians and Surgeons，S. 806.

［13］引自 Gerste："Gentlemen"。

命运：詹姆斯·麦迪逊·德沃尔夫

延伸阅读：

Todd E. Harburn （Hrsg. ）：A Surgeon with Custer at the Little Big Horn.

James DeWolf's diary and letters，1876. Norman，Oklahoma 2017.

[14] Tagebucheintragung，10. März 1876，Harburn：Surgeon，S. 40.

[15] Brief，14. März 1876，Harburn：Surgeon，S. 42.

[16] Brief，16. April 1876，Harburn：Surgeon，S. 71 - 72.

[17] Tagebucheintragung，17. Mai 1876，Harburn：Surgeon，S. 95.

[18] Tagebucheintragung，2. Juni 1876，Harburn：Surgeon，S. 111.

[19] Brief，21. Juni 1876，Harburn：Surgeon，S. 121.

[20] "丈夫" 的缩写。

[21] Tagebucheintragung，24. Juni 1876，Harburn：Surgeon，S. 124.

12. 消毒水

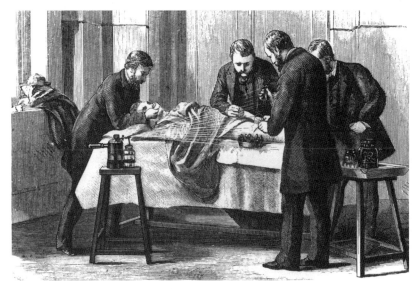

　　直至今日，与隐形传染源的斗争仍然是医学界乃至整个人类社会需要面对的重大挑战之一。约瑟夫·李斯特是消毒制剂的先驱；1865年，李斯特将石炭酸喷雾用在了一个男孩的身上，成功地使他免于变成"瘸子"。

对于 11 岁的詹姆斯·格林利斯（James Greenlees）来说，一场激动人心的夏日冒险之旅即将开启，这场旅行的目的地是一个活力满满的大都市——格拉斯哥。此时，在英国几乎所有的地方，工业化和城市化正在飞速推进着，但没有一个地方能够比得上格拉斯哥——这座苏格兰大都市早在 1451 年就拥有了一所大学——如此不受控制的野蛮发展速度。1800—1850 年，格拉斯哥的人口翻了一番（20 世纪初时再次翻了一番）。和其他被乌云笼罩着的苏格兰城市一样，大英帝国第二座工业大都市格拉斯哥的天空也被工厂烟囱里排出的浓烟笼罩，让人透不过气，港口和码头不分白天黑夜地运转着，任何时候都是车来船往、熙熙攘攘。布坎南街和其他几条主干道上，马蹄的"嗒嗒"声和车轮驶过的"砰砰"声此起彼伏——数不清的有篷马车、单驾马车和手推车忙忙碌碌地穿行在城市的各条主干道上，马不停蹄、人不歇脚。

车水马龙的街道中暗藏着危险。或许是短暂地走了个神，又或许是苏格兰的夏雨把鹅卵石浸润得过于湿滑了，小詹姆斯脚下打了个滑，被一辆路过的马车撞了个正着。男孩来不及躲开，左腿被装饰着金属铆钉的车轮压住了。目睹了这一切的路人纷纷惊叫起来，车夫迅速将马车停住，从车厢里跳出来，冲到了受到惊吓的小詹姆斯身旁。眼前的景象对于一个不懂医学知识的普通人来说实在骇人。小詹姆斯的左腿开放性骨折，一块胫骨——医学术语为 tibia——从伤口中露了出来。大家找来一个担架，把意识微弱的小詹姆斯放在上面，用马车载着他，把他送到了格拉斯哥皇家医院（这所医院自 1794 年以来一直在为格拉斯哥生病和受伤的市民们提供着医疗服务）。与事故现场的目击者们一样，皇家医院的医生和护士们也都认为这样严重的伤情是无法被治愈的，拖的时间越长，感染的可能性就越大，必须尽快进行截肢手术。每个人都知道截肢意味着什么：这个男孩从此之后就要变成一个"瘸子"，挣扎在社会边缘讨生活，甚至变成一个乞丐。这一天是 1865 年 8 月 12 日，詹姆斯·格林利斯的命运似乎已经注定了。

然而，幸运之神降临到了这个男孩的身上。给他带来幸运的是他的主治医生、格拉斯哥皇家医院首席外科医生约瑟夫·李斯特。无法用药物进行治疗的开放性骨折该如何医治，是困扰了约瑟夫·李斯特医生很长时间的一个难题。通常情况下，在治疗化脓性炎症、肢体疼痛肿胀、晚期的坏疽以及有着变黑腐烂趋势的手臂和腿时，大多数外科医生会采用截肢的方法。这个方法虽然无法治愈病人受伤的肢体，但至少可以挽救其性命。现代医学理论告诉我们，骨骼比其他身体组织更容易受到感染。约瑟夫·李斯特医生认为，一定有什么我们肉眼看不到的东西能够渗入伤口，并最终夺去病人的性命。在此之前，约瑟夫·李斯特已经了解到了法国化学家路易斯·巴斯德关于发酵现象和腐败过程的研究，还有约翰·斯诺关于饮用水中存在霍乱致病物质的研究。对于十分熟悉显微镜的李斯特来说，"肉眼不可见的微生物无处不在"这个观点是绝对合乎逻辑的真理。在他的专业领域外科医学中，因术后坏疽感染而治疗失败的案例比其他任何一个医学领域——除了产科——中的都要多。引起高烧昏迷的严重炎症——这几乎是所有外科手术死亡病例的主要死因。为了降低外科手术失败率，医院通常会对外科手术的次数进行严格的限制：即使是最著名的外科医生，每周也只能做两三台手术。

因严重感染而死亡的病例不仅出现在外科（当然，大部分的死亡病例还是在外科），能够幸免于难的人往往是那些受伤后没有选择去医院治疗的人。早在小詹姆斯出车祸的两年前，克里米亚战争后被英国人视为民族英雄的南丁格尔就说过这样的话："事实上，如果统计一下在医院外接受治疗的患者死亡率和在医院里接受治疗的同一疾病的患者死亡率，我们就会发现，医院里的死亡率，尤其是在人口众多的大城市里的医院的，比医院外的要高得多。"[1]疼痛是外科手术的第一大困难，乙醚和氯仿解决了这个困难；然而，对于手术刀上、医生的手上、伤口上和空气中的那些"隐形了的敌人"，麻醉剂无能为力。

看着小詹姆斯的伤口，李斯特想，或许可以尝试着治疗一下，让男孩免于被截肢的命运。李斯特医生没有选择骨锯，而是拿起了一把小小的手术刀。他给男孩吸入了一些氯仿，然后小心翼翼地为他清理伤口。渐渐地，伤处的污垢、血块和溃烂的组织都被一一清除了，最后，李斯特医生还小心翼翼地将露出的胫骨重新归了位。整个手术过程中，李斯特和他的助手麦克菲（Macfee）医生都在不停地往男孩伤口处涂抹一种散发着芳香气味的液体——石炭酸（苯酚是它另外一个更常用的别称）。最后，两名医生还用这种液体把用于包扎的麻布浸湿，再用麻布将伤腿与夹板固定在了一起，就连麻布中夹的棉花也在石炭酸溶液中浸湿过。夹板末端是一层薄薄的金属箔，它牢固地包裹着整个夹板。接下来就是等待，倘若过上一

段时间，伤口散发出恶臭，那就表明这次全新的尝试失败了，伤口
已经严重感染，必须得截肢了。

1827 年 4 月 5 日，约瑟夫·李斯特出生在厄普顿村的一个富裕
的贵格会家庭。当时这个村庄还位于伦敦郊外，现在却早已成为伦
敦的一部分了。他的父亲约瑟夫·杰克逊·李斯特（Joseph Jack-
son Lister）是经营进口波特酒和葡萄酒的商人。工业革命使得英   *211*
国的资产阶级人数激增，他们对葡萄酒十分偏爱，喜欢在晚餐后啜
饮一杯，以此彰显自己优雅的品位和高品质的生活，因此，李斯特
家里的生意做得很成功。然而，约瑟夫·杰克逊·李斯特有一个特
殊的爱好，但凡工作之余有闲暇时间，他都会把这些时间花在他的
爱好上。他的这一爱好就是研究显微镜。他对这种仪器充满了热
情，甚至尝试亲自动手研制。探索了许久之后，他甚至在这些仪器
上做出了诸多光学仪器使用者、植物学家、动物学家和医生们期待
已久的重大改进。他研制出了一种消色差显微镜，这种显微镜可以
补偿像差，比如被观测物体上的彩色阴影和光晕、亮点周围的光晕
等光学现象。

不过，父亲身上的这份发明创造的热情并未传承到儿子的身
上。小李斯特将一只螃蟹放在父亲研制的显微镜下观察，他惊讶地
看到，螃蟹的心脏在不断地跳动。长大后学习了解剖学术语的约瑟
夫·李斯特回忆起这段经历，才知道自己观察到的并不是螃蟹的心
脏在跳动，而是其主动脉在跳动。李斯特显微镜在业界声誉极高、
备受推崇，于是，1851 年，父子俩便在万国博览会上向公众展出
了这项发明。或许，当时巡视博览会的维多利亚女王已经注意到了

父子两人和他们的展品，在未来的某一天，维多利亚女王将会与眼前这个身着贵格会服饰的年轻人发生交集。

李斯特家族是一个崇尚科学、朋友遍天下的家族。病理学家托马斯·霍奇金（Thomas Hodgkin）是老李斯特最亲密的朋友之一。这名同样身为贵格会教徒的病理学家发现了一种恶性肿瘤——霍奇金淋巴瘤（这种肿瘤就是以霍奇金的名字命名的）。除霍奇金之外，老李斯特的朋友圈里还有因参加了 1848 年革命而被迫变成政治流亡犯的匈牙利革命者拉约什·科苏特（Lajos Kossuth）。在争取独立自由的运动中，科苏特等革命者遭到了俄国军队的残酷镇压，起义失败后，科苏特不得不离开祖国。这样的结局在欧洲国家漫长的革命历史中绝不是最后一次。小李斯特想要成为一名外科医生，对于儿子的这一职业理想，李斯特夫妇并没有强烈反对，尽管以他们的家境，儿子长大后应当去做一名"真正的"的医生才对。老李斯特对儿子的唯一要求，是必须修习一些传统的课程，比如古拉丁语和植物学。17 岁时，小李斯特进入了伦敦大学，与牛津大学、剑桥大学等一些只录取英国国教圣公会（Church of England）的适龄信徒的传统大学不同，该学校还录取其他宗教团体（比如贵格会）的信徒入学。

212

就在约瑟夫·李斯特完成大学学业那年，在一名贵格会信徒的帮助下，他亲眼见证了一个历史性时刻。这名贵格会信徒就是比约瑟夫·李斯特大 8 岁的爱德华·帕尔默（Edward Palmer）。爱德华·帕尔默是伦敦著名外科医生罗伯特·利斯顿的助手。1846 年12 月 21 日，利斯顿用乙醚进行了欧洲第一例现代麻醉手术，当时年仅 19 岁的李斯特就是这台手术的观众。这个苏格兰人的"魔法"让现场的李斯特极为惊叹。此时的李斯特对外科手术的兴趣比以往任何时候都要大，然而，他的学习之路并不是一帆风顺的。一场突如其来的疾病迫使他休养了很长时间。好在，李斯特拥有一个经济实力雄厚且全力支持他梦想的家庭，这让他能够在英国和欧洲各国求医疗养了将近一年的时间。

治疗结束后，李斯特便转到医学专业进行学习。几个月后，他便获得了外科医生约翰·埃里克·埃里克森助理的职位。李斯特欣然接受了这个职位——埃里克森是治疗创伤性脊柱疾病和心理压力相关疾病的先驱。埃里克森看到了外科手术的局限，却丝毫没有料到，他的年轻助手将会凭借其毕生所从事的事业——药水消毒——突破这些局限，对那些长久以来被埃里克森认为无法实施手术治疗的器官进行医疗干预："我们无法只凭借一把手术刀将身体上的所有病灶都切除；在外科医生看来，人体中总有些器官是永远不能被切除的。毫无疑问，如今，我们已经几乎要触及这个无法被切除的极限了。对于外科医生来说，腹部、胸部和大脑里的病灶似乎是永远无法被医治的。"[2]

1853 年 9 月，李斯特动身北上，来到了爱丁堡，开始担任著名外科医生詹姆斯·赛姆（James Syme）的助手。由于李斯特接受过系统的医学教育和培训，因此对赛姆来说，拥有这样一个助手十分方便。在工作的过程中，赛姆真切地感受到了这个年轻人强大的个人能力，以及有可能推动外科医学进步的无限潜力和热情。除工作上有合作之外，詹姆斯·赛姆和李斯特两人亦有着不错的私交：

213

1856 年 4 月，李斯特与詹姆斯·赛姆的大女儿阿格尼丝·赛姆（Agnes Syme）结为了夫妻。这对小夫妻在婚后足足花了四个月时间进行蜜月旅行，旅费对于颇为富裕的双方家庭来说，根本算不上什么经济负担。他们漫步在莱茵河畔，欣赏两岸矗立着的雄伟城堡，还前往瑞士，陶醉在英伦游客最喜欢的湖泊美景之中。

　　不过，即便在蜜月旅行中，李斯特也少不了关心一下医学方面的事。在此期间，李斯特参观了欧洲各地多家著名的医院、诊所，受到了不同医学专业方向知名人士的热情接待——当然，一个初出茅庐的青年能够得到这样的礼遇，少不了赛姆医生的帮忙：早在李斯特出发开始蜜月旅行之前，赛姆的推荐信就已经寄到了各个医学领域的专家学者手中了。如此一来，李斯特就有机会拜访世界各地（柏林、德累斯顿、法兰克福、阿姆斯特丹、巴黎、布拉格）医学界的知名人物了。其中，李斯特在维也纳收获最大。维也纳病理学家罗基坦斯基和他的妻子热情地接待了他们。李斯特和这名著名的病理学家畅谈半宿，讨论了包括车祸、手术和分娩后的发热及坏疽——用现代医学的概念来说就是伤口感染——在内的一系列医疗问题。

　　回到英国后，李斯特也开始关注在蜜月旅行中被自己注意到的医疗问题。之后，李斯特成为皇家外科学院以及许多其他医学专业协会的会员，高超的医术令他在同行和病人中均享有盛誉。他常常给予病人温暖的关怀，令他们术后更快康复。李斯特的座右铭是："每个病人都应该得到像威尔士亲王一样的关怀和尊重，无论他多么潦倒。"[3] 1860 年，他被聘任为格拉斯哥大学的外科学教授。在这座工业城市中，工伤事故时有发生。许多在工厂和造船厂受了伤的病人都被送到格拉斯哥皇家医院接受治疗。李斯特很清楚，这些人的预后往往很差："闭合性骨折通常不会对患者的生命造成致命危害，与此相反，开放性骨折往往会带来灾难，这是外科手术中最关键也是最令人无可奈何的事情。"[4]

　　李斯特一直坚信，开放性伤口中一定存在着一些我们看不见的东西，尤其在阅读了巴斯德的著作之后，他更加坚信这一想法；这种微生物应当是一种尚不为人所知也没有被命名的"令伤口腐烂的东西"。他用父亲改造的显微镜观察了感染伤口处的大量组织样本后发现，这些样本与格拉斯哥街头肉铺里在常温下放置过久的腐肉十分类似。几年后，他如此写道：让伤口腐败的物质并非"存在于氧气或其他气体中，而是一种微小的、以低等生命形式存在的细菌。其实，我们早就已经用显微镜观察到了这些细菌，但我们一直误以为它们只是偶然出现在伤口化脓处的"[5]。

　　李斯特开始努力寻找一种能够清除这些细菌的方法，以阻止它们大量侵入开放性伤口。一次偶然的机会帮他找到了这个问题的答案。他听说，在英格兰北部的工业城市卡莱尔，政府会使用一种19世纪初发现的化学物质来消除污水发出的恶臭味——出乎意料的是，这种化学物质竟然为兽医带来了意外惊喜："1864年，我在一篇报道中看到了石炭酸在卡莱尔市污水治理上的效果。添加少量石炭酸不仅可以防止那些使用下水管道中的污水进行灌溉的田地散发恶臭，还能够——这是报道中说的——治好那些因在这片田地上吃草而生病的牲畜。"[6]

　　小詹姆斯是李斯特使用石炭酸预防伤口感染的第一名患者。接
下来的三天里，李斯特每天都小心翼翼地打开包裹着石炭酸的金属
箔，取出一些倒在绷带上。小詹姆斯的身体很虚弱，那次事故让他
流了很多血，然而，幸运的是，他并没有出现发热的症状。一个重
大的变化出现在了事故发生后的第四天。这一天，又到了换药的时

216

候，李斯特慢慢地取下绷带，露出小詹姆斯的伤口。他等待着伤口
散发出自己过去经常闻到的那种味道：溃脓和腐烂的臭味。然而，
李斯特凭借他敏感的嗅觉捕捉到的只有石炭酸的味道。小詹姆斯的
伤口已经开始结痂，周边的皮肤变成了嫩红色，丝毫没有脓液流出
的迹象。见到这个情景，李斯特惊讶地深吸了一口气。或许，当时
的他也不敢相信眼前的景象。外科医疗史上一个全新的时代到来
了。从此以后，抑制感染这种外伤常见并发症成为可能。当然，这
并不是李斯特一个人的功劳。在此之前，已经有许多外科医生尝试
了各种各样的方法来控制感染——但是，只有格拉斯哥的这名外科
医生取得了重大突破。因此，我们可以说，对小詹姆斯的治疗标志
着消毒药剂的诞生。李斯特怀着无比激动的心情，密切地关注着小
詹姆斯病情的进展，毕竟他自己也不敢肯定伤口是不是完全不会发
炎了。随着治疗进程的发展，李斯特观察到，石炭酸会对皮肤造成
一定的刺激——无论是对病人的皮肤还是对自己的皮肤，于是便用
橄榄油对这种化学制剂进行了稀释。渐渐地，小詹姆斯腿上的嫩红
褪去，伤口完全愈合，闭合处十分干净。六个星期后，小詹姆斯离
开了医院，尽管拄着拐杖，但保住了自己的双腿。

　　颇具讽刺意味的是，距离李斯特在小詹姆斯腿上使用消毒绷带

这一开创性事件仅仅 24 小时后，开辟现代卫生医学先河、赋予人
类更高预期寿命的先行者便遭遇了不幸。19 世纪 60 年代初，伊格
纳茨·菲利普·塞麦尔维斯表现出了越来越多的异常行为。以当时
的医学水平，是无法对塞麦尔维斯的精神状态进行评估和诊断的；
从与塞麦尔维斯的有关文献记录中，我们有理由怀疑当时的他已经
患上了抑郁症、双相情感障碍、神经性梅毒（中枢神经系统受到梅
毒病原体侵害）、脑部炎症（脑炎）以及其他多种疾病。关于塞麦　*217*
尔维斯在他生命的最后几周是如何度过的，存在许多猜测。布达佩
斯的几名医学同行坚持认为他患有精神疾病，他们不断地劝说塞麦
尔维斯，让他去疗养院"疗养"，用冷水沐浴、健身。毫无疑问，
塞麦尔维斯被骗了；他的妻子玛丽亚和他在维也纳的老同事费迪南
德·冯·黑布拉（Ferdinand von Hebra）或许也在这场骗局中起到
了关键作用。

　　1865 年 7 月 31 日，塞麦尔维斯发现，他所在的这家位于维也
纳德布灵区的"疗养院"竟然是一所精神病院。在发现真相后，塞
麦尔维斯一度进行了强烈的反抗。然而，最后的结果是，塞麦尔维
斯被强行套上了紧身衣。显然，他受到了护理人员的百般虐待。时
至今日，我们已经无法得知塞麦尔维斯是在精神病院里受到虐待后
才导致受伤感染的，还是在被关进精神病院之前，右手中指就已经
在诊所被割伤并发生感染。总之，在精神病院里，塞麦尔维斯的病
情不断恶化：发热，脉搏加快，右手感染。1865 年 8 月 13 日晚，
伊格纳茨·菲利普·塞麦尔维斯独自在"牢笼"中去世——而就在
同一天，遥远的格拉斯哥，约瑟夫·李斯特首次将石炭酸倒在了小

詹姆斯的绷带上。

18 年前，在小小的尸检台上，塞麦尔维斯曾为自己的朋友——维也纳总医院的法医学教授柯莱什卡——和无数失去生命的产妇做了尸检。而这一次，塞麦尔维斯自己的尸体被放在了上面。经过尸检，人们发现，塞麦尔维斯的胸部有一片拳头大小的脓肿，臭气从这块脓肿中不断溢出。除此之外，他的肾脏中也布满了脓肿，骨骼严重发炎（骨髓炎），全身都表现出了感染的症状。这名通过倡导简单的洗手就挽救了许多病人生命的医生，最终却宿命般地死于感染导致的败血症这一他毕生想要攻克的疾病。

与困顿中的塞麦尔维斯一样，约瑟夫·李斯特肯定也需要克服重重阻力和种种敌意。不过，李斯特虽然遇到了挫折，但在推进自己的创新成果实施以及促进医学治疗方法改革方面，比他不幸的匈牙利医学界前辈处于更为有利的位置。与塞麦尔维斯不同，李斯特在自己的职业圈子中并不是边缘人士，而是源出名门正派——他不仅拥有许多圈内好友，更有岳父詹姆斯·赛姆的大力支持。与易怒暴躁、总是自怨自艾的塞麦尔维斯不同，李斯特个性平和稳重，即使逆风而行，也能稳如泰山。更重要的是，李斯特对医学交流的可能性和必要性十分重视。他明白，任何一项重大的医学创新或突破，都必须及时得到发表——尽可能发表在口碑好的出版物上——以引起广大业内人士的注意。

李斯特选择了一本业内认可度极高、创刊时间久远的医学期刊，将自己的成果发表在了该期刊上。1867 年 3 月至 7 月，他撰写的六篇论文相继被《柳叶刀》刊登了出来。这些论文一经问世，便引起了轰动；年底，李斯特又在《英国医学杂志》（*British Medical Journal*）上发表了一篇题为《论外科手术中的消毒原理》（On the Antiseptic Principle in the Practice of Surgery）的综述文章，将自己对于外科无菌手术的认识进行了一次系统梳理。李斯特详细描述了为小詹姆斯治疗的整个过程，与此同时，他也给出了应用石炭酸预防伤口感染的失败案例。不过，对于自己的治疗方法，李斯特总体上的评价是十分乐观的：

> 这一治疗方案对于医院整体卫生环境的改善效果是毋庸置疑的。在实施这一治疗方案之前，我的手术室——我经手的大部分手术都是在那里做的——和急诊室这两个房间是格拉斯哥皇家医院整个外科中卫生情况最差的房间。这显然是空气不流通造成的。当我不得不报告我的临床治疗结果的时候，我往往会感到无比惭愧，因为报告中常常出现坏疽、脓血症等类似的医学术语。几乎所有有开放性伤口的病人都会出现这些症状，这个现象很巧合、有趣，同时也令医生们惆怅、忧郁。尽管单纯骨折的病人常常无法激发起医生们的治疗热情，但看到这样的病人，我的心里反而很轻松——正是他们的存在减少了我的病人中开放性骨折的比例。然而，自从我们改变了治疗方案，实施了严格的抗菌治疗，自从病人的伤口和脓肿处不再散发出污染空气的有毒物质，我的工作区域的环境——其他的一切都没有改变——就完全变了样。在过去的九个月里，病人们身上再也没有出现过坏疽、脓血症或丹毒。发生这种变化的原因是毋庸置疑的，正因如此，我们更应当不遗余力地强调抗菌治疗

的重要性。[7]

　　李斯特并没有满足于使用石炭酸溶液浸泡过的绷带包扎伤口这一种治疗方法。经过仔细研究，李斯特提出了一套抗菌治疗流程，很快，这套以他的名字命名的抗菌治疗流程就在欧洲乃至全世界流行了起来。石炭酸（以及后来出现的其他消毒材料）主要用于外科手术器械的清洁和外科医生手部的清洁，它能够让整个手术室都保持无菌；李斯特开发了一款喷雾装置，可在外科医生的工作（比如当时的截肢手术，以及后来医疗科技进步后的开腹手术）区域中不断喷洒石炭酸溶液。

　　对于 19 世纪外科医学的这第二项重大创新（第一项重大创新是麻醉技术的发明，消毒药水的发明算得上第二项），维多利亚女王同样扮演了见证者（或者可说是宣传者）的角色。李斯特奉旨来到苏格兰高地的巴尔莫勒尔堡，成为女王医疗团队中的一员，为女王治疗腋窝下那块令她感到疼痛又略觉不雅的脓肿。女王对自己的女儿如此描述道："李斯特医生认为应该将这个肿块割开……我太紧张了，那样的疼痛我无法忍受。我本来想着吸一点氯仿，只吸一点点，因为我知道自己吸多氯仿之后就会感到不舒服，所以，我便要求医生给我做一次冷敷[8]……在这一点上，我的医生们达成了一致。威廉爵士让我吸了一点点氯仿，李斯特医生为我进行了局部冷敷治疗。马歇尔（Marshall）医生抓着我的手臂，约翰·福尔曼（John Foreman）医生按着我的肩膀。就这样，直径足足有 6 英寸①

---

　　①　1 英寸约合 2.54 厘米。——译者注

长的脓肿被划开了，整个手术过程中我几乎没有任何感觉，只是在手术快要结束的时候感到了些许疼痛，医生又给我补吸了一点氯仿，我当下就全身放松了。"[9]第二天，维多利亚女王对这名现居伦敦的外科医生大加赞赏："(李斯特)在做这次超长时间的包扎之前从容地喝了一杯咖啡，在马歇尔医生的协助下，他拆掉旧绷带，换上新绷带，并且在拆绷带之前，将他那伟大的发明——杀菌'石炭酸喷雾'——喷在了空气中。"[10]

命运：象人约瑟夫·梅里克（Joseph Merrick）

谈起"进步"，人们通常会想到"创新"——想到那些能够极大提高人类生存质量的新发明和新方法。除此之外，"进步"——这里的进步并非科学或技术意义上的而是社会和道德范畴内的——还体现在"如何对待他人"上，尤其是如何对待那些不属于普遍意义上的"正常人"的人，比如外表上异于常人的小矮人（成年人）和因患有罕见病而容貌异常的残障者。在人类的历史上，对"外表异常"和"身体残疾"的同胞进行残害的案例数不胜数，最臭名昭著的就是将这些人宣判为"女巫"或"恶魔附身之人"，并以此罪名将他们残忍杀害。尽管随着时代的发展，对他们的迫害方式——将他们搜罗在一起强迫他们在集市上向观众展示自己身体缺陷的"畸形秀"——似乎变得温和了一些，但以现代人的价值观来看，这些方式仍旧极不人道。约瑟夫·梅里克就是一个畸形秀演员，他的经历折射出了维多利亚时代英国社会风气和人们精神思想的变化：从对残障者的“猎奇追捧”到“人道关怀”。

著名的英国外科医生弗里德里克·特里夫斯（Frederick Treves）爵士是这样描述他第一次见到约瑟夫时的场景的。那是 1884 年的一个晚上，地点是一个向付费的观众展示“奇人怪物”的马戏团秀场：“马戏团的表演者用对待猪狗一样的语气朝他喊道：‘站起来！’他慢慢地站起来，揭下盖在头上和身上的毯子，把它们扔在地上。一个我有生以来所看到过的最可怕的人类出现在了我的眼前。尽管在我过去的职业生涯中，我看到过疾病、受伤和残疾导致的头部畸形，但我从未见过比这个可怜的人更加卑微和丑陋的存在。”特里夫斯继续描述道，这个不幸的人个子矮小，脊柱弯曲，脑袋“巨大且严重变形，眉毛凸起，上面挂着一块像面包一样的骨质，另一块骨头从上颌处垂了下来。后脑勺上长着一片海绵状的肿块，活像一种褐色的花椰菜”[11]。约瑟夫·梅里克的表演确实不适合心理承受能力弱的观众观看，即便是特里夫斯这样经验丰富的外科医生，看到他时也不免大受震撼。英国人给梅里克起了一个名字——象人。

1862 年，约瑟夫·梅里克出生于莱斯特，刚出生时，他的外貌没有任何异常，是一个十分健康的婴儿。然而，过了周岁后，梅里克的外貌就开始出现一些畸形。根据后人的分析，他的畸形外貌应该是神经纤维瘤病导致的，因为这是一种会累及多个器官的疾病，发病表征就是出现大量的肿瘤。用今天的医学知识来推测，梅里克可能患有罕见的普罗特斯综合征，合并有神经纤维瘤病——不过，普罗特斯综合征患者通常会有局部肢体肥大，约瑟夫确实没有这种症状。梅里克自己认为，之所以会长成这个样子，是因为母亲在怀孕期间被莱斯特马戏团的大象惊吓到了。不过，无论是什么原因导致了畸形，特里夫斯都不能允许梅里克再进行畸形秀表演了。他坚持要把梅里克保护起来。渐渐地，特里夫斯发现，梅里克智力正常——甚至还笃信基督教。将梅里克从马戏团解救出来后，特里夫斯在皇家伦敦医院为他寻了一个住处，将他安顿了下来。在不断的接触中，特里夫斯越来越钦佩这个年轻人：他每天都不得不忍受着巨大的痛苦和羞辱，但仍旧没有丢掉作为人的自尊。除此之外，特里夫斯还发现，梅里克很有艺术天赋，他用木头和纸板制作的模型栩栩如生，比如美因茨大教堂模型——可惜的是，梅里克只有左手可以正常活动，右手的手指则由于过于肥大而无法正常使用。

　　特里夫斯会定期带梅里克去剧院看戏。看戏的时候，特里夫斯会为梅里克准备一个私密的包厢，把他保护起来，令他免于受到他人的侧目。梅里克向特雷弗斯道出了一个不同寻常的愿望：他多么希望能够在一个周围都是盲人的环境里工作和生活，这样一来，就没有人能够看到他那异于常人的外貌，自然也不会对他品头论足。特里夫斯将梅里克介绍给了许多医生。除了医生们表现出来的学术兴趣外，梅里克还感受到了久违的关心和同情。渐渐地，梅里克的社会地位得到了极大的提高，吸引了不少上层人士的注意，也得到了不少英国贵族的关照。其中最高光的时刻就是得到了威尔士王储爱德华的妻子亚历山德拉（Alexandra）的接见。许多年后，特里夫斯如此回忆道：

　　　　他的高光时刻就是威尔士王妃亚历山德拉的来访。在多事之秋中的一天，王妃特意来到医院，对他进行了一次特别的访

223

问。每一个微小的行为都会引发巨大关注的王妃满怀善意地走进梅里克的房间，热情地与他握手。这让梅里克无比激动。这个场景实在远远超乎梅里克的想象，在最疯狂的梦境中也不敢设想的场景，竟然实实在在地出现在了眼前。王妃曾经给许多人都带来了幸福感，但要我说，她最慷慨的举动莫过于走进梅里克的房间，和他一起坐在椅子上，用真正的"很高兴见到你"的态度与他交谈。[12]

来自丹麦的亚历山德拉完全了解"与众不同"是一种什么样的感受，因为她自己就是一个听力存在障碍的人。特里夫斯的这些话让我们不由自主地想到了一百年之后的另外一位"打破传统"的威尔士王妃，她勇敢地向徘徊在社会边缘的艾滋病患者伸出了双手。

1890 年 4 月 11 日，梅里克去世了。这次，他终于能像其他人一样用仰卧的姿势正常地躺下，而不用再像以前那样只能坐着，把巨大的头颅放在膝盖上入眠。已经离开这个世界的梅里克躺在那里，沉重的头颅向后弯折着，这种姿势只有折断了他的脖子或者气管才能办到。不过令人欣慰的是，这样的人生结局颇具意义：这一刻，他终于像一个正常人了。

注 释

[1] Florence Nightingale：Notes on Hospitals. London 1863，S. ⅲ.

[2] John Eric Erichsen：On the Study of Surgery. London 1850，S. 8.

[3] John Rudd Leeson：Lister as I Knew Him. New York 1927，S. 53.

[4] Joseph Lister：The Antiseptic System. On compound fracture. In：The

Collected Papers of Joseph Baron Lister. Oxford 1909，Bd. Ⅱ , S. 1.

[5] Lister：Collected Papers，Bd. Ⅱ , S. 2.

[6] Lister：Collected Papers，Bd. Ⅱ , S. 3.

[7] Lister：Collected Papers，Bd. Ⅱ , S. 45.

[8] 即局部冷敷麻醉。

[9] George Earl Buckle（Hrsg. ）：The Letters of Queen Victoria. Bd. Ⅱ 2：1870 - 1878. London 1926，S. 432.

[10] 引自 Thomas Dormandy：Moments of Truth. Chichester， UK 2003， S. 329。

命运：象人约瑟夫·梅里克

[11] Frederick Treves：The Elephant Man and Other Reminiscences. London u. a. 1923，S. 3 - 4.

[12] Treves：Elephant Man，S. 24.

13. 视力

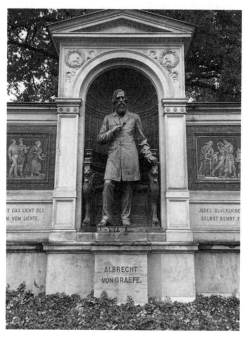

　　在柏林夏里特医学院的门口，矗立着这座纪念阿尔布雷希特·冯·格雷费（Albrecht von Graefe）的纪念碑。格雷费出生于外科医生之家，他奠定了现代眼科医学的基础，却因染上了肺结核而英年早逝。

226
　　如今, 当漫步在柏林路易森街和舒曼街的交汇处时, 我们的目光一定会被一座意义非凡的纪念碑吸引, 纪念碑上记录的内容足以让我们停下脚步驻足观赏。与同时代 (其历史可追溯至 1882 年) 建造的其他纪念碑不同, 它并不是用来纪念如普鲁士国王或者"铁血宰相"俾斯麦那样的名人显贵的。纪念碑的中部——不是基座而是在一个类似于壁龛的地方——雕刻着一名瘦削高大、长发缠结的男性。他有些凹陷的脸庞, 仿佛在诉说着自己悲惨的一生: 这是一名对自己的工作和病人都充满热情的医生, 他一直忍受着痨病 (这个疾病还有一个更加广为人知的名字——肺结核) 的折磨, 在达摩克利斯之剑的重压下完成了一项划时代的创举——创建了一门虽然"小", 但与整个人类的福祉和生存质量紧密相关的医学学科。雕像的手中握着一个小仪器 (它的名字叫"检眼镜"), 周围环绕着众多寻求治愈希望的病人。这些病人希望能够保留乃至恢复一项对于一个人来说最重要的感知能力: 视力。

227
　　纪念碑落成之时, 一名医学界的同人用那个时代的语言说出了一段在今天看来略显辛酸和悲情的话:"一个能够允许在它的首都建造这样一座纪念碑的国家, 无疑是值得称赞的。这座纪念碑所纪念的人既不是高高在上的君主, 也不是战功赫赫的将军, 更不是妙笔生花的艺术家, 而是一名通过自己的努力, 为人类减轻、解除和预防了身体上的痛楚, 并因此而赢得了荣耀的医生。成千上万的失明患者被他教授给他们的'艺术'拯救了。"[1] 这名医生就是阿尔布雷希特·冯·格雷费。图宾根的眼科医生兼眼科历史学家延斯·马丁·罗尔巴赫 (Jens Martin Rohrbach) 教授如此评价这座矗立在柏林市中心的纪念碑："这座纪念碑是全世界范围内为医疗行业的人所竖起的最美丽的纪念碑之一。"[2]

19 世纪中叶，医生们的医疗能力提高了，医疗知识也大大丰富了——尤其是关于生命和疾病的基础知识，以及关于人体与环境相互作用的知识。此外，在一个工业化高速发展的时代，各种科学仪器也得到了迅速的改进，其中当然包括医学仪器。这个时期医学上取得的一些重大突破，例如麻醉、消毒、病原体和疾病机制以及无数类似的创新、发现和知识，虽然乍一看并不那么引人注目，但对医学的整体发展很有价值。这些伟大的医学突破中也包括特奥多尔·施万（Theodor Schwann）和鲁道夫·菲尔绍的贡献。前者发现了所有生物体都由细胞组成的明确证据；后者则提出，所有疾病都能够从细胞的病理变化中被识别出来——这是细胞病理学的雏形。自此，医生能够更加深入地了解癌症和炎症，以及感染（与此相关的内容我们将在下文中进行详细论述）的致病机制。在这个医学快速发展的时代，人类对于遗传方面的一些基本问题以及疾病的遗传机制都有了基本的了解，不过，这些知识的创造者并不是常常走在科学前沿的大学教授，而是一名布尔诺（Brünn）的医学研究爱好者——奥古斯丁修道士格雷戈尔·门德尔（Gregor Mendel）。

这个时期，人类对于人体器官的结构、解剖学以及生理学的认识也迎来了跨越式的发展。这个时期出版发行的某些医学教科书甚至沿用至今（当然是经过了一些改编的）。医学教育也进行了大幅度改革，以求适应这个知识爆炸的时代。在医学教育改革方面，普鲁士可以说走在了前列。1861 年——这个时间与普鲁士杰出政治

228

家俾斯麦上台的时间差不多——普鲁士的医学教育设置了一系列全新的课程。与之前将医学教育多归入人文科学不同，普鲁士将临床医学教育的重点放在了自然科学的范畴中，为医学生们开设了物理学、化学、生物学、解剖学和生理学等课程。不久之后，其他邦国也纷纷效仿。1871 年德国统一之后，这一课程设置的改革被推广到了全德范围。

同样，护理学领域的知识积累也越来越多，已经到了不得不专业化的程度了。彼时，医生们的工作内容大多只涉及两个学科，要么是现在我们所说的"家庭医生"所从事的类似于内科的工作，要么是外科医生所从事的外科治疗；除此之外，还有像塞麦尔维斯那样专门从事产科治疗的医生，不过，这类医生为数不多，几乎只存在于大都市和大学城——几十年来，大多数妇女在分娩时请的都是助产士或者全科医生，甚至是乘着马车前来接生的乡村医生。然而，到了 19 世纪中叶，人们对于专科医生的需求陡然提升了，大家需要专科知识更加丰富的医生来治疗感官上的、心理（也就是我们平常所说的"精神"）上的或者皮肤上的疾病。就这样，各个国家都陆续设立了不同的医学专科，比如眼科（当然不只是眼科）。

"能够看得见"对于我们每个人来说都很重要，我们害怕失去这种能力，害怕失去光明——这种恐惧已经深深地植入了人类祖先的基因之中，成为我们内心深处最害怕失去的东西。正如我们看到的那样，大多数视障者和残障者（小詹姆斯就差一点儿没能逃脱这样的命运）都挣扎在社会边缘。几个世纪以来，眼科手术都是江湖术士在做。在治疗白内障时，这些江湖术士采用的方法是"刺穿"

浑浊的晶状体，用针尖一样的器械将那一层浑浊晶状体从眼球上撕扯下来——至于导致的感染及一系列并发症，他们是不会负责的，因为往往在术后感染发生之前，他们就已经逃之夭夭了。据推测，伟大的作曲家约翰·塞巴斯蒂安·巴赫（Johann Sebastian Bach）很有可能就死于白内障术后感染——早在 1750 年 7 月巴赫去世之前，巴赫的医生就已经诊断出他患有"热病"。

这名被认为是现代眼科奠基人的男医生出生于一个著名的医生世家。1850 年，他的第一家诊所（诊所非常小，只有小小的两个房间）开张了。他家中经济颇为宽裕，便花钱在两家柏林的报纸上为他的诊所刊登了开业广告，上书："阿尔布雷希特·冯·格雷费医生将为囊中羞涩的眼疾患者免费治疗，其诊所位于贝伦街 48 号。"[3] 1828 年 5 月 22 日，阿尔布雷希特·冯·格雷费出生在著名的外科医生、夏里特医院教授卡尔·费迪南德·冯·格雷费（Carl Ferdinand von Graefe）的避暑别墅"芬肯赫德"（Finkenherd）中，此别墅位于柏林的蒂尔加滕，也就是今天的汉莎。阿尔布雷希特的教父是普鲁士国王弗里德里希·威廉三世（Friedrich Wilhelm Ⅲ）——这足以证明整个格雷费家族的社会地位。老格雷费是 19 世纪上半叶最著名的医生之一，此外，他还是整形外科的开创者：卡尔·费迪南德·冯·格雷费奠定了整个中欧的鼻整形术（重建因受伤或疾病而损毁的鼻子）的基础。老格雷费最擅长的手术之一就是白内障手术，他的方法是将浑浊的晶状体从眼睛中小心取出，而不是"刺穿"晶状体，这大大地提高了患者痊愈的概率。

不过，卡尔·费迪南德·冯·格雷费的声誉间接导致了他的早亡。正是由于他那过于瞩目的名声，他才被英国王储召去治疗眼疾。不幸的是，恰恰就在为王储治病的路上，卡尔·费迪南德·冯·格雷费患上了斑疹伤寒，年仅 53 岁就去世了。早逝的命运也同样落在了他儿子的身上。为此，他的学生写了一篇悼文。作为一名学者的讣告，这篇悼文字里行间流露出的"幽默"却令人感到颇为不适："在辉煌的职业生涯中，有什么比被英年早逝、被人埋怨以及被人怀念更好呢？有些教授的寿命实在是太长了，就连他们自己的学生都会说，把这些长寿的教授们制成标本，他们对世界的贡献才会和健在的时候是一样的。"[4]

　　父亲无人不知的名气深刻地影响了阿尔布雷希特·冯·格雷费的职业选择。阿尔布雷希特上的是柏林的法国文法中学；无论是在国际学校上学，还是出生证明上法式意味浓郁的曾用名"弗里德里克·纪尧姆·埃内斯特·阿尔贝"（Frédéric Guillaume Ernest Albert），都反映出格雷费家族十分推崇法国文化，并不是一个传统保守的家庭。正是这种"开放包容"的世界观，促使阿尔布雷希特在家乡完成了医学生的学业之后选择继续出国深造。阿尔布雷希特前往巴黎，在那里逗留了几个月，投入几名眼科专家的门下，接受了一段时间的培训，其中的一名专家是尤利乌斯·西奇尔（Julius Sichel）。这名出生于美因河畔法兰克福的医生于 1832 年在法国大都市巴黎开设了第一家眼科诊所。就连当时居住在巴黎的大诗人海因里希·海涅都是他的病人。除了巴黎，阿尔布雷希特还在维也纳盘桓了一段时日，与几年后来这里进修的约瑟夫·李斯特一样，阿尔布雷希特也拜访了维也纳著名病理学家卡尔·冯·罗基坦斯基。

1850 年，阿尔布雷希特于其家人在贝伦街的房子里开设了一 *231*
家治疗眼疾的临时眼科诊所。很快，这名年轻的医生就声名鹊起，
患有各种眼疾（从轻微炎症到长期失明）的病人接踵而至。过了两
年，阿尔布雷希特又将诊所搬到了卡尔街（今天的莱因哈特街）46
号，在那里重新开了一家眼科诊所。新诊所拥有 120 张病床，吸引
了来自世界各地的医生前来参观。毫不夸张地说，几乎那个时代所
有的眼科专家都在阿尔布雷希特的诊所观摩学习过他的检查和手术
技术——19 世纪下半叶时，"阿尔布雷希特·冯·格雷费的学生"
这个标签在许多医学生的心中就是"医术高明"的代名词。

就在阿尔布雷希特·冯·格雷费开始医生职业生涯的同时，一
项医学发明横空出世。1851 年，多才多艺的医生、生理学家和物
理学家赫尔曼·亥姆霍兹（Hermann Helmholtz）发明了一种小型
光学设备，通过这种设备，借助外部光源（通常是蜡烛）即可观察
瞳孔后面的眼底结构。这款检眼镜以及后续许多改良过的检眼镜帮
助阿尔布雷希特·冯·格雷费成为声名鹊起的眼科专家。借助检眼
镜，格雷费第一次观察到了活人的视网膜和视神经交界处。由此，
格雷费认识到，一种被称为"绿眼睛"——现在被称为青光眼——
的常见疾病，其实际上是一种由眼压过大引起的视神经特异性凹
陷。使用检眼镜，我们可以实现无创观察视网膜血管。

阿尔布雷希特·冯·格雷费是最早认识到检眼镜可以用于诊断 *232*
诸多疾病的人之一。比如高血压和糖尿病就可以通过用检眼镜对血
管进行观测来确诊——正如某些诗人所描述的，眼睛不仅是通往灵
魂的窗口，还是评估病人健康状况的窗口。在了解了青光眼的致病

原因后，格雷费首次开展了虹膜切除术，这种手术挽救了许多青光眼患者的视力。除此之外，格雷费还改进了白内障手术的流程，那些因这种疾病而失明的患者在卡尔街格雷费的诊所中接受手术后就能够重见光明（术后需要使用特制的"星形眼镜"）——这一创举使得格雷费成为声名远播于柏林和普鲁士之外的传奇人物。

阿尔布雷希特·冯·格雷费的工作量之大令人难以置信，除要医治大批患者之外，他还要花费时间进行医学研究以及与同行分享自己的研究成果。据统计，终其一生，格雷费发表的学术论文总页数超过了 2 000 页，许多疾病的症状和临床表现都出自格雷费的记录。为了整合海量的医学成果，格雷费还参与创办了两本专业的医学期刊——《格雷费档案》（*Graefes Archiv*）和《临床眼科月刊》（*Klinischen Monatsblätter für Augenheilkunde*），这两本期刊至今仍然在出版。对格雷费来说，科学交流不仅包括阅读专业文章，也包括给编辑写信。除此之外，他还认为，医学的迅猛发展要求医生们之间有必要进行经验交流和讨论。

在那个国际会议少得可怜的时代，格雷费提出，德国、奥地利、瑞士、荷兰和其他一些欧洲国家的眼科专家和青年才俊应"每年选择一个风景优美的地方——比如海德堡——开次会，大家齐聚一堂，共同度过几天，一边进行学术交流，一边休闲度假……自然科学家们的集会[5]往往别具特色，但眼科的专家学者们往往无法进行足够亲密的交往，这种交往亦无法达到令人满意的科学深度"[6]。1857 年 9 月，眼科学界的学术交流会终于在海德堡首次召开，共有 10～12 名业界同行参会。此次会议标志着世界上历史最悠久的

"德国眼科学会"的诞生。1868 年，阿尔布雷希特·冯·格雷费来到夏里特医院执医，这家医院为他提供了专门的眼科病人住院床位，还有一个单独的儿童眼科治疗室。

然而，承担着如此巨大工作量的医生却是一个从未真正健康过的人。1854 年后，格雷费患上了肺病；两年后在尼斯度假的时候，他在给朋友的一封信中如此写道："很遗憾，我实在没办法向你报告'我身体很健康'这样的好消息，事实上，我已经咳嗽 3 个星期了，症状非常严重，令我心烦……不过，在这里我必须再次强调一遍，我并不认为生病是一件多么令人绝望的事情，只不过，一个如此简单的支气管黏膜炎都没办法很快得到确诊，实在让我心里有些疑虑。"[7]可以相信，此时的格雷费心里一定知道，医生们的推断并非空穴来风。确诊肺结核后，格雷费便前往瑞士海登进行了几周的康复治疗。与其说他是在为自己进行康复治疗，不如说他又换了一个地方行医——海登也有许多眼疾患者，他们希望能够从海登这里得到帮助。

据推测，格雷费的肺结核很有可能是他的丹麦妻子安娜·格莱芬·冯·克努特（Anna Gräfin von Knut）传染给他的。格雷费本来计划于 1862 年 6 月结婚，但由于健康问题不得不推迟结婚日期。这一年，格雷费的家乡迎来了一个全新的政治时代，像格雷费这样的社会上层人士都非常关注这一变化。9 月，普鲁士国王威廉一世（Wilhelm I）任命该国前驻巴黎特使奥托·冯·俾斯麦为首相。在此之前，俾斯麦一直被普鲁士国王视为反动分子。1848 年革命期间，威廉一世的前任、因精神错乱而去世的费里德里希·威廉四

234

世在大臣名录上为俾斯麦写下了这样一条批注："（他）嗜血而动，迟些再用。"[8] 1862 年 9 月 30 日，成为首相的俾斯麦在下院进行了首次演讲，坚定地对议会说出了那句享誉世界的名言："……当代的重大问题并非通过演说和多数派决议——这恰恰是 1848 年和 1849 年革命所犯的重大失误——就能解决，而是要用铁和血来解决。"[9]

来自普鲁士贵族阶层的强烈反对给这位手握重权的首相带来了不小的阻碍。在议会和法庭上，俾斯麦的提议时常遭到强烈的反对——尤其是来自奥古斯塔王后、普鲁士王储弗里德里希和王储妻子维多利亚（Victoria）公主（维多利亚女王和阿尔伯特亲王的长女）的反对。不过，这些反对未能阻止俾斯麦坚持数年的修宪改革。对此，一名为俾斯麦写过传记的作家如此写道："1862—1866 年宪法改革在议会中引起的争议，其本质是反对派试图对普鲁士政治领导阶层进行调整，而不是从根本上推翻二元制君主立宪制。通过阻止俾斯麦执政，自由党希望逼迫他辞职，并迫使王室（无论是威廉一世还是他的继任者）组成一个尊重议会制宪权的新政府。"[10] 然而，这个算盘打得并不如意，自由党和其他反对党不得不在接下来的 28 年里一直与俾斯麦共事。

235   这场冲突的起因是军队改革和扩大军费的问题。在欧洲五强之中，普鲁士显然只能排到末位。为了增加军事实力，俾斯麦和普鲁士陆军部部长阿尔布雷希特·冯·罗恩（Albrecht von Roon）在没有得到议会预算批准的情况下私自对普鲁士军队进行了武装强化。不久之后，俾斯麦首相就找到了使用"军队"这一暴力武器的机会。六年内，凭借着高超的外交技巧和战略远见，俾斯麦成功发动了三场统一德国的战争——这使得俾斯麦从一个时常被人嘲笑和仇恨的政客变为民族英雄。前两场战争在几周内就结束了，伤亡人数相对较少。1864 年春，普鲁士以丹麦非法吞并石勒苏益格为由，联合奥地利，对当时在军事和经济上都大大落后于普奥的丹麦发动了战争。

但仅仅两年后，这场战争中携手的两盟友就兵戎相见了。1866年，普奥战争爆发，成功解决了"德意志问题"——到底是建立一个以普鲁士和奥地利两个中欧德语区强国为主导力量的"大德意志"，还是建立一个以普鲁士为唯一主导力量的"小德意志"。普鲁士军队总参谋长赫尔穆特·冯·毛奇（Helmuth von Moltke）为军队配备了完善的后勤保障系统（尤其是细化了铁路时刻表，以便军队在尽可能短的时间内向目标地点转移），制订了一套出色的作战计划，并将该计划于 1866 年付诸实践，应用在了 7 月 3 日在波希米亚爆发的克尼格雷茨战役（萨多瓦战役）中。最终，普鲁士军队获得了胜利。不过，普鲁士军队并未乘胜追击，一举攻下维也纳，获得压倒性的胜利。威廉一世原计划率领普鲁士军队长驱挺进，在维也纳的大街上举行胜利大游行，但被俾斯麦劝阻了。这一建议显示出了俾斯麦过人的战略眼光：奥地利绝不能被羞辱，因为它是普鲁士潜在的未来盟友。此时的俾斯麦已经预料到，普鲁士接下来或许有极大的可能要与法国开战，而在普法战争中，让奥地利保持中立将会对普鲁士十分有利。不过，德意志邦联中的其他国家就没有奥地利这么幸运了，由于它们在普奥战争中"站错了队"，普鲁士

236

毫不犹豫地吞并了它们，这些公国就包括汉诺威王国和法兰克福自由市。

普奥战争后，影响中欧政治格局的重要问题在排除法国参与的情况下得到了解决，法国未能从中攫取到任何利益（领土／声望）——这令拿破仑三世感到十分愤怒。在各大报纸的推波助澜下，"为萨多瓦复仇！"的口号在法国民众中迅速传播开来。萨多瓦是克尼格雷茨附近的一个小镇，在普奥战争中并未受到波及，然而，法国人将"克尼格雷茨战役"称为"萨多瓦战役"，并喊出了为之复仇的口号。以"为一个并未卷入战争的、并未受到战争之害"的小镇为复仇的借口，反映出了当时法国沙文主义泛滥的社会氛围。

法国与普鲁士之间日益恶化的关系成了普法战争的导火索。女王伊莎贝拉二世（Isabella Ⅱ）退位后，西班牙一直在寻找新的君主。西班牙君主的候选人之一是霍亨索伦家族天主教分支的锡格马林根王子利奥波德（Prinz Leopold），但由于西班牙远远落后于欧洲诸强国，因此，这名候选人在欧洲贵族中也并不怎么受尊重。看到一个与普鲁士王室沾亲带故的人即将坐在比利牛斯山脉以南的这个王国的王座上，法国人心中的愤怒之火不禁熊熊燃烧了起来。此时的威廉一世并不想与法国开战，便敦促利奥波德放弃候选人资格。而与俾斯麦不同，法国皇帝缺乏一个政治家必备的重要能力：适可而止。法国皇帝或许没有料到，外交活动中趾高气扬的态度会令普鲁士感到羞辱。

为了进一步敦促利奥波德退出，法国驻普鲁士大使文森特·贝内代蒂（Vincent Benedetti）前往巴特埃姆斯，与当时正在那里度假的 73 岁的普鲁士国王威廉一世进行了一次非正式会谈。在此次会谈中，贝内代蒂要求威廉一世承诺永远不会支持任何霍亨索伦家族的成员坐上西班牙王位。这个要求激怒了威廉一世。1870 年 7 月 13 日，威廉一世把此次谈话的内容发了一份急电给身在柏林的俾斯麦，并表示一定要将这次谈话的内容公之于众。俾斯麦遵照了威廉一世的指示，将电报内容发布到了柏林的各大报纸上，只不过电报内容已经被俾斯麦重新"润色"过了（"润色"过后，电报的口吻发生了巨大变化）——这就是著名的埃姆斯电报。俾斯麦在电报最后加上的一句更是"点睛之笔"："国王陛下以后拒绝接见法国大使，并命令值日副官转告法国大使，陛下再也没有什么好和他谈的了。"[11]

　　俾斯麦的精心策划终于起了作用，埃姆斯电报传到巴黎后，迅速点燃了一贯傲慢的法国民众和统治阶级的愤怒。7 月 19 日，法国首先向普鲁士宣战。这样一来，拿破仑三世就成了"侵略者"，这反而激起了原本比较松散的德意志诸邦国的反抗，让德意志人民达到了空前的团结，群情激愤的德意志诸邦国都毫不犹豫地与普鲁士站在了一条战线上。一时间，柏林各大报纸的头版上都刊登了这份电报的内容，没有人注意到报纸角落的一条不起眼的讣告：1870 年 7 月 20 日凌晨 3 点，阿尔布雷希特·冯·格雷费因肺结核不幸离世。

注　释

延伸阅读：

Ronald D. Gerste：Augenheilkunde in Dresden. Heidelberg 2018.

Jens Martin Rohrbach：Albrecht von Graefe（1828 – 1870）. Das Gewissen der Augenheilkunde in Deutschland. Berlin 2020.

［1］Julius Hirschberg：Enthüllung des A. v. Gräfe-Denkmals 22. Mai 1882. Centralblatt für Praktische Augenheilkunde 1882；6：S. 185 – 186.

［2］Rohrbach：Albrecht von Graefe，S. 11.

［3］引自 Rohrbach，S. 4。

［4］引自 Gerste：Augenheilkunde，S. 44。

［5］自 1822 年以来，德国自然科学家和医师协会每年都会举办一次跨学科的大会，不过，这种大会未能为涉及面更小的子学科提供交流的空间。

［6］引自 Rohrbach：Albrecht von Graefe，S. 36。

［7］引自 Rohrbach：Albrecht von Graefe，S. 5。

［8］Karl Friedrich Vitzthum von Eckstädt：Berlin und Wien in den Jahren 1845 – 1852. Stuttgart 1886，S. 247.

［9］引自 Otto Pflanze：Bismarck. Der Reichsgründer. München 1997，S. 187。

［10］同上，第 191 – 192 页。

［11］Josef Becker（Hrsg. ）：Bismarcks spanische "Diversion" 1870 und der preu-ßisch-deutsche Reichsgründungskrieg：Quellen zur Vor-und Nachge-schichte der Hohenzollern-Kandidatur für den Thron in Madrid 1866 – 1932. Bd. 3. Paderborn u. a. 2007，S. 58 – 60.

14. 世仇

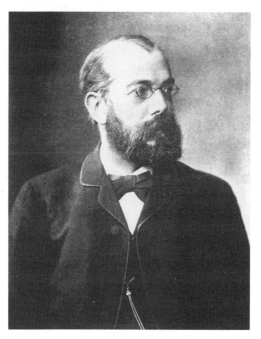

从籍籍无名的乡村医生成长为推动现代医学进步的科技新星，罗伯特·科赫的人生可谓成就斐然。通过检测结核病病原体，他开辟了一条全新的治疗路径：识别病菌，再针对病原体寻找预防和治疗的方法。

240 　　战争的发展十分迅速。1870 年 8 月 4 日，在法国宣战后不到三周，德法两国军队就在阿尔萨斯（Elsass）附近的魏森堡（Weißenburg）首次交战。普鲁士军队的机动能力达到了当时技术条件下的最大值，尤其在铁路运输、铁路网建设和电报通信方面。与法国相比，普鲁士更加熟悉如何将这些技术整合到军事作战之中：8 月初，德意志诸邦联（在魏森堡附近作战的德方军人不仅有普鲁士人，还有巴伐利亚人）已经迅速向前线转移了 484 000 人，与此同时，法国方面只有 343 000 兵力。德意志联军迅速向法国本土推进，战斗逐渐进入白热化，艰苦异常的战斗令双方均损失惨重——最惨烈的莫过于 8 月 16 日的马斯拉图尔（Mars-la-Tour）战役。

　　战役结束后，一名年轻的普鲁士军医在写给妻子的信中如此描述道："……我们的军队损失惨重，不过最终还是取得了胜利。漆黑一片的战场上到处都弥漫着尸体的味道，无数死去的马匹，成千上万的背包、枪支和头盔七零八落地散落在战场上。黑暗中，我们找不到路，只能朝着周围闪烁着的点点火光走去，围着篝火，以天为被、以地为床地度过了一夜。你说说，人的适应能力该有多么强大？我在那寒风冷雨的战场上都能安睡一夜！第二天早上醒来，我们才得知，我们昨夜竟然在靠近弗里德里希·卡尔亲王（Prinzen Friedrich Karl）（所率领的第二军团）总司令部东库尔莱（东库尔莱孔夫朗）的地方睡了一晚！第二天，我们在倾盆大雨中驱车赶往圣普里瓦（St. Privat），很快就抵达了 8 月 18 日的战场。这里的死者早已被士兵们安葬了，坟头上那一个个十字架标明了他们的安息之所，各种兵器、衣服、死去的马匹、破烂的马车横七竖八地散落在地上，圣玛丽-奥谢内（St. Marieaux-Chênes）村和圣普里瓦的房屋上密集的弹痕表明了这场战役有多么血腥和激烈。圣普里瓦至少有一半的房屋被炮弹炸得面目全非了。"[1]

与三个在战争爆发时踊跃参军的兄弟——阿尔伯特·科赫（Albert Koch）、恩斯特·科赫（Ernst Koch）和雨果·科赫（Hugo Koch）——一样，罗伯特·科赫也非常爱国，一心想要参军，为祖国普鲁士而战。遗憾的是，由于近视，罗伯特无法成为一名上阵杀敌的士兵。不过，普鲁士的军队需要他这样的医生。在这场战争中，普鲁士动员了大量医生随军，其中包括那个时代许多享誉世界的医生和医学专家，比如著名的外科医生特奥多尔·比尔罗特和弗里德里希·艾斯马奇（Friedrich Esmarch）。此时的罗伯特·科赫还只是一个没有什么名气的乡村医生。不过，不久之后，他将声名大噪。

1843 年 12 月 11 日，罗伯特·科赫出生在哈尔茨山（今克劳斯塔尔-采勒费尔德）克劳斯塔尔的一个人丁兴旺的大家庭，拥有至少七个兄弟，其中两人移民美国。小罗伯特也曾梦想着能够像自己的兄弟一样，一窥异国的风情，不过，这个愿望只能等到长大以后才能实现。他就读于距离老家不远的哥廷根大学，学习的是教育学专业。不过，上大学后的第一学期，罗伯特·科赫就发现，教师这个职业并不适合自己。随后，科赫便转去学医了。转学后，科赫对医学产生了浓厚的兴趣，尤其是在受到解剖学家弗里德里希·亨勒（Friedrich Henle）——当时众多杰出的犹太裔医生之一——的指导之后。1866 年，科赫成功通过了毕业考试，在柏林工作了几个月。他对柏林印象深刻，在给父亲的信中如此写道："过去的几天里，我走遍了这座城市，看到了美丽的街道、宽阔的广场、宏伟的宫殿，还有众多的雕像和纪念碑以及博物馆里各式各样的壁画。令人目不暇接的新事物远远超出了我在汉诺威和汉堡这两个城市的基础上所想象出来的柏林的样子。"[2]

242

结束了在汉堡和朗根哈根（汉诺威附近）的工作后，罗伯特·科赫与妻子埃米一起去了波兹南的拉科韦茨，开始在偏远地区做一名乡村医生。科赫治好了当地一名贵族男爵的枪伤（男爵使用左轮手枪自杀未遂），这无疑极大地增加了科赫在当地民众中的知名度。1870 年 7 月爆发的普法战争不仅改变了欧洲的政治格局，而且引领着科赫关注到了他未来的职业研究方向——传染病研究。在梅斯附近的军队医院和后来被军队征用的新沙托医院，罗伯特·科赫亲眼见证了斑疹伤寒和痢疾是如何在军队中（特别是在被安排在狭窄逼仄空间中养伤的伤员之间）大肆传播的。据说，大约有 73 000 名德国士兵在战争期间感染了斑疹伤寒。

科赫观察到，尽管困难重重，但军队的医疗救治能力比之前明显更强了。德意志从诸邦国招募了大约 5 500 名医生和 3 000 名护士作为前线军队的医疗保障。发达的铁路网大大方便了伤员的转运。前线的伤员在得到急救处理后，便可以在尽可能短的时间里被转移到边境城市（如卡尔斯鲁厄、法兰克福和科布伦茨）的医院里。

德意志诸邦国联军为士兵们采取了许多有益的疾病预防措施：

给士兵们接种当时唯一存在的一种疫苗——天花疫苗〔天花疫苗发明于 1798 年，它的发明者是一个名叫爱德华·詹纳（Edward Jenner）的英国乡村医生〕。一名历史学家强调，这一疾病预防措施及时有效，是影响战争胜负的决定性因素之一："法国皇帝中，除了拿破仑[3]，所有人都忽略了大规模接种疫苗的重要性。这样一来，1870 年普法战争中最大的不公平就此出现了——德国士兵几乎全部受到了疫苗的保护，而与他们对战的法国士兵中的大部分人都没有接种过疫苗。更糟糕的是，战争期间，法国多地还暴发了天花疫情。我们可以说，普法战争实际上是伴随着严重疫情的。而正是这种'不公平'导致了法国的战败。据推测，普法战争期间，法国士兵中死于天花的人数是德国士兵中死于天花的人数的 8 倍。此外，在 1869—1871 年，天花还带走了 20 万法国平民的生命。不幸的是，普法战争结束后，天花被战俘带到了德国境内。德国平民并未大规模接种过天花疫苗，因此，1871—1874 年，超过 18 万德国平民成了天花疫情的受害者。另外还需说明的一点是，预防天花的能力并不与经济发展水平成正比，牙买加虽然十分贫穷，但天花出现的时间却足足比富足的法国晚了几十年。"[4]

1870 年 9 月 2 日，法国主力军队在色当投降。虽然普法战争尚未结束，但色当战役已经从军事上宣告了法国的战败。在这场战役中，普鲁士共俘虏了超过 100 000 名法国战俘，其中包括拿破仑三世本人。在后续的战争中，拿破仑三世"受邀"前往德国卡塞尔"做客"，普鲁士方面为这名法国皇帝提供了与"他现在的身份和地位"相符的"舒适环境"。"他现在的身份和地位"不再是法国皇

244 帝——他的帝国在这场军事冲突中只幸存了不到 48 个小时，9 月 4 日，法兰西第三共和国成立。这场战争使得普鲁士国王成了德意志皇帝。1871 年 1 月 18 日，普鲁士国王威廉一世在法国凡尔赛宫的镜厅加冕称帝，宣告成立德意志帝国。

1871 年 5 月 10 日，普鲁士和法国在施万酒店签署了《法兰克福和约》，标志着普法战争正式结束。按照和约，法国须将阿尔萨斯和洛林割让给德国，并支付 500 万法郎的战争赔款。这些条款令法国与德国结怨，引发了法国人复仇的呼声。在愤怒的人群中，有一名对医学界做出了极大贡献的科学家。长久以来，这名科学家一直是罗伯特·科赫［普法战争结束后，罗伯特·科赫成了沃尔施泰因（今波兰西部的沃尔什滕）地区的医疗官员］的灵感来源和研究克星。法国战败后，这名科学家称，未来出自他手的每一封信上，都会签有"仇恨普鲁士，复仇，复仇"（Haine à la Prusse. Vengeance. Vengeance）[5]——这名科学家就是著名的微生物学家路易斯·巴斯德。在冲突开始的头几个月里，他就归还了波恩大学授予他的荣誉博士学位。

1822 年，巴斯德出生于法国汝拉省（Jura）。他是一名自然科学博士，为了获得这个博士学位，他撰写了两篇论文，一篇是物理学领域的论文，另一篇是化学领域的论文。1857 年，结束了在第戎（Dijon）和里尔（Lille）的教职工作的巴斯德又被聘任为巴黎高等师范学院的教师。在巴黎高等师范学院，他建立了一个实验245 室，完成了发酵实验。正是这个实验的结果，让巴斯德声名鹊起——当然，首先是在业界声名大噪。通过一系列实验，巴斯德证明了，所有的发酵过程——酿酒、制作奶酪和酿醋——都要归功于微生物；当时，巴斯德尚且无法真正地看到这些被自己研究和分析的"微小生物"。从原则上说，腐败也是发酵的一种。不同的是，参与腐败过程的微生物所释放的气味远不如酒发酵时产生的气味那么诱人。巴斯德的实验证明了这些微生物是具有活性的，此外，他还了解了如何抑制这些微生物的活性——这些发现令他声名大噪。实验中，巴斯德首先将肉汤煮沸后密封起来。随后，再将经过冷却处理的肉汤倒入一个颈部弯曲的烧瓶（鹅颈瓶）中。经过长时间的敞口放置，鹅颈瓶中没有出现任何霉菌。这就证明了，空气中的微生物无法通过鹅颈这一复杂的路径直接接触到肉汤。而将冷却过后的肉汤倒入直口瓶中敞口放置，肉汤很快就会变质发臭——这就证明了微生物可以随着空气直达肉汤。

巴斯德将葡萄酒加热至略低于 100 摄氏度进行杀菌的方法很快流行起来，被大家当作延长食物保存时间的有效方法——这种方法就是大名鼎鼎的巴氏杀菌法。根据巴斯德的理论，我们有理由推测，无处不在的微生物一定会对医疗产生不小的影响——这些"影响"先后启发了塞麦尔维斯和李斯特。李斯特曾明确地强调，正是巴斯德的发酵研究引领他走上了研究消毒杀菌的道路——这令巴斯德非常自豪。巴斯德郑重其事地说："如果我有幸成为一名外科医生，我不光会使用消毒干净的器械，还要对我的手进行最仔细的清洁，然后再为病人包扎伤口，并且包扎时所使用的绷带和医用棉一定要经过 130 摄氏度到 150 摄氏度的高温消毒。这是因为，我始终坚信，只要暴露在空气中，就一定存在接触到病原体的危险，尤其是在医院这种环境里。"[6]

1867 年，巴斯德入职索邦大学。与比他小 21 岁的罗伯特·科赫不同，巴斯德并没有参加战争，而是在远离战争的地方度过了几个月，在他位于阿尔卑斯山脉的家乡研究啤酒酿造这一人类已实践了数千年的发酵过程。他制作了一款啤酒，并为它取了一个极能抒发自己内心情感的名字：为国复仇酒（Bière de la Revanche Na-tionale）[7]。在政治上，巴斯德是一个激进分子；在实验室里，他是一个意志坚强、反复推敲的研究者。他在身体残疾（1868 年，巴斯德由于中风而偏瘫）的情况下完成了自己科研生涯中的大部分工作。

刚刚成立的法兰西第三共和国给巴斯德分派了一系列研究课题，其中就包括如何预防农作物病害。19 世纪 60 年代，巴斯德一直致力于蚕病的研究。这种病对法国和其他许多国家的纺织业都造成了相当大的损失。不过，巴斯德的身上总是笼罩着剽窃阴影，说得委婉一些，他总是忽略其他人——比如合作者和其他独立研究者——对此课题的科学贡献。因此，巴斯德被科学史学家视为"在科学伦理方面具有争议的人物"[8]。除蚕病之外，巴斯德还解决了禽霍乱的问题，并于 1880 年研制出了一种专门针对禽霍乱的疫苗。

与这些只在动物间传播的疾病不同，炭疽是可以在人和动物间传播的。正因如此，炭疽成为 21 世纪恐怖袭击中经常使用的武器。2001 年 9 月 11 日，美国"9·11"事件发生。仅仅数天之后，就发生了数起炭疽攻击事件，引发了人们对于恐怖主义不断升级的担忧。19 世纪，大量从事农业生产或农产品加工的人都受到了炭疽及其变种的侵害，患上了各种皮肤、肠道和肺部疾病。尤其致命的是一种因吸入炭疽芽孢而感染的疾病，感染者会承受极大的痛苦。几个小时内，感染者就会出现肺炎症状，咳出来的痰中常常带着血迹；在抗生素出现之前——抗生素是在二战结束后才开始被大规模使用的——感染上炭疽的人几天之内就会迅速死亡。对于炭疽，路易斯·巴斯德再熟悉不过了：他的父亲是一名制作皮革的工人，从事这种工作的人们正是炭疽的高发人群。与此同时，炭疽还吸引了一名研究者的目光，让他下定决心一定要找出病原体，这名研究者就是罗伯特·科赫。

247

　　这名沃尔施泰因的地方医疗官除经营着一家病人多到拥挤不堪的诊所之外，还建立了一个小型实验室。著名的科学家传记作家约翰内斯·格林齐西（Johannes Grüntzig）和海因茨·梅尔霍恩（Heinz Mehlhorn）——他们除了为科学家作传还撰写了一部介绍流行病史的专著——是如此描述这个实验室的："显微镜被放在实验室窗边的小桌子上。实验室的木制百叶窗可以从里面关紧，做到完全不透光。窗户上只留一个小的方形切口，用于显微镜照相曝光。太阳照射角度合适的时候，实验室外的妻子或女儿就会走到另外一扇窗户外喊他，提醒他赶快打开切口曝光；一来二去，科赫的妻子和女儿便荣获了'移动窗板'（Wolkenschieber）这个专属称号。靠近窗户处放着一个用来冲洗照片的锡池和一个铺着毛毡里衬的培养箱。远处的角落里还隔出来了一间木制暗房，暗房的窗户上装着红色的玻璃，远远看去貌似很狭小，但里面的空间很充裕，女儿甚至可以在他工作的时候旁观。科赫在实验室进行的是传染性十分强的炭疽病原体研究，他只允许自己的妻子和女儿进入。"[9]

　　1873 年开始，科赫开始使用一套全新的、清晰度更高的显微镜来找寻炭疽病原体。经过不懈努力，科赫终于找到了这种非凡的生命形式：在干旱和寒冷等极端环境下，炭疽芽孢能够保持休眠状态，一旦进入动物体内，芽孢就会被激活，快速繁殖，引起一系列症状。科赫成功地在固体培养基中培养出了炭疽病原体，并将其命名为炭疽杆菌。随后，他又将含有炭疽杆菌的液体注射到实验动物的体内，完成了一系列的实验。不过，科赫很清楚，一个脱离了大学等研究机构、孤身一人做研究的普通乡村医生是很难引起学界关注的。他需要一位受人尊敬的业界权威人物为自己背书。为此，科赫拜访了布雷斯劳大学的植物生理学教授费迪南德·尤利乌斯·科恩（Ferdinand Julius Cohn），向他介绍了自己的研究成果。1872年，科恩发表了多篇以"细菌研究"为主题的学术论文。这些工作与科赫的工作被并称为细菌学的奠基性成果。

　　科赫带着一大堆行李（甚至还包括炭疽培养基和几只实验动物），登上了驶向布雷斯劳的火车。那是一个星期天，科赫刚刚到达布雷斯劳，就拜访了科恩。第二天（也就是星期一），在科恩的家中，科赫在许多双眼睛的见证下做起了他的实验。当时的见证者有科恩本人、科恩的科研合作者和许多同事，其中包括病理学教授尤利乌斯·科恩海姆（Julius Cohnheim）和他的一名叫保罗·埃尔利希（Paul Ehrlich）的博士研究生。显微镜下的炭疽杆菌和现场的动物实验给所有观看实验的人留下了极为深刻的印象，科恩更是当场绘图记录下了整个显微镜实验的过程。"我的实验很受认可"[10]，

248

科赫在日记中如此写道。当夜，他就被邀请到科恩的家中共进晚餐。就这样，罗伯特·科赫得到了这名大名鼎鼎的植物学家的支持。1876 年 10 月，科赫关于炭疽杆菌及其传播的研究论文发表在了由科恩主编的学术期刊上。

由于这是一本以生物学家（而并非医生）为主要目标读者群体的学术期刊，因此为了扩大其研究成果在医学领域的知名度，科赫又将论文寄给了慕尼黑的卫生学家马克斯·冯·佩滕科弗尔（Max von Pettenkofer）等医学界人士，试图说服这些德国医学界的领军人物。然而，科赫的努力是徒劳的，正如格林齐西和梅尔霍恩所描述的那样："尽管取得了如此辉煌的科学成就，科赫却未能在德国任何一所大学里取得过教职。他很有可能无意中引起了鲁道夫·菲尔绍的嫉妒。鲁道夫·菲尔绍是德国医学界公认的无冕之王。1878 年 8 月 3 日，科赫在柏林的夏里特医院向菲尔绍展示了炭疽杆菌，当时的情形是这样的：在这名著名病理学家像博物馆一样到处摆放着骷髅和头骨的办公室里，科赫一进门就不小心把桌子上摆放着的一个头骨碰到了地上。菲尔绍不耐烦地呵斥了他一声，草草地看了看他的炭疽杆菌菌落制剂，就下了逐客令。科赫未能从菲尔绍处得到任何肯定。菲尔绍的助手甚至还嘲笑科赫，说他就是个乡巴佬。短短的展示结束后，科赫极尽礼貌地问大家：'各位先生，还有什么疑问吗？'菲尔绍一言不发，其他人则哄堂大笑。菲尔绍的一名助手不无嘲讽地问出了这样一个问题：'我想问一下，帮你做鞋的鞋匠家住哪里？'"[11]看来，要想成为一名被医学界承认的"细菌学领域研究者"，科赫还需要另外一项开创性成果的加持。而这一次，

249

科赫所研究的是一种比炭疽传播更为广泛的疾病。

路易斯·巴斯德是否以及何时听说了科赫的炭疽研究，抑或是干脆忽略了后者的研究，我们现在已经无法得知了。除了在炭疽疫苗的研发方面取得关键性的突破，巴斯德还研发出了鸡霍乱疫苗——这是自 80 余年前爱德华·詹纳发明天花疫苗后生产的第一批疫苗。1881 年初的夏天，媒体对巴斯德在巴黎乌尔姆街的实验室中完成的实验内容进行了报道。这些内容惹怒了兽医学界，于

250

是，当地的农学会即刻找上门来，要求巴斯德前往距离巴黎不到 50 千米的普伊勒堡做一次公开实验。他们没有料到的是，此次巴斯德的实验大获成功，得到了大批观者的见证，成为科学史上公认的经典实验之一。实验中，巴斯德和他的助手为当地农场提供的 25 只绵羊（也有资料称是 24 只绵羊、6 头奶牛和 1 只山羊）接种了炭疽疫苗。两周后，再次为它们接种了疫苗。随后，他和助手为实验组绵羊和同样数量的对照组绵羊都注射了刚刚培养出的炭疽杆菌菌液。又过了两天，未接种过炭疽疫苗的对照组中，有 23 只绵羊已经死亡；而在接种了疫苗的实验组中，只有 1 只绵羊生了病——并且极有可能是患了其他疾病。

科赫与巴斯德的首次会面充满着尊重和友好的氛围。但后来，两人时常发生龃龉。经过两国媒体夸张的、带有民族主义色彩的渲染，这种"龃龉不合"被加工成了"民族矛盾"。1880 年，国际医学大会在伦敦召开。该大会由威尔士亲王也就是后来的爱德华七世（Edward Ⅶ）赞助，大约有 3 000 名医生参会。爱德华七世本人得到过现代外科医学的有效治疗，因此对现代医学颇为推崇。在此次

大会上，科赫与巴斯德对医学界的贡献均得到了与会人员的高度认可。邀请科赫和巴斯德的人正是英国最受尊敬且平息了整个医学界对消毒抵触情绪的医生约瑟夫·李斯特。

　　大会期间，科赫借用李斯特的实验室展示了他的研究成果，包括他和他的助手研发的细胞培养基以及改进了的显微摄影技术（显微摄影技术是由血液学家阿尔弗雷德·弗朗索瓦·多内在约 40 年前发明的）。至于科赫自己的实验室，则是在他被任命为帝国卫生部雇员后，才陆续具备了实施显微摄影的专业条件。在李斯特饶有兴趣的目光中，科赫向对细菌学感兴趣的各位与会者展示了他的细菌溶液。然而，科赫的语言修辞和讲解技巧实在有些捉襟见肘，当他向大家介绍显微镜下染了色的细菌菌种时，只有站在他旁边的人才听得清楚他在说些什么。这场实验同样令在场的巴斯德印象深刻，他握着科赫的手道："C'est un grand progrès, Monsieur."（这是极大的进步，先生。）"[12]

　　尽管科赫缺乏在公众面前演讲"作秀"的才能，但这丝毫没有影响到他的研究成果——结核杆菌——在第一次公开亮相时就"震惊四座"。为了更加清楚地看到结核杆菌的样子，科赫对保罗·埃尔利希发明的亚甲蓝染色法进行了改进，又加入了第二种棕色染料。经过无数次的尝试，科赫终于在显微镜下识别出了一种略微弯曲的杆状菌。1882 年 3 月 24 日晚，科赫在柏林生理学研究所举办了一场名为"结核病病因学"的讲座。讲座的名称听起来平平无奇，本来预计只会有十几个人参加，但实际上来了一百多人，就连座椅后面的空隙中都站满了听众。

251

讲座中，科赫首先指出了结核病的流行病学意义："如果一种疾病的可怕程度是按照受害者的人数来衡量的，那么结核病一定是比霍乱等传染病更为可怕的疾病。人群中有七分之一的人死于肺结核。年富力强的中年群体更甚，他们中有三分之一乃至更多的人死于肺结核。"[13]随后，他向在场的听众展示了自己的发现。助手们在报告厅里架起了许多架显微镜，方便大家仔细地观察"人类公敌"——结核杆菌。当科赫结束了自己的讲座时，报告厅里鸦雀无声，大家都深深地被这个历史性时刻震撼住了，忘记了鼓掌。保罗·埃尔利希后来回忆说，那场报告可以说是他一生中印象最为深刻的学术报告。在接下来的几周里，报纸铺天盖地地报道了罗伯特·科赫的研究成果，将其塑造成了一个民族英雄般的人物。德皇甚至将科赫任命为了"高级政府官员"（Geheimen Regierungsrat）。一夜之间，这名来自波美拉尼亚的乡村医生变成了德意志帝国的科学领袖。

252（左侧页码）

注　释

延伸阅读：

Johannes W. Grüntzig und Heinz Mehlhorn：Robert Koch. Seuchenjäger und Nobelpreisträger. Heidelberg 2010.

Maxime Schwartz und Annick Perrot：Robert Koch und Louis Pasteur：Duell zweier Giganten. Darmstadt 2015.

[1] Brief Robert Kochs vom 27. 8. 1870. 引自 Grüntzig und Mehlhorn：Robert Koch，S. 128 - 129。

[2] 1866 年 6 月 24 日的信函。引自 Grüntzig und Mehlhorn：Robert

Koch，S. 123。

[3] 这里指的是在 1805 年为法国士兵接种了天花疫苗的拿破仑一世，而不是他 1870 年在位的侄子。

[4] Osterhammel：Verwandlung，S. 273.

[5] Louis Pasteur Vallery-Radot（Hrsg. ）：Correspondance de Pasteur. Bd. 2：La seconde étape. Fermentations，générations spontanées，maladies des vins，des vers à soie，de la bière 1857 – 1877. Paris 1951，S. 492. 巴斯德信件的编辑是他的孙子，一名医生。

[6] 引自 Thomas Goetz：The Remedy. Robert Koch，Arthur Conan Doyle，and the quest to cure tuberculosis. New York 2014，S. 54 – 55。

[7] 同上，第 57 页。

[8] B. Lee Pignon：Louis Pasteur. A Controversial Figure in a Debate on Scientific Ethics. Seminars in Pediatric Infectious Diseases 2002；13：S. 134 – 141.

[9] Grüntzig und Mehlhorn：Robert Koch，S. 137 – 138.

[10] 引自 Goetz：The Remedy，S. 40。

[11] Grüntzig und Mehlhorn：Robert Koch，S. 145.

[12] 引自 Goetz：The Remedy，S. 70。

[13] 引自 Goetz：The Remedy，S. 87。

15. 科学之国

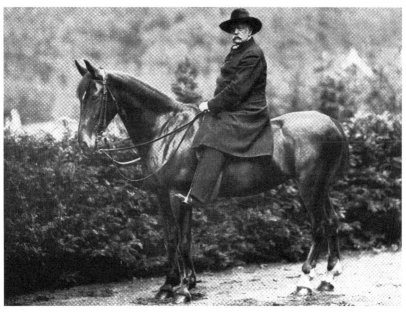

　　奥托·冯·俾斯麦是一个有远见的强权人物，他坚持自己的政见，不惜损伤身体健康。在他的管理下，德意志帝国变成了一个工业大国，吸引了来自世界各地的学生和科学家。

　　1882 年 3 月 24 日，科赫的讲座震惊四座，却未能赢得一名德国医学界知名人士的恭贺和掌声。他就是德国科学界最耀眼的"明星"——鲁道夫·菲尔绍。鲁道夫·菲尔绍被誉为德国医学界的最高权威，拥有着"医学教皇"一般的地位——尽管他在漫长的学术生涯中几乎从未治疗过病人。这名著名的病理学教授所接待的对象通常情况下不是活着的"病人"，而是死去的"逝者"，并且这些 *254* "逝者"的死亡原因还须"特别"一些。求学期间，菲尔绍曾经短暂地在柏林大学附属医院担任助理医师。完成学业后，他受聘为夏里特医院的病理学教授——除在维尔茨堡担任病理学教授的那几年之外，菲尔绍终其一生都与夏里特医院保持着联系。

　　1856 年，菲尔绍被聘为夏里特医院的病理学教授，返回了柏林。两年后，菲尔绍便出版了他最著名的研究成果。这部学术著作中除包含病理学内容之外，还涉及许多其他的医学领域，如卫生学、人类学、考古学、社会伦理学、公共卫生学和医学史。在病理学课程内容的基础上，菲尔绍以生理和病理组织为理论基础，在《基于生理和病理组织学的细胞病理学》（*Die Cellularpathologie in ihrer Begründung auf physiologische und pathologischeGewebelehre*）中发表了对这个"医学黄金时代"至关重要的评价："我们正处在汹涌的医学变革浪潮中。数千年来，我们第一次对这一自然科学领域中涵盖面最为广泛的科学领域进行了全面的研究。"[1] 由菲尔绍创立的细胞病理学理论提出，人体中的细胞变化是产生疾病的根本原因——比如细胞的过度生长或错误生长就会造成癌症。菲尔绍的这一认知可以说是现代医学向前迈进的一大步。它结束了"体液不平衡是导致人患病的原因"——这是体液病理学的理论基础——的错误观念。

对于菲尔绍来说，一个许多疾病（即使不是全部疾病）都能够 *255* 被治愈的新时代，其一大特点就是对旧知识和伪科学的大胆质疑，对此，他这样表述道："规矩是人类代代相传下来的，它不仅要符合日常经验，还要经受得住实验的考验。而经验本身亦需要佐证，实验本身也需要我们使用可靠的方法。"[2]菲尔绍认为，细胞病理学理论对于理解人体的变化、疾病和死亡有着极其重要的意义，他还意识到，这个时代与之前的时代已经大不相同了："之前所有寻找一个统一的缘由去解释疾病的尝试都宣告失败了，因为我们无法确定疾病到底是从身体的哪些部位发源的，哪个部位是好的，哪个部位是患了病的。这是所有生理学和病理学的主要问题。针对这个问题，我的回答是，细胞是有机体的基本单位……是所有生命形式的最小组成元素，无论是健康还是患病，所有生命形式都是以细胞为基础的。"[3]

菲尔绍对于病理变化以及疾病外在表现（宏观和微观）的认识是全方位的、极为全面的。据说，他收集的标本（浸泡在乙醇或甲醛溶液中）和骨头（其中就包括被罗伯特·科赫不小心从桌子上碰掉的头骨）有可能是世界上最齐全的。从 1895 年拍摄于夏里特医院菲尔绍书房里的一张照片上，我们能够看到，菲尔绍的书房堪比自然历史博物馆：地板上散落着装有人类头骨的盒子；体型并不高大的菲尔绍身旁摆放着多具人体骨骼标本，有的标本的脊椎已严重变形。在漫长的职业生涯中，菲尔绍收藏了 20 000 多件标本，大 *256*

部分保存在夏里特医院的医学历史博物馆中。

夏里特医院始建于 18 世纪初，当时只是一家位于柏林郊外的传染病隔离医院和临终关怀医院，后来逐渐发展成为军医培训中心。从 19 世纪中叶开始，柏林大学医学院各个专科疾病的诊疗所陆续搬迁至此。由此，夏里特医院和柏林大学医学院便逐渐融合了起来。1951 年，夏里特医院和柏林大学医学院正式合并为柏林夏里特医学院。不过，今天柏林夏里特医学院的校园早已不再是 19 世纪 80 年代和 90 年代的校园了——那时候的建筑从 1896 年开始就被陆续拆除了，现在的红砖房屋是 1917 年建成的，它们在二战中经历了无数次的轰炸，仍然屹立不倒。

菲尔绍在医学界的赫赫声名之所以直到今日仍旧引人瞩目，一方面当然缘于他那无可辩驳的医学贡献，而另一方面，贯穿其一生的错误、误判和教条主义也同样"厥功至伟"。菲尔绍对科赫发现的结核杆菌嗤之以鼻——在他看来，结核病不过是肿瘤的一种。他甚至认为，1856 年在杜塞尔多夫附近被发现的尼安德特人头骨也并不是一种新的人类头骨，而只是现代人类发生了病理性变化的头骨。与此同时，菲尔绍还对达尔文的进化论和塞麦尔维斯的洗手主张持怀疑态度。被菲尔绍质疑的人还有许多。论功过是非，我们可以这样评价菲尔绍：鲁道夫·菲尔绍为人类更好地理解众多疾病背后的病理学依据奠定了基础；然而，晚年的菲尔绍成了许多伟大医学进步的"绊脚石"，是一个墨守成规的"顽固分子"。

257　　　直至今日，我们仍然能够在众多菲尔绍的个人传记中感受到作者们对这名学识广博之人的钦佩之情，这无疑缘于他所从事的那项众所周知的"副业"。除开展医学研究之外，菲尔绍还是一名政治家，一直在市议会、普鲁士众议院担任柏林选区（和萨尔州选区）的代表议员，并于 1880—1893 年任职于国会。他因对普鲁士王国首相奥托·冯·俾斯麦（俾斯麦自 1871 年开始担任德意志帝国宰相）的尖锐批评而闻名。

用当今时代的价值评价标准来衡量他（这极有利于为其作传的现代传记作家表达同情，引发读者共鸣），作为自由党成员和 1848 年革命的参与者，菲尔绍代表着右翼、进步和自由，而俾斯麦是普鲁士乡绅和 21 世纪的现代人最为厌恶的"保守派"的代表。对于俾斯麦和菲尔绍，纳粹的态度截然不同：对前者大加褒赏，对后者贬斥批驳（从 1940 年左右制作完成的两部关于罗伯特·科赫和俾斯麦的传记纪录片中可见一斑）。而纳粹的这一态度似乎在事实上帮助菲尔绍赢得了更好的风评。事实上，菲尔绍在议会中提出的一些想法多关注于未来，而不是为当下的德意志帝国的利益考虑，比如欧洲统一的理念、少数民族的权利和国家基本医疗保障——俾斯麦统治时期亦为此奠定了基础。

在普鲁士众议院，菲尔绍与俾斯麦之间爆发了很大的争执。1865 年夏，俾斯麦向菲尔绍提出了决斗要求，不过，决斗最终并未发生，因为菲尔绍称他拒绝使用这种方法来解决争端。不过，俾斯麦的决斗要求引起了极大的轰动："这场纷争分裂了国家——一半人表现出了对菲尔绍的强烈同情，另一半人则表现出了对俾斯麦的理解。……当然，决斗丑闻很快就登上了新闻头条。各大媒体反响巨大。菲尔绍自己就从各种报纸媒体中看到了至少 29 篇关于这

258

一事件的专题报道。"在这些文章中，媒体预估了决斗的结果。"除记者们撰写的报道之外，许多个人也对此事件发表了看法。仅在柏林-勃兰登堡科学院档案馆的菲尔绍庄园里，就有来自国内外不同城市的 35 封评论信件，甚至还有一封电报。这些信件有的来自两人相熟的朋友，有的则完全来自陌生人。……其中的部分信件中甚至含有数百个签名，这些人感谢菲尔绍拒绝决斗，称菲尔绍'是我们立法机构的楷模，为同胞树立了尊重法律之神圣的好榜样'。"[4]

在议会会议上，菲尔绍和俾斯麦常常面对面地站着或坐着，统一德意志帝国后的俾斯麦有着无比崇高的英雄光环，菲尔绍无法予以攻击。不过，这位医学巨擘只看了帝国宰相一眼，就已经知道对方的身体状况了。在病理学家看来，俾斯麦的生活方式一定是极为不健康的，按照这种方式安排生活的人一定会患上菲尔绍所研究的多种疾病。不良的生活方式不仅会诱发心脏病和血管疾病，还会让俾斯麦的神经承受巨大的压力，患上神经衰弱。当然，俾斯麦患上这些疾病的原因不光是生活方式问题，还有来自威廉一世的压力：威廉一世因循守旧，俾斯麦不得不付出万分的努力，去说服这名老绅士接受自己的想法，比如 1866 年放弃维也纳阅兵和 1871 年同意实施德意志统一战略。而与此同时，威廉一世也感叹道，在这样一个宰相当政的朝代做皇帝着实艰难。

俾斯麦的身体状况比他的心理状况更加堪忧。这位"铁血宰相"的面容气色充分证明了菲尔绍（和一些医学知识并不丰富的旁观者）的判断——俾斯麦的饮食结构不健康。在饮食方面，俾斯麦绝对是一个放纵口腹之欲的享乐主义者，其早餐的丰盛程度令人咋

舌：烤鹅、烤牛肉、鲱鱼和鱼子酱，再加上许多香槟和大量酒精类
的饮品。1880 年 3 月的一天，一名与俾斯麦共事的同事注意到俾斯
麦的脸色非常差；据俾斯麦的妻子说，就在前一天晚上，俾斯麦
"……吃了无数支香草冰激凌，还吃了 6 个黄油鸡蛋"。符腾堡公国
驻柏林特使希尔德加德·弗莱弗劳·冯·施皮岑伯格（Hildegard
Freifrau von Spitzemberg）也不无担心地说道："如果这位伟人能
够稍许改变一下饮食习惯，保持良好的睡眠，那么他一定会比我们
所有人都长寿。但是事实是，多年以来，他都是凌晨 2 点起床，大
吃大喝到 3 点。吃喝完毕后开始处理国事，一直到晚上 11 点 30
分，再会客、抽烟，忙到凌晨一两点，一夜无眠，周而复始。"[5]俾
斯麦患有许多种疾病。除了饮食不当引起的胃痛和胆绞痛外，还疑
似患有带状疱疹和坐骨神经痛，必须服用吗啡止痛。事实上，俾
斯麦一直都对自己的健康状况心知肚明。从 1880 年开始，俾斯
麦的疾病陆续复发，他只好按照他的医生爱德华·科恩（Eduard
Cohen）和恩斯特·施文宁格（Ernst Schweninger）的建议进行节
食，成功地将体重从 124 公斤减到了与他 1.93 米的身高较为匹配
的 103 公斤。

260

　　尽管俾斯麦大权在握，有翻云覆雨之能，但在一个对德国和欧
洲未来命运至关重要的问题上，他着实无能为力。而他的对手鲁道
夫·菲尔绍拥有解决这个问题的能力。1887 年，德意志帝国的皇
储弗里德里希·威廉的病情变得十分严重。皇储的父亲——老皇帝
威廉一世此时已经 90 岁高龄了，随时有可能崩逝。这就意味着，
皇储随时有可能即位。这名现年 56 岁的继任者被许多人（包括菲

尔绍在内）视为自由主义的希望。他们认为，皇储一旦即位掌权，就会带领普鲁士的"容克"们摆脱依附于俾斯麦的保守派，将德意志变成一个进步的君主立宪制国家，甚至是一个真正的民主共和国。他们坚定地认为，皇储的榜样是英国维多利亚女王——毕竟皇储的妻子（也就是未来的皇后）就是维多利亚的女儿——以及本杰明·迪斯累里（Benjamin Disraeli）和威廉·格拉德斯通（William Gladstone）等将公民精神刻入骨髓的政治家们。

皇储的治疗过程十分曲折痛苦，关于治疗方案，他的德国医生和英国医生之间时常争论不休——或许，这也是德国和英国这两个大国未来将会分道扬镳的预兆。关于这些细节，另有专著进行了详细描述。[6]皇储所患的疾病是喉癌，此时已经发展到了晚期，无法进行手术了。一次误诊导致皇储失去了最佳治疗机会。误诊耽误了皇储的治疗，而以当时的医疗水平，这种耽误是致命的。不过，皇储的病在菲尔绍看来疑问重重。这名当时世界上最著名的病理学家多次检查了皇储的肿瘤组织样本，却没有发现丝毫患癌的证据。即使是从危在旦夕的弗里德里希·威廉咳出的一块组织上取下的样本，在显微镜下也没有表现出任何癌变的迹象。菲尔绍的诊断书中宣称，皇储的样本只表现出了疣状增生。难道菲尔绍是被自己内心强烈的渴望蒙蔽了双眼，不愿意承认皇储即将失去生命、自由主义的希望即将破灭的事实，才做出如此诊断的吗？

最终，弗里德里希·威廉不得不接受了气管切开手术，以解决呼吸困难的问题。1888 年 3 月 9 日，弗里德里希·威廉即位——这年有三位皇帝陆续登上皇位，故德国人称之为"三帝之年"。此时的他已经无法言语，虽然夏里特医院的医生每天伴随在皇帝身旁，却仍旧无法阻止皇帝日渐衰弱。弗里德里希·威廉接受了气管切开手术，银色的通气管藏在胡须下面，这样一来，大众就看不到皇帝喉咙处插着通气管的可怕样子了。为皇帝治疗的医护人员却天天都要面对这可怕的疾病，清理其气管中流出的恶臭分泌物。九个月之前，著名的外科医生恩斯特·冯·贝格曼（Ernst von Bergmann）就已经对皇储的病情做出了"预后不佳、急需手术"的诊断，然而，因为菲尔绍未检验出癌变病灶，手术治疗的方案便被搁置了，这让贝格曼感到十分沮丧。在这位身患绝症的皇储登基前，贝格曼（为了给皇储做好气管切开手术，贝格曼甚至在尸体上进行过多次演练）如此说道："现在我们每个人都心知肚明，皇储嘴里流出来的全是癌变后的脓水！"[7] 不出贝格曼所料，1888 年 6 月 15 日，在位仅 99 天的弗里德里希三世（这是弗里德里希·威廉登基之后的帝号）因病去世了。

　　"百日皇帝"弗里德里希三世去世后，他的儿子威廉二世（Wilhelm Ⅱ）即位。尽管威廉二世骄横鲁莽，但他统治下的德意志帝国在 1890 年前后迎来了发展的黄金期。这位年轻而反复无常的君主自信地认为，他不需要奥托·冯·俾斯麦的佐助。英国杂志《笨拙》（Punch）上刊登的一幅政治漫画《领航员下船》（Lotse von Bord ging）形象地描绘了当时的情形。这个时期的德意志帝国逐渐发展成了一个经济和工业强国，在某些关键领域甚至超过了英国。此时的帝国是创新家的乐园（举个例子，仅专利申请的数量就从 1880 年的每年约 7 000 项增加到了 1910 年的每年约 45 000 项）

262

和科学家的圣地。孕育创新的土壤是蓬勃发展的大学。得益于先进的大学教育理念，帝国的大学越来越多地向老百姓的孩子打开了大门。德意志的医学院享誉世界，吸引了来自各大洲的年轻人和医生前来学习进修，其中大多数是美国人，也有不少日本人。

1891 年，马克斯·冯·佩滕科弗尔研究所在慕尼黑正式成立。该研究所以著名医生马克斯·冯·佩滕科弗尔的名字命名。科赫和他的同事们在马克斯·冯·佩滕科弗尔研究所为改善慕尼黑当地的卫生医疗状况所做的工作以及约翰·斯诺和路易斯·巴斯德所进行的研究，都为整个欧洲乃至全世界重新思考人类与传染病之间的关系做出了极大贡献。在这些研究工作中，历史学家们看到了一种在20 世纪确立并延续到 21 世纪的观念："不再将传染病视为上帝的惩罚或某个个体/群体行为不当的后果，即打破旧有医学观念的沉疴。随着我们渐渐明白社会化干预会极大程度上影响传染病的传播，对政府建立公共卫生系统的支持也在不断地增加。重大的公共卫生系统改革通常情况下是在中央政府的监督下、由地方卫生系统具体实施的，这样一来，每个地方就能根据当地的公共卫生特点来制定针对性策略。当下，老百姓只希望能够用上干净的自来水，能够看到政府组织下的垃圾清运。老百姓还是愿意为了自己的身体健康买单的。"[8]

尽管德意志帝国蓬勃发展的医疗手段十分尖端，但当时的就医费用并不昂贵，各行各业的老百姓都能够负担得起。从这个意义上讲，19 世纪末的医疗系统似乎比 21 世纪初的医疗系统（21 世纪初的医疗系统已经高度商业化了，医疗保险无法覆盖全部人群，许多没有医疗保险的人无法得到医治，比如在美国，无险人数就达到了数百万）更加人道、更加平等。在德意志，奥托·冯·俾斯麦施行的是"全民医疗保险"。俾斯麦认同"社会王权"（soziales Königtum），因此在 19 世纪 80 年代初，他就开始计划建立一套领先于其他所有国家的社会保障模式。除意外保险和养老保险之外，德意志帝国还在 1883 年 6 月 15 日推出了世界上其他所有国家的社保体系都无可比拟的健康保险，这是当时社会保障体系中最关键的险种——这一险种的设立是一种巨大的进步，对于当时的帝国发展以及之后德国人民的生活改善都有着非凡的意义。这正是俾斯麦能够将工人的个人利益与国家的整体利益结合起来、从社会民主主义中汲取养分的关键举措。

注 释

延伸阅读：

Volker Ullrich：Die nervöse Großmacht 1871 - 1918. Aufstieg und Untergang des deutschen Kaiserreichs. Frankfurt am Main 1997.

[1] Rudolf Virchow：Vorlesungen Über Pathologie. Berlin 1871. S. 1.

[2] 同上。

[3] 同上，第 4 页。

[4] Petra Lennig：Ein parlamentarisches Duell. Bürgerinitiative für Rudolf Virchow. In：Beate Kunst，Thomas Schnalke und Gottfried Bogusch（Hrsg.）：Der zweite Blick. Besondere Objekte aus den historischen Sammlungen der Charité. Berlin und New York 2010，S. 169 - 171.

[5] 引自 Kay Lutze：Ein Kanzler auf Diät. ZM（Zahnärztliche Mitteilungen）

online 31. 3. 2015（https://www. zm-online. de/news/gesellschaft/einkanzler-auf-diaet/2020 – 09 – 23）。

    ［6］ Ronald D. Gerste：Wie Krankheiten Geschichte machen. Stuttgart 2020.

    ［7］ 引自 Gerste：Krankheiten，S. 31。

    ［8］ Osterhammel：Verwandlung，S. 292 – 293.

16. 可卡因

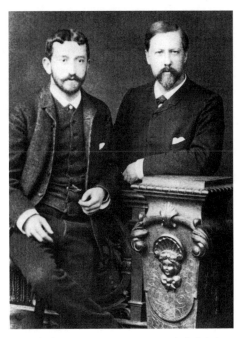

西格蒙德·弗洛伊德与卡尔·科勒（Carl Koller）有着许多相似之处。作为维也纳总医院的年轻医生，他们都想到了从南美原住民日常使用的兴奋药剂中寻找灵感——更准确一点儿来说，是从这些兴奋药剂的副作用中寻找灵感。

　　午休时间，在维也纳总医院开阔的广场上，两名年轻的医生正在散步。他们两人正处于职业生涯的起步阶段，且不约而同地感到，尽管奥地利算得上发达，但在这个多民族帝国的首都工作生活时，总有一种"局外人"之感。这两人就是西格蒙德·弗洛伊德和

卡尔·科勒。他们都是犹太人。彼时，维也纳的反犹太主义由来已久，并呈现出了愈演愈烈的趋势——这要"归功于"即将成为维也纳市长的反犹太主义政治家卡尔·卢埃格尔（Karl Lueger）近几年的"奔走疾呼"。

　　对于未来的职业发展，时年 26 岁的卡尔·科勒有着清晰的规划。他计划成为一名眼科医生，最好能够争取到维也纳总医院仅有的两个职位中的一个，成为眼科教授费迪南德·冯·阿尔特（Ferdinand von Arlt）的助理。阿尔特向科勒明确表示，他希望科勒能够做出一定的科学贡献，可以是一项独立的科学成果，也可以是一个前人未知的发现；如果能够做到，一旦助理职位空缺，他就会帮助科勒申请到这个职位。阿尔特教授还告诉这个年轻人，眼科这门年轻的学科还有哪些需要进一步钻研的课题，比如眼科手术无痛麻醉的问题。乙醚和氯仿麻醉是作用于全身的，并非全然没有危险。而眼科手术比如白内障手术，通常只需要在一个非常小的、局部的器官上实施，因此，最好的选择是只对眼睛这个部位进行局部麻醉。另外我们还需强调的是，全麻的患者也并不是完全保持静止不动的。在手术过程中，他们可能会做出一些无意识的动作，比如咳嗽，而这些动作在医生进行手术时无疑是致命的。因为在手术过程中，即使差之毫厘，也会对病人的生命造成极大的威胁。这就意

味着，病人的每个轻微的动作都会带来危险。

比科勒年长一岁的西格蒙德·弗洛伊德对于未来却没有一个如 *267* 科勒一般的清晰规划。弗洛伊德的医学研究涉及许多医学子学科，他现在从事的方向源自1884年的夏天，也并不是自己有意规划的。弗洛伊德既不喜欢做外科手术，也不喜欢治疗性病。现在他是维也纳总医院的一名内科医生，不过，对于内科，弗洛伊德似乎也没有多少热情。弗洛伊德对于自己的现状并不满意，对于未来的生活也并不乐观，如此看来，他与两年前就已经订了婚的爱人玛尔塔·贝尔奈斯（Martha Bernays）分开就不是一件出人意料的事情了。事实上，玛尔塔的母亲一直不同意女儿的这门婚事，因此，玛尔塔和弗洛伊德刚一取消婚约，她就带着女儿搬到了汉堡附近的万德斯贝克（Wandsbek）——远离了维也纳的一切。所以说，弗洛伊德的情况与他的朋友科勒是大不相同的。他需要的是关键的突破、极高的声誉和这两样所带来的充足的金钱报酬。

两个至交好友在公园般宽敞的维也纳总医院广场上进行了一次成果斐然的午间（也许时间并不是那么准确）谈话。在此次交谈中，弗洛伊德向他的朋友详细讲述了自己正在做的实验。此次实验的对象是一种名为可卡因的物质。西班牙人弗朗西斯科·皮萨罗（Francisco Pizarro）组织了一支所谓的探险队，于16世纪30年代入侵了南美洲的印加帝国。在由他们带来的传染病的"帮助"下，印加帝国的人口急剧减少。皮萨罗等人注意到，当地人多喜欢咀嚼古柯叶，这种树叶似乎能够让他们精神亢奋、情绪高涨。19世纪50年代，两名德国化学家——弗里德里希·盖德克（Friedrich

Gaedcke）和阿尔贝特·尼曼（Albert Niemann）——成功地从古柯叶中分离出了一种特殊的物质，尼曼将其命名为"可卡因"。几乎在同一时间（1859 年），在南美洲观察该植物效用多年的意大利外科医生保罗·曼特伽扎（Paolo Montegazza）发表了一篇专业文章，详细描述了嚼食古柯叶给人体带来的愉悦感，并由此将古柯叶定义为一种能够对抗疲劳的药物。除此之外，他还详细地记录了咀嚼古柯叶时的感受：咀嚼古柯叶会导致口腔和舌头短时间麻木。

　　西格蒙德·弗洛伊德从当时唯一的可卡因制造商达姆施塔特默克公司购买了几克剂量的可卡因，将其制成溶液，亲自服食。与曼特伽扎一样，弗洛伊德也注意到，古柯叶会导致口腔和舌头短时间麻木。事实上，弗洛伊德研究可卡因主要是为了帮助一个吗啡上瘾的朋友——恩斯特·弗莱施尔·冯·马克思沃尔夫（Ernst Fleischl von Marxow）。最初，弗洛伊德发现，用可卡因治疗吗啡上瘾似乎十分有效。于尔根·托瓦尔德（Jürgen Thorwald）用流畅而不失浪漫（却不一定符合事实）的语言勾勒出了弗洛伊德在发现病人摆脱了吗啡上瘾之后的那种欣喜若狂的状态，他这样描述道："当弗洛伊德告诉弗莱施尔，可卡因或许可以帮助他摆脱吗啡上瘾时，弗莱施尔就像溺水者抓住了救命稻草一般，立刻服下了可卡因。弗莱施尔手头很宽裕，他告诉弗洛伊德，他会倾尽所有购买默克公司生产的可卡因，有多少买多少。不久之后，弗莱施尔服用可卡因的剂量已经达到了每天 1 克。他感觉棒极了，身轻如燕、如释重负。吗啡导致的精神错乱消失了，意识丧失和胡言乱语的现象也没有了。他浑身上下充盈着一股蓬勃向上的力量。弗莱施尔的状态令弗洛伊德信心大增。于是，为了获得更多的实验结果，弗洛伊德将可卡因发给了更多的人，有同事、有朋友、有病人，甚至还包括他自己的姐妹。他自己也开始服用可卡因，还给玛尔塔加大了剂量，好让她'更强壮'。"[1]

不久之后，弗洛伊德就分离出了可卡因中令人精神振奋的关键物质。这令弗洛伊德兴奋异常，对未来将可卡因制成药物的信心更足了。在给玛尔塔的信中，弗洛伊德如此写道："如果实验的结果是好的，我就得写一篇论文来向大家推荐它了。希望在不久的将来，这种药物会在治疗吗啡上瘾方面占据一席之地。当然，除了能治疗吗啡上瘾，我对它还有额外的期待。我自己就经常服用可卡因来舒缓疼痛、治疗胃部不适，只需一点点，就能取得特别好的效果……总之，亲爱的，亲爱的，我现在才觉得自己是个真正的医生，因为我实实在在地帮助一个病人缓解了他的痛苦。未来，我希望能帮助到更多人。"[2]

弗洛伊德给了卡尔·科勒一点自己从可卡因中提取出来的"神奇物质"，并将这种物质的"神奇效用"详细地给科勒讲述了一遍。不过，令科勒感兴趣的并不是这种神奇物质提神醒脑的作用，而是其引起的舌头麻木以及缓解牙龈肿痛的作用——正如曼特伽扎在论文中所描述的那样。此次广场谈话后不久，弗洛伊德就收拾好行李，去汉堡寻找自己的爱人玛尔塔了。从此之后，弗洛伊德这个名字就从麻醉史中消失了。

随后，卡尔·科勒接替了弗洛伊德的研究，让可卡因声名大噪。科勒抓来一只青蛙，将一滴可卡因溶液滴入青蛙的一只眼睛。

科勒与同事古斯塔夫·盖特内尔（Gustav Gärtner）一起开辟了全新的天地。对此，盖特内尔回忆道："可卡因溶液滴入青蛙眼睛几秒钟之后，我们便用针测试了一下角膜反射[3]……一个历史性时刻——我相信这个时刻绝对配得上这一评价——到来了。青蛙那只滴入了可卡因溶液的眼睛对针刺毫无反应，甚至在角膜受伤后，都没有做出一丝反射反应或试图保护自己的行为，而另外一只眼睛稍微被针触碰就会出现反射反应。这些发现令我们非常兴奋，带着对美好前景的巨大期待，我们将实验继续进行了下去。之后，我们又在兔子和狗的身上进行了相同的实验，结果均如此……现在我们必须更进一步，在人类身上重复这个实验。我们相互把对方的眼睑掰开，将可卡因溶液滴在对方的眼睛里。然后坐在镜子前，拿起一根

270

针，用针头去触碰眼角膜。我俩几乎同时确认了以下这个令人愉悦的事实：一点儿感觉都没有！我俩都能够在毫无感觉的情况下用针戳刺到角膜。局部麻醉实现了！我好高兴自己能够成为第一个祝贺科勒医生成为'人类救星'的人。"[4]

　　科勒将他的发现告诉了维也纳大学第二眼科诊所的主任奥古斯特·利奥波德·冯·罗伊斯（August Leopold von Reuss）。罗伊斯立刻意识到，科勒的发现有着无限的应用前景。1884 年 9 月 11 日，科勒亲眼见证了一名病人在局部麻醉下接受了眼科手术。局部麻醉取得突破的消息比 38 年前全身麻醉取得成功的消息传播得更快——因为这一次，这条消息无须跨越大洋，只须传到海德堡。1857 年由阿尔布雷希特·冯·格雷费成立的德国眼科学会，每年都会在此举行年会。卡尔·科勒囊中羞涩，无法亲自前往海德堡宣

讲自己的研究成果，只好拜托前往海德堡参会、途经维也纳的眼科医生约瑟夫·布雷陶（Joseph Brettauer）代他做报告。1884 年 9 月 15 日，就在第一次局部麻醉手术成功实施后的第四天，布雷陶在海德堡的德国眼科学会年会上宣读了科勒那篇题为《关于如何使用可卡因对眼睛进行局部麻醉》（Ueber die Verwendung des Cocain zur Anaesthesierung am Auge）的论文。第二天，在许多眼科专家的见证下，海德堡大学眼科诊所的一名病人自愿作为实验者，在报告厅接受了"局部麻醉"下的眼科手术。毫无疑问，这场手术大获成功。报告厅里响起了经久不衰的掌声。

"只对要进行手术的器官进行局部麻醉"这一观念很快被 19 世 ²⁷¹ 纪末的医学研究者们接受了。很快，除眼部手术之外，使用可卡因溶液进行局部麻醉还被应用在了喉部手术和身体其他部位的手术之中。当然，局部麻醉最理想的应用部位是牙齿。这么说吧，每一个躺在牙科诊所的椅子上接受治疗（无论是简单的钻孔，还是复杂的根管治疗或拔智齿）的患者都要感谢卡尔·科勒的贡献。早在 1889 年，《德国牙科月刊》（Deutsche Monatsschrift für Zahnhei-lkunde）就发表了一篇使用可卡因溶液进行 3 000 多次局部麻醉的论文。20 世纪到来之前，又出现了两种升级版的局部麻醉方法：1892 年由卡尔·路德维希·施莱希（Carl Ludwig Schleich）发明的通过皮下注射对手术部位进行麻醉的"浸润麻醉"和 1898 年由奥古斯特·比尔（August Bier）发明的通过将麻醉剂直接注射入椎管进行局部麻醉的"脊髓麻醉"。

科勒在业界获得的关注，令刚刚看望完玛尔塔返回维也纳的弗洛伊德感到十分惊讶。直到 19 世纪 90 年代中期，弗洛伊德都时常使用可卡因鼻喷治疗自己的偏头痛。不过，与可怜的弗莱施尔不同的是，弗洛伊德并没有对可卡因上瘾。看到科勒在可卡因研究上取得的成功，弗洛伊德心中五味杂陈。一方面，他对科勒的成就表示赞许和认可；另一方面，又对自己未能将局部麻醉研究进行到底而感到遗憾无比。为了弥补这个遗憾，他必须得潜心做些别的研究。

注 释

[1] Jürgen Thorwald：Das Weltreich der Chirurgen. Stuttgart 1974，S. 185.

[2] Sigmund Freud und Martha Bernays：Die Brautbriefe. Bd. 3：Warten in Ruhe und Ergebung，Warten in Kampf und Erregung. Januar 1884-September 1884. Hrsg. v. Gerhard Fichtner，Ilse Grubrich-Simitis und Albrecht Hirschmüller. Frankfurt am Main 2015（Brief Nr. 664 F vom 9. Mai 1884）. Vgl. Michael Goerig，Douglas Bacon und André van Zundert：Carl Koller，Cocaine，and Local Anesthesia. Regional Anesthesia and Pain Medicine 2012；37：S. 318.

[3] 角膜是人体最敏感的部位，即使最为轻微的触摸都会触发眨眼。

[4] 引自 Goerig et al.：Carl Koller，S. 320。自英文版回译。

17. 卡罗琳护士的手套

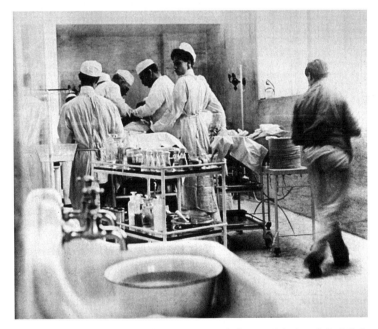

在约翰斯·霍普金斯大学的手术室里，威廉·斯图尔德·霍尔斯特德 (William Steward Halsted) 制作出了第一双后来被于尔根·托瓦尔德在他的著作《外科手术史名家》(*Klassiker zur Geschichte der Chirurgie*) 中称为"爱的手套"的外科手套。

西格蒙德·弗洛伊德很幸运，可卡因并没有让他上瘾。但威廉·斯图尔德·霍尔斯特德就没有这么幸运了——他常年沉迷于可卡因和吗啡。这使得这名"美国外科医学之父"的成就更加引人瞩目。他率先在美国推广了各种手术——大多数手术方案来源于欧洲，例如腹疝手术、腹股沟疝手术以及根治性乳房切除术（这种手术会将乳腺癌患者的整个乳房切除，包括胸部的肌肉组织。不过，这种手术方案如今已经过时了）。除此之外，霍尔斯特德还以出色的创新能力——想法干脆、行动力强、效率高——对消毒药剂进行了近乎完美的改造，创造了更加优良的无菌手术环境。霍尔斯特德的主要研究问题是如何给医生的手——这个比手术器械和手术室更加容易成为"细菌繁殖基地"的所在——消毒，这是一个让半个世纪前的塞麦尔维斯苦思冥想而不得其解的问题。帮助霍尔斯特德这名才华横溢的医生克服这一世纪难题的是一名女性。

　　1852 年 9 月，威廉·斯图尔德·霍尔斯特德出生于纽约一个富有的家庭，他居住在第五大道旁的一座宏伟的豪宅中。小霍尔斯特德被送到多所学费昂贵的私立学校学习（其中就包括安多弗学院，19 世纪和 20 世纪的多名美国总统都曾经就读于这所学院）。长大后的霍尔斯特德顺理成章地考上了康涅狄格州的耶鲁大学。对于学业，霍尔斯特德始终遵循"顺其自然"的原则。青年时期的霍尔斯特德将重心放在了社交和运动上，一名传记作者不无惊讶地记录道：霍尔斯特德大学四年竟然没有从图书馆里借过一本书。[1] 从霍尔斯特德青年时期的照片中，我们能够看出，这个长着一对招风大耳、衣着优雅的年轻人，脸上常常带着自信乃至得意的神情。

在耶鲁大学学习的最后一年中，霍尔斯特德突然对医学产生了 *275* 强烈的兴趣。对此，他的父亲很失望，因为父亲一直希望年轻的霍尔斯特德能够接管自己的贸易公司。霍尔斯特德并没有按照父亲规划的道路前行，而是选择在家乡纽约市的哥伦比亚大学医学院继续深造。在这里就读的霍尔斯特德表现出了比在耶鲁大学时更大的耐心和决心。就读哥伦比亚大学医学专业期间，霍尔斯特德在贝尔维尤医院（Bellevue Hospital）进行了为期一年的实习。此次实习对他产生了极大的影响，让年轻的霍尔斯特德对李斯特的外科消毒法产生了强烈的兴趣——这一年是 1877 年，李斯特消毒法刚刚传到美国。贝尔维尤医院的医生们分成了两支队伍：一部分医生赞成采取全面措施消除肉眼不可见的病菌，而另一部分医生反对这么做。作为李斯特消毒法的忠实拥护者，霍尔斯特德选择了以坚定的决心终其一生去践行它。

结束了在贝尔维尤医院为期一年的实习之后，霍尔斯特德又进入纽约医院工作了一年。以后，霍尔斯特德就成了一名拥有行医资质的执业医师。尽管如此，他却认为，对于一个能够决定病人生死的职业来说，当时对执业医师资质的要求是远远不够的。除此之外，当时美国医学界不受监管的培训体系也令霍尔斯特德颇为反感。当时，美国的许多个州对想要开办医学院的人的资质审查相当宽松，许多实际上并不具备医学生培训能力的人纷纷开办医学院，有偿培训了许多并不具备过硬的医学知识和技能的人成为"治疗师"。直到多年以后，美国才将"全面彻底地进行系统性改革"以及"制定一套具有约束力的外科医生培训法规"作为医学教育系统改革的重点。

　　由于美国当时没有这样的专业化项目，也没有太多真正受人尊敬的外科医生，因此霍尔斯特德去了欧洲。霍尔斯特德有足够的经济能力，所以他并不着急。他在欧洲大陆漫游了大约两年，师从多名著名外科专家，包括维也纳的特奥多尔·比尔罗特、哈勒的理查德·冯·福尔克曼（Richard von Volkmann）、基尔的弗里德里希·冯·艾斯马奇（Friedrich von Esmarch）、维尔茨堡的阿尔贝特·冯·克利克（Albert von Kölliker）和维也纳的埃米尔·祖克坎德尔（Emil Zuckerkandl）。1880 年，霍尔斯特德返回美国，之后的几年里在纽约的多家医院从事外科医生的工作。他在美国做的第一台使用现代医学手段完成的手术是胆囊切除术（用于治疗胆结石）。与阑尾切除术（霍尔斯特德曾为一位名声赫赫的人物做过该手术）类似，胆囊切除术通过手术切除胆囊，以治疗胆结石引起的胆囊发炎，为患者消除胆囊炎带来的疼痛（"胆绞痛"）——这一手术在麻醉剂和消毒方法出现之前是绝不可想象的。霍尔斯特德坚定不移、信心满满地实施了这场手术：1882 年凌晨 2 点，霍尔斯特德开始了美国历史上首例胆囊切除术——手术台是母亲家里厨房的餐桌。虽然霍尔斯特德本人拯救了许多人的生命，但他自己的结局十分悲惨：1922 年，患有支气管炎的霍尔斯特德没能得到如自己这般天赋异禀的医生的医治，不幸离世了。霍尔斯特德治疗病人时十分大胆，即便为自己的妹妹进行治疗也同样如此。他的妹妹分娩时失血过多，濒临死亡，霍尔斯特德大胆地将自己的血液输给了妹

276

妹，成功地为她做了手术。

霍尔斯特德虽然才华横溢，但他的个性令人生厌。他时常为自己的员工制定一些几乎无法实现的目标。1884 年 10 月，他在《医学记录》（*Medical Record*） 杂志上读到了一名眼科医生的报告，正是这篇报告让他余下的人生变成了一场悲剧，这篇报告的作者就是卡尔·科勒，报告内容是用可卡因进行局部麻醉的案例。受这篇报告的启发，霍尔斯特德立即开始用可卡因进行试验。他很快发现，将这种物质注射到身体的任何一个部位，从脚趾到牙龈，都能实现局部麻醉。为了做试验，他给自己多次注射了可卡因，最终导致他患上了可卡因依赖症。他的同事中甚至有好几人死于可卡因。可卡因成瘾让霍尔斯特德的精神状态变得不稳定，这在他发表的论文中可见一斑：论文中语序混乱、意义模糊不清（以他当时的声誉，期刊编辑不敢擅自修改）。从 1886 年初开始，霍尔斯特德中断了工作，在罗得岛的一家戒毒医院住了 7 个月。不过，他最终也没能治愈可卡因依赖症。

从 1889 年起，他受聘于位于巴尔的摩的约翰斯·霍普金斯大学，在其新开办的医院中上班。这家刚刚成立的医院成为霍尔斯特德的最后一个工作单位。这家医院的目标是建立一个现代化的、全面的医学专业培训机构。这所享誉世界的大学——约翰斯·霍普金斯大学如今已经成为全世界冠状病毒文献数据的汇总中心——在多个领域的研究中都颇有建树，尤其是在医学领域。刚刚入职不久，霍尔斯特德就得到了"约翰斯·霍普金斯大学四大名医"的美誉，另外三人分别是内科医生威廉·奥斯勒（William Osler）、病理学

家威廉·韦尔齐（William Welch）和妇科医生霍华德·凯利
（Howard Kelly）。这四位名医声誉隆盛，美国著名画家约翰·辛
格·萨金特（John Singer Sargent）亲自为这四位名医创作了一幅
画。在这幅画中，四位名医共聚一堂，奥斯勒、韦尔齐和凯利坐
着，霍尔斯特德则站在后面。据传言，萨金特恼怒于霍尔斯特德的
孤僻怪异，故意用一种更容易褪色的颜料为画中的霍尔斯特德
上色。

　　不过，即便是像霍尔斯特德这样傲慢无比、狂妄自大、因沉溺
于毒瘾而喜怒无常的人，也有柔软的一面。约翰斯·霍普金斯医院
也吸引了另外一个人来追求自己的事业，这个人就是卡罗琳·汉普
顿（Caroline Hampton），她和霍尔斯特德一样，出生时就含着金
汤匙。卡罗琳·汉普顿出生于南卡罗来纳州的一个富裕家庭。她的
父母拥有当地最大的种植园。如同美国内战期间的南方其他种植园
一样，她家的种植园也是由奴隶们耕种的。南军将军韦德·汉普顿
（Wade Hampton）是卡罗琳的一个叔叔。战争结束后，这个叔叔成
了南卡罗来纳州的州长，还当过参议院议员——韦德·汉普顿是一
个"奴隶主如何在战争结束后重获政治权力"的典型案例。与韦德
叔叔不同，南北战争结束后，卡罗琳的父母和兄弟姐妹过得并不
好：1864—1865 年，北军将军威廉·特库姆塞·舍曼在南方作战
时将许多种植园付之一炬，卡罗琳家的种植园也未能幸免。这些损
失对于这个家庭来说实在太过巨大，战争结束后也没能恢复到从前
的境况。

　　无忧无虑的童年随着种植园的消失一去不复返了，卡罗琳和三

个姑母一起长大。小女孩很喜欢下地干活，但是，她手上的皮肤很娇嫩敏感，为此，她不得不戴上手套劳作。令她的家人感到失望的是，她于1885年移居纽约，变成了一个"北方佬"，并接受了护士培训。培训结束后，她先后就职于西奈山医院和纽约医院，又于1889年——与霍尔斯特德同年——辗转前往巴尔的摩的约翰斯·霍普金斯医院，得到了外科护士长的职位。

　　然而，卡罗琳的手很容易起湿疹，这给她的工作带来了不小的麻烦。的确，约翰斯·霍普金斯医院所规定的外科手术前的消毒过程也实在是过于复杂了，恐怕就连塞麦尔维斯本人都要说一句"极端了"。该医院的消毒章程规定，手术前要先使用肥皂清洁双手，然后用高锰酸钾溶液清洗一遍，再将双手浸入石炭酸中，最后用氯化汞溶液彻底消毒。一遍又一遍的清洗让卡罗琳手上的皮肤变红脱皮。尽管她十分喜欢这份工作，但由于健康问题，她不得不考虑放弃做一名外科护士。

　　卡罗琳的状态引起了霍尔斯特德的特别关注。这名首席外科医生（霍尔斯特德在约翰斯·霍普金斯医院一直担任这个职位，直到1922年去世）在与卡罗琳搭档的时候总是能够出色地完成工作，因而常常对她给予热情的赞美（这对于霍尔斯特德这种既刻薄又自大的人来说可不多见）：工作效率可真是太高了！卡罗琳·汉普顿不仅工作效率"异常高"，相貌还非常漂亮。霍尔斯特德深陷情网，在她面前，他收起了平时不屑一顾的表情，友善得令人咋舌。

　　真正的天才即便是在黑暗中也能找到微光。为了解决卡罗琳容易过敏的问题，霍尔斯特德特意为她的手和前臂做了一个石膏模型，并将这个模型寄到了纽约的固特异橡胶公司（Goodyear Rubber Company），并附上了一封信，信中清楚地写明"钱不是问题"。固特异橡胶公司由化学家查尔斯·古德伊尔（Charles Goodyear）创立，公司的工程师掌握了橡胶硫化工艺，生产出来的橡胶既致密又有弹性。为卡罗琳护士制作手套——固特异橡胶公司第一次收到这样的订单。经过全力研发，固特异橡胶公司生产出了世界上第一双医用乳胶手套——这种套在手上的医护用品至今仍旧被全世界的医护人员们使用着。该公司为霍尔斯特德和他的护士爱人制作的产品精细到出乎意料：卡罗琳的手套薄如蝉翼，哪怕戴上这双手套，她的手依然可以感受到手术缝合线。更绝妙的是，手套的弹性也很大，还可以用蒸汽进行消毒。

这是一项受益对象颇为广泛的发明，因为如此一来，身为护士的卡罗琳·汉普顿就能够毫无顾忌地继续做她的外科护士，为更多的病人服务了。尽管卡罗琳清楚地知道霍尔斯特德并不是个适合走进婚姻的伴侣，但她最终还是给了霍尔斯特德一个"愿意结婚"的回答。乳胶手套问世后，真正的受益者是病人。首先受益的是巴尔的摩的病人，随着这一项简单而有效的发明传遍全世界，受益于此项发明的病人越来越多。霍尔斯特德的一名同事——外科医生约瑟夫·布拉德古德（Joseph Bloodgood）——搜集了约翰斯·霍普金斯医院手术室使用了乳胶手套几年后发生感染的案例，事实证明，疝气手术术后感染率已经从未戴乳胶手套时的 17% 下降到不足 2%。

卡罗琳·汉普顿一定想象不到，在 21 世纪 20 年代，普通人也会戴上这种专供医护人员使用的乳胶手套，用来保护自己免受病原体的侵害。当然，除乳胶手套之外，口罩也从外科手术室走进了大众的日常生活：在所有封闭的、感染可能性高的地方，比如超市和邮局等，人们纷纷戴上了口罩。

命运：詹姆斯·加菲尔德（James Garfiele）

与许多同胞一样，这名美国总统也期待着 7 月 4 日国庆节的到来。已经上任六个月的詹姆斯·加菲尔德满心期盼着能够借这个假期和家人一同在新泽西的海岸边度个假；每年的这个时候，首都华盛顿都又热又潮，所以，他急切地想要"逃离"这里，国会议员、参议员和内阁成员们都是同样的心情。其中也包括国务卿詹姆斯·G. 布莱恩（James G. Blaine）。1881 年 7 月 2 日上午，国务卿陪同总统先生来到了火车站乘车。巴尔的摩和波托马克火车站（Baltimore and Potomac Railroad Station）——如今这个火车站已经被拆除了——位于首都华盛顿商圈的中心，也就是华盛顿的"城市绿轴"上。进入候车大厅的时候，加菲尔德和布莱恩正在全神贯注地相互交谈着，并没有注意到早有人在这里等着他们。查尔斯·吉托（Charles Guiteau）等在这里，预备着制造一场大麻烦。他曾经试图进入政府工作，但始终未能如愿。这一次，查尔斯·吉托将所有的不满都化作了怒火，他拔出腰间的左轮手枪，对准总统开了两枪。第一枪击中了加菲尔德的手臂，第二枪击中了他的背部。

仅仅几个小时后，总统的身边就聚集了一大群各个领域的医

生，他们之中有经验丰富的专家，也有入行不久的普通医生，有些
医生甚至是不请自来的。根据一贯的枪伤治疗经验，医生们首先要
做的就是找到子弹并将它取出。为此，医生们反复检查了总统的伤
口处以及案犯的枪械。这个步骤固然没有错，可糟糕的是，医生们
做检查的手竟然都是暴露在空气中的，甚至都没有清洗过！这多么
令人难以置信：在塞麦尔维斯提出洗手方法 30 多年、在李斯特提
出消毒概念 16 年之后的 1881 年，当时世界上科技最先进、现代化
程度最高的国家的医生竟然会在没有采取任何卫生消毒措施的情况
下，为这个国家最重量级的病人检查开放性伤口。加菲尔德的死因
并不是被从枪手吉托（枪击事件次年即被处死）的枪膛中射出的子
弹射中，而是医生们的"悉心照料"。

在接下来的十周里，美国各大媒体对此次事件的报道经历了过
山车式的转变，从最初那一篇篇昭示着总统健康状况一片大好的报
道，逐渐转变为不得不承认他们的总统似乎患上了久治不愈的绝
症。尽管已经使用了许多高科技手段——医生们使用的是电话的发
明者亚历山大·格雷厄姆·贝尔（Alexander Graham Bell）设计的
一种可以用来寻找子弹的金属探测器——但医生们始终无法找到射

_282_ 进总统身体里的子弹在哪里。不过，此时白宫里安装着一套空调系
统，它能够显著降低白宫医务室里的温度。尽管如此，总统的伤口
处还是出现了严重的脓肿，医生不得不将其切开，让脓水流出。病
痛的折磨让这名身材魁梧的总统的体重从过去的 95 公斤骤降到 59
公斤。

9 月 5 日，加菲尔德离开了白宫，此时，他的病情已经十分严

重了。一辆专列将他拉到了新泽西州。早在总统抵达的前一天晚上，铁道工人们就已经把铁路铺设到了总统的度假别墅门前。在生命即将逝去之前，加菲尔德表示，他多么希望能够最后听一听大海的声音。最后的日子里，总统高烧不退，一天比一天消瘦，于 1881 年 9 月 19 日离开了这个世界。尸检中，医生发现，总统的尸体中充满了脓液，肝脏附近还出现了一个巨大的脓包，两肺都显示有炎症。导致总统死亡的最终原因是动脉破裂。除此之外，总统的腹腔看上去和许多让伊格纳茨·菲利普·塞麦尔维斯废寝忘食的产褥热患者的腹腔极为类似——那是在 1847 年，这一年，第一代现代医学意义上的医生群体诞生了。

注 释

延伸阅读：

Gerald Imber：Genius on the Edge：The bizarre double life of Dr. William Stewart Halsted. New York 2011.

[1] John L. Cameron. William Stewart Halsted. Our surgical heritage. Annals of Surgery 1997；225：S. 446.

命运：詹姆斯·加菲尔德

延伸阅读：

Candice Millard：Destiny of the Republic：A tale of madness, medicine and the murder of a President. New York 2011.

18. 狂犬病与霍乱

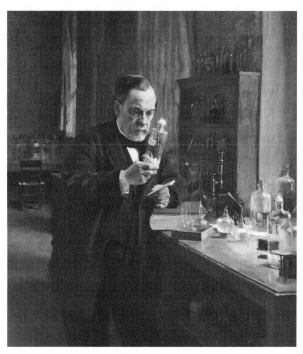

　　路易斯·巴斯德是那个时代最伟大的研究者之一，尽管他的科学伦理理念常被质疑。而狂犬病疫苗只是他众多医学成就中的一项。

作为一名化学家，路易斯·巴斯德对病人半夜敲门要求治疗的经历并不熟悉。1885 年 7 月初的那几天里，他遇到了好几次这样的情况。尽管没有经验，但他处理得迅速而果断。彼时，他的实验室位于乌尔姆街 45 号。一名来自阿尔萨斯的医生，带着一个名叫约瑟夫·迈斯特（Joseph Meister）的 9 岁小男孩前来求助，陪同而

284   来的还有这个男孩的母亲。几天前，小约瑟夫被邻居家的狗多次（不少于 14 次）咬伤，伤人犬表现出了很明显的狂犬病症状。

　　医生、巴斯德和小约瑟夫的家人如此着急并非小题大做。虽然与肺结核比起来，狂犬病是一种相对比较罕见的感染性疾病，但患者所表现出来的可怕症状以及医生们的束手无策使它成了一种十分恐怖的疾病。狂犬病是一种中枢神经系统遭到狂犬病毒（在巴斯德和科赫的时代，人类尚未看到过病毒的真面目，对于病毒可以说一无所知）感染的疾病，狂犬病患者在初期最明显的症状是恐水，因而狂犬病也被称为"恐水症"（Hydrophobie）。另外，患者还会表现出吞咽困难和精神失常，在患病晚期，患者身体各个部位会出现麻痹，最终呼吸肌会因麻痹而停止工作。即使在今天，一旦出现了这些症状，狂犬病患者也是没救的。因此，在被疑似感染了狂犬病毒的动物咬伤后，必须立即接种巴斯德发明的狂犬病疫苗。这个男孩全身上下被咬伤了 14 处之多，感染狂犬病毒的可能性自然是极大的。

285   　　巴斯德研制出了一种能够预防狂犬病的疫苗——这个消息早已传遍了整个阿尔萨斯的医学界。疫苗的研发和临床试验细节鲜为人知，因为如果这些细节被公之于众，就会给疫苗蒙上一层不光彩的

阴影。早在 1885 年 5 月上旬，巴斯德就已经给一名男性注射过他发明的疫苗了——不过，由于巴斯德不是医生，所以这种行为也算不上"违反医学道德"。据说，当时给这名男性注射狂犬病疫苗的是他的一个有医师执照的助手。这名男性的后续情况不得而知。除此之外，巴斯德还为一个 11 岁的女孩接种过疫苗，但由于女孩已经出现了狂犬病的症状，因此注射疫苗为时已晚。接种过两次疫苗后，女孩还是不幸离世了。

巴斯德事后曾经回忆道，当时看到小约瑟夫的时候，他非常担忧，因为男孩的状况很不妙，生命健康受到了极大的威胁。1885 年 7 月 6 日，巴斯德让两名医生从感染了狂犬病的兔子的脊髓中抽出了一点体液，为小约瑟夫进行了第一次接种。巴斯德的狂犬病疫苗接种理念是：先给感染者注射病毒含量较少的体液，再使用病毒活跃度更高的新鲜血清。与前几次悄无声息、无人知晓的治疗案例不同，此次对小约瑟夫的治疗引起了大范围的关注。记者们纷纷找上门来，几乎将巴斯德的实验室围了个水泄不通。小约瑟夫的病情进展被记者们用电报的方式传送到了各大法国报纸（甚至国外的报纸）的编辑们手中。在进行了 13 次接种后，巴斯德和男孩的家人终于松了一口气：巴斯德的疫苗阻断了感染，小男孩幸免于难，没有染上狂犬病。

这次治疗让路易斯·巴斯德成了法国的民族英雄，对这名科学家的赞誉像雪花一样从全世界飘来。在法兰西第三共和国政府的资助下，巴斯德研究所于 1888 年正式成立。一个半世纪后，该研究所仍然是世界上最大的、最负盛名的医学研究机构之一。几年后，巴斯德为研究所大楼聘请了一个看门人——一个名叫约瑟夫·迈斯特的年轻人。

罗伯特·科赫在治疗被自己发现的结核杆菌所引起的结核病时，却遇到了不小的困难。回顾他在 1882 年 3 月 24 日所做的介绍结核杆菌的报告，一名听众如此描述了这个国家地位最尊贵的人对这一重大发现的反应："此时此刻，我想起了我们尊敬的老皇帝。就在科赫激动万分地介绍结核杆菌时，他突然走上前来，提出了一个关键的问题：'你们现在知道如何与这个敌人做斗争了吗？'"[1] 1885 年，乡村医生罗伯特·科赫被聘任为柏林大学新成立的卫生研究所的所长，成了一名教授——这算是德意志帝国除军官和贵族之外最尊贵的称号了。

除分离出结核杆菌之外，科赫还完成了一项壮举。1883 年夏，德国和法国都向正在暴发霍乱疫情的埃及派出了科考队。由此，这两个欧洲大国之间的斗争除体现在权力和政治领域之外，还涉及了科学领域。法国的媒体称自己的科考队是"巴斯德科考队"，不过，事实上巴斯德由于中风而无法参加此次考察。法国科考队只好在一个"灾星"般人物的带领下前往埃及：就在抵达亚历山大港后不久，法国科考队的领队——年仅 27 岁的生物学家路易·蒂利耶（Louis Thuillier）就因感染霍乱而死亡了。对疾病的同仇敌忾让德法两国科考队的成员们捐弃前嫌：科赫和他的同事向法国同行表达了他们的悲痛之情，科赫本人甚至自愿担任了蒂利耶的抬棺人。

结束了埃及之旅，科赫与他的同事继续向东，来到了印度。这里的霍乱疫情同样严重。他从刚刚死于霍乱的病人们的肠子里提取了组织样本，在向国务秘书提交的报告中，科赫详细地描述了从霍乱患者身体（或尸体）上发现的"米泔水样液体中混杂着浅灰色黏稠片状物"[2]。科考队的工作量非常大，只有圣诞节前后的几天，科赫才短暂停工，好抽出时间给留守在家的妻子写一封信（科赫的妻子不喜欢外出旅行，所以留在了家里）："……我又要开始工作了，就算今天是圣诞节，我还是必须抱着显微镜观察样本。今晚，应我国领事馆的善意邀请，我和科考队的同事前往领事馆过了个节。但说实话，我还是更愿意自己一个人在实验室里度过这个圣诞节，而不是穿着燕尾服在领事馆里参加庆祝晚宴。好在大家都对我十分友善，我不得不耐着性子忍到宴会结束。这里需要我干的工作实在是太多了，因为这里霍乱流行，许多人已经死于霍乱。我们的研究到目前为止正在按部就班地进行着，一切顺利。不过，因为一直专注于科研工作，到现在为止我还没能抽出时间去这儿的城市里转一转，体验一下当地的风情。……我们住在一所私人公寓里，这里提供膳食，每个人都有自己的房间，房间里家具齐备。不过，吃饭的时候大家都要在一张公共的餐桌上吃，没有人为你上菜，每个人都要自助盛饭。"[3]

　　1884 年 1 月，科赫确信自己找到了本世纪最大型的传染病的致病原因："在所有患者的组织样本中都发现了（且只发现了）形如逗号的芽孢杆菌。这些观测结果再加上我们在埃及的观测结果共同证明了，我们找到了引起霍乱的病原体。"[4]科赫的这一发现轰动了全世界，成为各大主流媒体的头条新闻。[事实上，意大利人菲利波·帕奇尼（Filippo Pacini）早在 30 年前就发现了霍乱杆菌，但

288

他的这一成就鲜为人知。] 凯旋的科考队受到了德国皇室的热情招待。1884 年 5 月 6 日，科赫受邀参加欢迎晚宴，并受到了皇储的接见。除各种荣誉奖项之外，科赫还得到了价值不菲的物质奖励："根据今年 5 月 27 日委派科考队出国研究霍乱的相关规定，皇帝陛下决定奖励阁下 10 万马克奖金以资鼓励。"[5]

　　不过，在科赫把余生的精力都用在攻克结核病治疗这个难题上并发明了所谓的治疗药物后，他崇高的形象受到了损害。1890 年 8 月的盛夏，第十届国际医学大会在柏林举行，会议地点设在了伦茨马戏团。为了接待更多的访客，马戏团将其位于弗里德里希大街的演出场地进行了改造。经过改造的会场可以容纳将近 6 000 人，基本可以满足预计参加医学大会的人们的需要。在此次医学大会上，科赫向大家介绍了一种治疗结核病的办法，并将这种在豚鼠身上进行过实验的制剂称为"结核菌素"（亦称"科赫疫苗"）。此消息一出，"结核菌素"瞬间引起了轰动。大批结核病患者蜂拥而至，携家带口赶到柏林，希望这名著名医生的神奇疗法能够治愈他们的疾病。

　　至于这种结核菌素到底包含了哪些成分，科赫本人并没有透露。不过，科赫低估了媒体对这种药物的扭曲（媒体称科赫的"神药"是从水和甘油混合物中提取出的减毒结核杆菌），也低估了那些试图获得并将这种药物用于临床治疗的医学同行们的商业头脑，更低估了那些惯常将无效药物推向市场的庸医们的商业头脑。他们借着科赫的名声对结核菌素大肆吹捧，不过是想引导公众将他们生产的无效药物同"科赫"以及"结核菌素"联想在一起，好赚得更多金钱而已。对此，科赫在接受一份业内著名期刊的采访时，小心翼翼地回应道："我的本意是在完成对药物的全部研究、获得足够多的临床使用数据、在一个较大范围内生产这种药物之后，再向公众公布我的成果。但是，尽管采取了严密的措施，太多的信息还是被泄露了，并且这些信息是以扭曲和夸大的方式被泄露给公众的。因此，为了消除误解，我有必要（对这种药物的疗效）在此特意说明一下：在药量合适的前提下，该药物只能起到简短的治疗效果，许多关键的问题我们尚未得到答案。"[6]

这些关键的、"尚未得到答案"的问题就是结核菌素的有效性和安全性问题，这些问题在接下来的几个月里得到了解答。结核菌素没能成为治疗结核病的突破口。结核病只能用 20 世纪发明的抗生素才能彻底治愈。与 19 世纪的人们给予结核菌素极大的希望相反的是：一些接受结核菌素治疗的结核病患者，其病情并未得到缓解，反而越来越严重，甚至走向死亡。除结核菌素的失败之外，导致科赫的名誉大打折扣的，还有他那令人议论纷纷的私生活。这个时期，身为有妇之夫的科赫爱上了一个 17 岁的女孩，这个女孩名叫黑德维希·弗赖贝格（Hedwig Freiberg），是画家古斯塔夫·格雷夫（Gustav Graef）的模特，他俩正是在古斯塔夫的家中认识的。坠入爱河的科赫坚持要与妻子离婚。在当时的社会氛围中，这一事件被认定为科赫的"人生污点"。三年后，科赫娶了黑德维希为妻。黑德维希比科赫小 29 岁，比科赫的女儿格特鲁德（Gertrud）还小 4 岁。在那个时代，许多人将离婚和婚外情视为丑闻，因此，很少有人欣赏黑德维希对科赫工作的支持（科赫的第一任妻子对科赫工作上的支持其实是微乎其微的），比如自愿做科赫的实验对象：结核菌素在治疗结核病上的失败让科赫承受了极大的压力，为了继续研究，科赫给自己和黑德维希都注射了结核菌素。科赫没有出现不良反应，黑德维希却生了一场大病，幸好后来康复了。除以身试药之外，黑德维希还陪着科赫到处旅游散心。

　　在此期间，科赫的家乡汉堡暴发了一场疫情。当时的汉堡已经成了一座工业和贸易蓬勃发展的国际化大都市，德国的工业品从这里的港口被运往世界各大洲，全世界的移民纷纷来到这里，在这个遥远的地方开始新生活。不过，这种欣欣向荣的景象只是这座汉莎同盟城市的一个侧面，在人口稠密、拥挤不堪的贫民区，人们的居住条件和卫生条件仍旧堪忧。居民们常常需要从被粪便和垃圾污染的水源中取水饮用，有将近 6 万人过着这样的生活。1892 年 8 月，这里暴发了霍乱，疫情迅速蔓延开来。一名担任过医院勤务员的奥地利记者如此写道："我们将预备去拉病人的马车上的坐垫都拆掉，以方便把病人放在座箱上，再拿毯子把他们包起来。更令你们难以想象的是，还要在车厢的底板上钻上五到七个洞，方便病人把排泄物排到街道上!!! ……我自己在工作期间，就运送了 132 名病人，其中有一半都死在了半路上。"[7] 在参议院的会议上，罗伯特·科赫丝毫不加掩饰地道出了自己对于大街上所发生的这种事情的愤怒之情："我的先生们，我简直要忘了自己身在欧洲!"[8] 霍乱在德国本土的最后一次大流行夺走了 8 600 条生命。疫情促使德意志帝国在1900 年通过了《帝国流行病法》，其中规定了确诊感染者必须隔离、疑似感染者必须隔离观察等防控措施，开启了从国家层面干预和防控流行病的历史。2020 年，新《感染保护法》出台，前所未有地深刻影响了所有德国人的生活。

命运：伊丽莎白·施泰德（Elizabeth Stride）

自现代人类的祖先走出非洲开拓新视野起，迁徙便贯穿了人类发展历史的始终。无论在任何一个时代，寻找一处充满机遇、生活条件更加优越的新家园都是个体和群体最重要的追求。19 世纪是一个大迁徙的时代，在美国的成长与崛起史中扮演着重要的角色。与此同时，一个如今因其自由繁荣而成为最具吸引力的移民目的地的国家，当时的移民迁出率却很高，这个国家就是瑞典。瑞典移民迁出的高潮出现在 19 世纪下半叶，彼时，数十万瑞典人离开了家乡，前往新世界寻求幸福生活。伊丽莎白·施泰德选择了一个距离家乡并不十分遥远的目的地：无比璀璨的大都市伦敦。然而，她定居在这座城市中治安最差的区域，成了这座正处在辉煌时期的大都市之黑暗面的牺牲品。这昭示着，在"进步"与"对美好未来深信不疑"背后不为人们所知的阴影中，隐藏着道德的堕落与人性的丑恶。

1844 年 11 月 27 日，伊丽莎白出生在瑞典西部的托斯兰达村，她的父母经营着一座农场。伊丽莎白的受教育程度不高，19 岁时，她搬到了哥德堡，并在这个大都市里找到了人生中的第一份工作。不幸的是，与那个时代许多不得不离开家乡寻求生存的年轻女性一样，伊丽莎白沦落成了一名妓女。不出意外，就像这一行里大部分

从业人员经常遭遇的那样，她很快就患上了性病。1866 年初，她
又搬到了伦敦，暂时过上了所谓的小康生活。她嫁给了一个名叫约
翰·托马斯·施泰德（John Thomas Stride）的木匠，两人共同经
营着一家小咖啡馆。然而，社会经济的衰退让这个小家风雨飘摇。
终于，支撑不下去的伊丽莎白只好住进了一处偏僻、远离道路的济
贫院，与丈夫暂时分居。1884 年，约翰·托马斯·施泰德因感染
了 19 世纪最严重的传染病——肺结核——而去世。

　　在此之后，伊丽莎白·施泰德辗转搬到了白教堂区。这里聚居
着伦敦最贫苦的人群，到处都是廉价的宾馆、酒吧，卖淫活动十分
猖獗。伊丽莎白也没能逃脱堕落的命运。她与一个名叫迈克尔·肯
德尼（Michael Kidney）的码头工人同居了。不过，1887 年 4 月，
她又以人身伤害罪起诉了肯德尼。而她本人，也曾屡次因醉酒和行
为不检而出庭受审。为了多赚几个先令，除从事卖淫之外，她还额
外做着清洁工的工作。1888 年 9 月 29 日晚，有目击者声称看到她
和一个熟人现身在白教堂区的一家酒吧里；午夜前，又一名目击者
声称看到她亲吻一名衣着考究的男子。当晚一点半后不久，又有两
名目击者——其中一名是警察——在一条灯光昏暗的小巷子里看到
她和一名男子在一起。9 月 30 日午夜 1 点，一个名叫路易斯·蒂姆
舒尔茨（Louis Diemschutz）的服务员驾驶着马车穿过狭窄的小巷
子时，发现地上有一团"黑糊糊"的东西。他点燃火柴，在微弱火
光的映照下，看到了伊丽莎白·施泰德的尸体。尸体的颈部显现出
293　一道极深的伤口，一直延伸到脊椎，气管也被割断了，血液不断地
从伤口处汩汩流出。闻讯赶来的警察发现，她的尸体仍有些许

余温。

  事后警方推测，当时凶手的行凶过程应该受到了干扰，蒂姆舒尔茨发现尸体的时候，凶手很有可能还在附近。仅仅 45 分钟之后，另外一名与伊丽莎白·施泰德的命运相同的受害者——凯瑟林·埃多斯（Catherine Eddowes）——的尸体就出现在了几百米开外的地方。在这个秋日的周末，还有三名不幸的女性遭受了同样的命运，她们的名字分别是玛丽·安·尼科尔斯（Mary Ann Nichols）、安妮·查普曼（Annie Chapman）和玛丽·简·凯利（Mary Jane Kelly）。不过，与伊丽莎白不同的是，其他四名女性被肢解得七零八落。这五名受害者被伦敦媒体称为"正统五人组"，即她们最有可能是被开膛手杰克（Jack the Ripper）杀害的，而 1888 年 4 月至 1891 年 2 月发生的 11 起"白教堂谋杀案"中的另外两起是否出自开膛手杰克之手颇有争议。扑朔迷离的案情引发了当时以及后世人们诸多的兴趣和讨论；以此案件为主题创作的多部影片、戏剧和纪录片，还有以"重走凶手之路"为噱头开发的旅游路线，都证明了未知能够持续激发人们的兴趣，探秘此案已经成为一种流行文化。人们对凶手的身份进行了各种各样的猜测，鉴于他熟练的作案手法，有人猜测凶手可能是一名外科医生，也有人猜测是屠夫。

注 释

[1] 引自 Grüntzig und Mehlhorn：Robert Koch，S. 186。

[2] 引自 Grüntzig und Mehlhorn：Robert Koch，S. 179。

[3] 引自 Grüntzig und Mehlhorn：Robert Koch，S. 179。

［4］引自 Goetz：The Remedy，S. 164。

［5］引自 Grüntzig und Mehlhorn：Robert Koch，S. 187。

［6］Deutsche Medicinische Wochenschrift 1890；16：S. 1029（13. November 1890）.

［7］引自 Grüntzig und Mehlhorn：Robert Koch，S. 241。

［8］引自 Richard J. Evans：Tod in Hamburg. Stadt，Gesellschaft und Politik in den Cholera-Jahren 1830 – 1910. Übers. v. Karl A. Klever. Reinbek bei Hamburg 1996，S. 398。

命运：伊丽莎白·施泰德

延伸阅读：

Hallie Rubenhold：The Five. Das Leben der Frauen，die von Jack the Ripper ermordet wurden. Übers. v. Susanne Höbel. Zürich 2020.

19. 射线图像

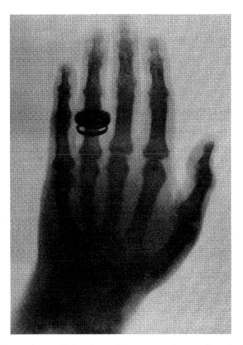

威廉·康拉德·伦琴（Wilhelm Conrad Röntgen）实现了每一名医生的梦想——能够直接观察到病人的身体。伦琴妻子的手部"X光片"是医学史上最具象征意义的文献资料之一，不仅引起了医生的注意，也吸引了许多其他行业人士的关注。

医学出现伊始（甚至直到现在），各大文明古国——无论是美
索不达米亚还是埃及、印度、中国——的医者们，都梦想着能够一
睹人体的内部结构，判断出病灶所在，了解到底哪个器官受到了疾
病的影响。很长一段时间以来，医学对于人体结构的了解十分有
296　限，甚至错漏百出，这主要是因为，在许多民族的文化中，对人体
进行解剖研究是无法被接受甚至是有罪的。人体研究始于安德烈亚
斯·维萨里（Andreas Vesal）。1543 年，这名出生于布鲁塞尔的医
生在瑞士的巴塞尔出版了第一部解剖学专著《人体的构造》（De
Humani Corporis Fabrica）。巴塞尔的社会氛围比欧洲任何其他地
方都要自由，天主教的禁令在当地根本不起作用，这使得这座瑞士
城市成为当时科学著作出版的大本营。

然而，之后的几个世纪中，医学界对于活着的个体仍旧缺乏了
解。检眼镜——由赫尔曼·亥姆霍兹发明并被阿尔布雷希特·冯·
格雷费看作眼科治疗的先锋手段——是第一种能够观测到活体人类
器官内部的仪器，但用现代医学术语来定义，检眼镜对人体的观察
仍旧是"非侵入式的"。事实上，早在检眼镜出现半个世纪前，法
兰克福医生菲利普·博齐尼（Philipp Bozzini）就已经发明出了现
代内窥镜的雏形。1807 年前后，菲利普制造出一种被他命名为
"光导"的仪器，用于插入人体的各种孔道——比如耳朵、直肠甚
至尿道——中进行医学检查。不过，由于制作材料相当粗糙（一根
细于被检查孔道的金属管），并且检查时不使用任何麻醉手段，因
此，使用这种仪器的过程对于病人来说是一种折磨。尽管菲利普的
发明未臻完善，但泌尿外科界仍旧承认菲利普·博齐尼是该医学领

域内的内窥镜诊断法先驱。[1]

令人意外的是，观察人体内部以便更好地进行医学诊断这一梦 297
想实现的地点既不是医院，也不是医学研究机构，而是维尔茨堡大
学物理学教授的实验室。1895 年 11 月 8 日，威廉·康拉德·伦琴
在进行阴极射线实验的时候，发现了一个不寻常的现象。当阴极管
里的气体放电时，一张无意中被放置到近旁的涂有亚铂氰化钡的纸
屏发出了明亮的荧光。此时的阴极管已经被助手用黑色制版严严实
实地包住了——按道理，任何光线，包括眼睛看不见的紫外线，都
无法透射出来。于是，惊讶的伦琴立刻把纸屏转了过来——然而，
设备启动后，纸屏仍旧在发光。他立刻意识到，这可能是某种特殊
的从来没有被观察到的射线。

在接下来的几天乃至几周里，伦琴除了琢磨这种未知的射线
外，什么事都没干。这名物理学家是一个热衷于摄影的人，自然将
注意力转移到了"研究这种奇特的射线对摄影有何影响"上。就在
圣诞节前几天（具体日期不详），伦琴给阴极管通电后，突发奇想
地将手放在了放电管和荧光屏之间，荧光屏上的影像让他惊呆不
已。1895 年 12 月 22 日，他要求妻子贝尔塔（Bertha）把手放在荧
光屏前，贝尔塔保持这个姿势一动不动地坚持了足足 15 分钟。看
到荧光屏上的影像，贝尔塔十分惊恐地问道：她这是要死了吗？不
怪贝尔塔如此惊慌，荧光屏上的影像看起来的确有些吓人：她手指
的每一块骨头都被完美地映射在了荧光屏上，第四根手指上还套着
一个圆形的物件——这是她的戒指，由于戒指不透光，因此这个圆
圈就成了影像中最暗的地方。这是一张足以载入史册的照片：人们

298 第一次看到了活人的人体结构图像。更为绝妙的是，拍摄这样一张鬼魅般的神奇图像完全不会给被拍摄者造成任何痛感。不过，当时伦琴和他的妻子都不知道，由于拍摄照片时人体必须承受未知风险的辐射，因此这种拍摄手段并非完全无害。

伦琴迫不及待地想要向公众宣布他的这一发现。圣诞节后，伦琴就将自己的发现整理成了一篇论文，提交给了维尔茨堡物理学医学学会名下的学术期刊。1896 年 1 月 1 日，这篇名为《关于一种新的射线》（Über eine neue Art von Strahlen）的论文被迅速发表了。伦琴并不长于用语言包装自己的成果。他用自然科学家惯常使用的那种不加修饰、朴实无华的文字描述了他的实验："在一个完全黑暗的房间中，让一个大功率的鲁姆科夫线圈释放的电流通过真空的希托夫管、高真空的莱纳德管、克鲁克斯管或者类似的装置，并用涂着黑色涂层的纸完全包住真空管，将一张涂有亚铂氰化钡的纸屏靠近上述放电装置，然后我们就会发现，每次放电时，无论是将涂有亚铂氰化钡的一面还是未涂亚铂氰化钡的一面朝向放电装置，纸屏都会发出明亮的荧光。即使纸屏距离放电装置 2 米远，荧光仍然很明显。"[2]

显然，伦琴的论文针对的是物理学界的读者。在这种新的射线被发现数周之后，伦琴尚未设想到自己的发现能被应用于医疗领域。论文其他部分对于实验装置的描述同样略显枯燥。伦琴仅在论文倒数第二页的第 14 点中讨论了将新射线运用在人体内部结构拍
299 摄方面的可能性："我观察过这一实验装置形成的许多图像，还将其中的某些图像拍摄了下来；比如，一扇摆放在放电装置和照相机

之间的门的图像，手骨的图像，隐藏在木线轴上的电线的图像，装在盒子里的砝码的图像，一只指针被包裹在金属中的罗盘仪[3] 的图像，一块在该射线的照射下显现出很大异质性的金属块的图像，等等。"[4]

　　伦琴性格内向，即将到来的声名大噪对于他来说无异于烦恼和困扰。在自然科学领域，具体地说是在物理学领域，伦琴一直享有盛誉。在这篇著名的《关于一种新的射线》发表之前，他已经发表了 40 多篇学术论文，研究内容涉及物理学的多个方面。只不过，这些论文的读者大多是那些在大学从事科研的物理学家和化学家，传播度有限。其中比较著名的几篇有：《关于持续放电》（*Ueber fortwährende Entladungen der Elektricität*，1874）、《关于橡胶横向收缩和纵向膨胀之间的关系》（*Ueber das Verhältnis der Quercontraction zur Längendilatation bei Kautschuk*，1876）和《压力对电解质导电率的影响》（*Ueber den Einfluss des Druckes auf das galvanische Leitungsvermögen von Electrolyten*，1893）等。不过，在 1896 年元旦发表的这篇论文耀眼的光芒下，这些成就都被湮没了。

　　这名科学家忠于初心，并未以自己的名字命名该射线，更没有为其申请任何专利。全人类都可以毫无阻碍地使用它。伦琴从未想过依靠自己的发现获取物质利益，这或许源于他的出身。1845 年 3 月 27 日，威廉·康拉德·伦琴出生在一个富裕的家庭。他的父亲是贝尔吉什地区郊区的一名纺织品制造商，家庭条件优渥。伦琴的出生地叫伦内普，是今天雷姆沙伊德的一个区，人们在这里为伦琴修建了一座 X 射线博物馆。他的传记中记录的个人经历令人印象深刻：伦琴是一个真正的欧洲人。伦琴的母亲来自阿姆斯特丹，由

300

此，他便与荷兰有了密切的联系，持有荷兰护照。妻子贝尔塔的父亲在苏黎世经营着一家餐馆，由此，他便与瑞士有了千丝万缕的联系，多次假期都是在瑞士——主要是在蓬特雷西纳——度过的。在荷兰，伦琴度过了他的童年和青年时代。三岁之后，伦琴全家搬到了海尔德兰省（Gelderland）的阿珀尔多伦（Apeldoorn）市，他的父亲在那里盖了幢房子，他则就读于市里的一所私立小学。17岁后，他考上了乌得勒支（Utrecht）的一所工业技术学校。

科学技术令伦琴十分着迷。从这所技术学校毕业后，他又前往工程师的摇篮、现代工程技术的孕育之地——苏黎世联邦理工学院就读。在获得学位后，他选择物理学作为进一步的研究方向，并于1869年6月获得了博士学位。毕业后，他跟着自己的导师奥古斯特·孔特（August Kundt）先后到维尔茨堡大学和斯特拉斯堡大学工作。1875年，伦琴在霍恩海姆农业大学获得了教授职称。1879年，他以物理学教授的身份入职吉森大学。1888年，伦琴又回到了维尔茨堡大学，担任物理学教授。

尽管在维尔茨堡物理学医学学会会刊上发表的文章中，伦琴用极其朴实无华的语言对实验进行了描述，但他相信，这一发现必将在物理学界乃至其他领域引起极大的轰动。1896年元旦前后，伦琴在动身前往邮局时信心满满地对贝尔塔说："瞧着吧，轰动效应要开始了。"[5] 他给业内的同行邮寄了足足90封信件，每封信中都附上了论文，还附上了一些足以证明其发现真实性的资料，正如荷兰的两位为伦琴作传的作者所描述的："据说，这些信件中有12封寄给了伦琴的朋友和学界著名的科学家们。其中，给开尔文勋爵[6]

的信中还附上了 9 张照片。由于他的助手正在休假，因此信封中附
上的所有照片都出自伦琴之手。这有些难以想象，因为拍摄 100 多
张照片绝不是个小工程。伦琴拍摄了各种各样的照片，其中大多数
是金属物体的内部照，最著名的一张就是贝尔塔的手。"[7]

　　新射线的发现立即引起了各大媒体的关注，这表明，19 世纪
末，科学在公共话语中已经占据了相当重要的地位。这个时候，科
学发现也可以成为头条新闻，而不仅仅是专家学者们讨论的话题。
通过这些新闻，普通大众逐渐意识到，他们生活在一个欣欣向荣、
大有前景的黄金时代。1896 年 1 月 5 日，维也纳的《新闻报》（*Die
Presse*）在头版头条刊登了一篇名为《一项闻所未闻的发现》（Eine
sensationelle Entdeckung）的报道。两天之后，《法兰克福汇报》
（*Frankfurter Zeitung*）评论道："如果这一发现确如其所说，则意
味着出现了具有划时代意义的科学研究成果，其后续在医学和物理
学中的广泛应用将会引人瞩目。"[8]

　　皇室也听说了伦琴的发明，德皇威廉二世邀请伦琴前往柏林为
皇室做一场专属报告。1 月 12 日，这名谨慎自持、不卑不亢的科学
家在皇宫的星辰殿内为皇帝和各位高级官员们做了一场详细的报告
和演示。报告结束后，皇帝向伦琴咨询，这一发现是否能够运用于
军事领域。尽管得到的答案是否定的，但这场报告仍旧给威廉二世留
下了极其深刻的印象。伦琴也被德皇授予了普鲁士二级铁十字勋章。

　　伦琴只做过一次公开介绍这项发现的报告，就是 1 月 23 日在
维尔茨堡物理学医学学会上的报告，由此我们能够看出，他并不是
一个看重他人肯定、沽名钓誉的人。在这次报告中，他用自己带来

302

的希托夫真空管，现场拍摄了维尔茨堡解剖学和生理学教授阿尔贝特·冯·克利克一只手的照片，并提议将这种新射线命名为 X 射线。因这一发现而声名大噪的伦琴也只接受过一次采访。有幸采访到他的那名美国记者如此描述这名科学家："他身材高大、身形瘦削，整个人都散发着热情和活力。他的声音浑厚而深沉，讲话速度很快，让人感觉到'这个人一旦发现了一个令他着迷的问题，就会矢志不移地找寻它的答案'。他的目光十分灵动，亲切又敏锐。毫无疑问的是，比起会见访客，他更愿意盯着一根克鲁克斯管。他的态度告诉我，访客的到来会占用他大量宝贵的时间。"[9]

很快，第一台 X 光机就被生产了出来，并应用在了医学领域——X 光机能够清楚地将骨折患者的患处拍摄下来。随着技术的改进，其在肺结核诊断方面也发挥了不可替代的作用。不过，当时人们对于 X 射线的副作用尚且一无所知。要知道，当时 X 光机的辐射量比现代医学中常用的机器的辐射量高 1 000 倍。敏感一些的
303 病人的皮肤上甚至会出现"X 射线晒伤"，而经常在没有保护措施的前提下使用这种新方法对病人进行诊断的医生则会出现皮肤烧伤、脱发和手部变形的普遍症状，严重者甚至会患上癌症。

在 1896 年这一年，伦琴的发现并不是唯一引起广泛关注的科学发现。1896 年 3 月 1 日，一场类似的巧合发生在巴黎综合理工学院物理学家亨利·贝克勒尔（Henri Becquerel）的实验室里。当时，这名科学家正在研究铀盐。就在这一天，他发现，在没有接触到任何光源的情况下，铀盐附近包在黑纸里的感光底版竟然感光了。贝克勒尔认为，这些物质发出的辐射与伦琴发现的 X 射线不

同——此时的贝克勒尔已经读过伦琴的论文——因为它们并不是从阴极管中通过人工实验产生的，而是铀的天然特性。贝克勒尔的发现首次揭开了"放射性"这一谜团。这个概念对于整个人类的重要性是不言而喻的。自此之后，放射性以及如何处理放射性元素，将永远与广岛、长崎、福岛和切尔诺贝利这些地名联系在一起。

不过，路德维希·雷恩（Ludwig Rehn）在那场于 1896 年 9 月 9 日完成的、举世闻名的手术中，却并未用到伦琴的研究成果。这名经验丰富的医生早年间曾在格里斯海姆和罗德海姆当过几年的住院医生，此后又接受了一些外科医生的培训，后来被聘任为法兰克福市立医院外科主任医师。他用这样的语言描述了一个病人濒临死亡时的情形："病人的右心室被刺伤，血流不止，我不得不进行干预。我想要尽我所能挽救这个病人，因此，我必须对其心脏进行缝合。除此之外，我别无他法。无论遇到多大的困难，我都不会眼睁睁地看着病人流血而死。"[10]

这个心脏被刺伤的病人叫威廉·尤斯图斯（Wilhelm Justus），年仅 22 岁，是一名园丁。9 月 7 日晚，他在法兰克福红灯区的一家酒吧喝得酩酊大醉，并与他人发生了争执。逃脱之后，他不慎被绊倒，躺在了公园的碎石路上。月夜里，一个黑影悄悄地俯下身，一刀刺进了他的胸口。直到凌晨 3 点左右，躺在地上失去意识的尤斯图斯才被路过的一名警察发现。尤斯图斯被立即送往市医院进行抢救。值班的外科医生将探针小心翼翼地插入他第四根肋骨和第五根肋骨之间被刺伤的伤口之中。插到一定深度的时候，医生放开了探针。探针开始有节奏地上下抖动——这是心跳的节奏。最后，威

304

廉·尤斯图斯被推到一个安静的病房里等死。

当时的医生认为，不同于其他任何器官，作为人体循环中央指挥官的心脏一旦受伤，是无法进行任何手术干预的。这是一片未知的土地，是灵魂、感情、爱的家园，是一颗不受医疗干预的珍宝。任何想要对心脏进行医疗干预的提案都必然会遭到反对，更遑论给心脏做外科手术了。著名的外科医生特奥多尔·比尔罗特甚至在1882年断言，用手术刀打开心包是绝对不可能的，为心脏做手术"在我看来无异于一种某些所谓的外科医生标榜自己神奇医术的噱头，抑或是狂妄自大的表现而已……解剖学家应该比医生对此更感兴趣才对……总有某些医生妄想着有朝一日能够做上一台这样的手术。幸运的是，直到今日，他们的计划尚未真正地被付诸实践。……一个想要去缝合病人心脏伤口的外科医生将会被所有同行鄙视"[11]。

305　　由此看来，9 月 9 日结束假期回来上班的路德维希·雷恩在看到日渐衰弱的威廉·尤斯图斯时，一定也做过一番心理斗争。雷恩一定想过，倘若自己打破了"心脏不可触碰"这一铁律，他将会受到同行怎样的唾弃。然而，看着眼前脉搏微弱、只能用绷带暂时止血的尤斯图斯，雷恩还是下定决心要治好他。雷恩不需要 X 光机，只通过听诊（用听诊器）和敲击（轻叩胸部以找到进了空气和血液等体液的位置）等简单的检查手段就得出了结论。雷恩看到，尤斯图斯心包上的伤口很小，截住了从心腔中流出的血液，只渗出了极少的血液到心包外。不过，充满血液的心包压力升高，使得心脏功能受限。雷恩估计，从尤斯图斯受伤到现在已经过了一天一夜，他的心脏很快就会达到极限，停止跳动。

　　诊断清楚后，雷恩立即将威廉·尤斯图斯带往手术室，对他进行了麻醉。紧接着，他和助手一起，在尤斯图斯两根肋骨之间划开了一道14厘米长的切口。他们揭开心包，血液便从伤口中汩汩地流了出来。雷恩将心包中已经凝固的血块取出，跳动着的右心室上，一处大约一厘米长的伤口赫然在目。雷恩——这名历史上首次实施心脏手术的医生——小心翼翼地将食指放在跳动着的心脏上，轻轻地堵住了伤口。尤斯图斯的心脏并没有因为他的触碰而受到任何影响，伤口也不再流血了。见到如此情形，雷恩决定完成一项开创性的壮举：在跳动着的心脏上做手术，缝合伤口。雷恩眼疾手快，抓住舒张期不到一秒钟的时间，迅速地将针头插入心脏，此时的心肌处于舒展状态，血液流入心室，随即在收缩期时被压入血管、送往全身。第一针下去，尤斯图斯心脏上的伤口出血立止，缝合三针后，伤口就完全被缝好了。助手向雷恩报告，病人的脉搏明显增强。随后，雷恩清理了打开的胸腔，放置了引流管以排出伤口渗液，最后缝合了手术部位。

　　手术完成后的几天内，病人出现了轻微发热和心律不齐的症状，这令雷恩和他的助手十分担忧。不过，之后病人就恢复得越来越好了。六个月后，雷恩向德国外科学会报告："今天我很幸运，病人的状态非常好。从外表上看没有什么异常。我嘱咐他不要做体力消耗大的运动，也不要干繁重的体力活。病人的心率回到了正常范围，甚至比受伤前更好……因此，我认为，病人未来大概率能够保持一个健康的体魄。"[12] 即使放在今天，心脏手术仍旧是医术高明、胆大心细、能力高超的代名词。能够为心脏做手术的外科医生被称为"穿着白衣的神"［比如在 1967 年完成了首例人体心脏移植手术的南非医生克里斯琴·巴纳德（Christiaan Barnard）］。

命运：伊丽莎白皇后

接受了路德维希·雷恩手术治疗的威廉·尤斯图斯非常幸运，心脏尽管被刺伤，但仍在鲜活地跳动着，失血也并不太严重。而 19 世纪身份最为尊贵的那名心脏损伤患者就没有这个运气了，这名患者就是奥地利皇后伊丽莎白。皇后的心包中积聚了大量的血液，堵塞了心包，最终导致心跳紊乱。1898 年 9 月 10 日，1848 年登上哈布斯堡王朝王位的弗兰茨·约瑟夫皇帝的妻子伊丽莎白皇后离开了位于日内瓦的美岸皇宫酒店［1987 年，石勒苏益格-荷尔斯泰因州的州长乌韦·巴舍尔（Uwe Barschel）在此地因不明原因去世］，打算乘船前往蒙特勒（Montreux）。皇后的身体并不健康，医生高度怀疑她患有心脏病和神经性厌食症——这是一种饮食失调症。她身形十分消瘦：紧身胸衣裹着她瘦削的腰身，勾勒出那货真价实的 50 厘米细蜂腰，紧绷到几乎让她无法呼吸。这名通过 20 世纪 50 年代的著名影片《茜茜公主》（Sissi）三部曲进入公众视野的皇后，长期以来与丈夫关系疏离，她性情活泼，维也纳宫廷里烦冗复杂的各式礼仪令她心烦不已。为了纾解心中的苦闷，她时常走出皇宫，旅行数月不归。"茜茜公主"最后一次旅行的目的地就是日内瓦湖。

在去轮船码头的路上，她和一名女侍沿着日内瓦湖滨悠闲地散着步。就在这时，一个名叫路易吉·卢凯尼（Luigi Lucheni）的意大利无政府主义者从身上掏出一把生锈的锉刀刺伤了她。被锉刀伤到的伊丽莎白似乎并没有感觉到什么疼痛，她以为自己只是被对方重击了一拳。这次小袭击并未改变她的行程，她仍旧登船前行。不幸的是，刚刚上船，伊丽莎白就失去了知觉。据后来人推测，伊丽莎白有可能是在船上或者是在返回酒店的途中（此时伊丽莎白乘坐的船已返航）死亡的，不过，被医生确认死亡则是在返回酒店的途中。

尸检显示，伊丽莎白心脏处的伤口比威廉·尤斯图斯的伤口更深。这个无政府主义杀手并没有确定的刺杀对象，他的目标是任何一名王室成员。刺客的锉刀完全刺穿了伊丽莎白的左心室，造成了两处伤口——与伊丽莎白的伤口不同，尤斯图斯的心脏只有一处伤口。不过，由于锉刀很薄，伊丽莎白在被刺伤后，伤口的血液只是非常缓慢地流入心包——在紧身衣的包裹下血液甚至没有渗透衣服——并且心脏的起搏传导系统并未受到严重的损伤，因此，伊丽莎白并没有在受到伤害时即刻倒下。伊丽莎白的最终死因是心包填塞，除此之外，尸检报告中同时显示，心包填塞还导致了饥饿性水肿——这名身高 1.72 米的皇后体重只有 50 公斤。

注　释

延伸阅读：

Gerd Rosenbusch und Annemarie de Knecht-van Eekelen：Wilhelm Conrad Röntgen. The Birth of Radiology. Cham 2019.

James W. Blatchford：Ludwig Rehn：the first successful cardiorrhaphy. The Annals of Thoracic Surgery 1895；39：S. 492 - 495.

［1］Peter Rathert，Wolfgang Lutzeyer und Willard E. Goddwin：Philipp Bozzini（1773 - 1809）and the Lichtleiter. Urology 1974；3：S. 113 - 118.

［2］Wilhelm Konrad ［sic！］Röntgen：Über eine neue Art von Strahlen. Würzburg 1896，S. 1.

［3］一种特殊的罗盘仪。

［4］同上，第 11 页。

［5］Otto Glasser und Margret Boveri：Wilhelm Conrad Röntgen und die Geschichte der Röntgenstrahlen. Heidelberg 1931，S. 64.

［6］威廉·汤姆森，第一代开尔文勋爵，在格拉斯哥大学担任理论物理学教授，教龄超过了 50 年。

［7］Rosenbusch und de Knecht-van Eekelen：Röntgen，S. 93.

［8］引自 Rosenbusch und de Knecht-van Eekelen：Röntgen，S. 94. 自英文版回译。

［9］引自 Rosenbusch und de Knecht-van Eekelen：Röntgen，S. 99。

［10］Ludwig Rehn：Ueber penetrierende Herzwunden und Herznaht. Archiv für Klinische Chirurgie 1897；55：S. 315.

［11］引自 Ulrich Mueller：Herznaht wider ethische Bedenken. Deutsches Ärzteblatt 2007；104（1 - 2）：A 26。

［12］Rehn：Herzwunden，S. 328.

命运：伊丽莎白皇后

延伸阅读：

Martina Winkelhofer：Sisis Welt. Der Alltag von Kaiserin Elisabeth zwischen Hof und Leidenschaften. Veröffentlichung für Oktober 2022 geplant. Brigitte Hamann：Elisabeth. Kaiserin wider Willen. München 2012.

20. 世纪之交

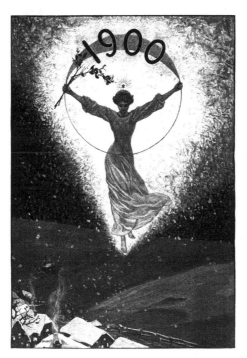

　　大多数人类满怀乐观的愿景迎接新世纪的到来。然而，在这个全新的 20 世纪里，人类能够战胜贫困、饥饿与疾病，让"治愈世界"成为现实吗？

1898 年，阿尔弗雷德·拉塞尔·华莱士的著作问世了。这名英国科学家与达尔文几乎在同一时期提出了进化论，并比达尔文更早地发表了与进化论有关的成果。他出版的这本著作名为《伟大的世纪》（*The Wonderful Century*）。这本问世于 19 世纪末的著作得到了华莱士那个时代大多数受过教育的人的认可。回顾过去几十年，尤其是生活在 1900 年前后的那一代英德法美的年轻人所经历的那些，我们不得不承认，这是一个前所未有的"飞速发展的时代"。大多数人期望人类世界继续以这样的速度发展下去。果真如此的话，到了 20 世纪，人类的生活条件将臻于完善。

当然，华莱士的书并不仅仅是对即将结束的 19 世纪的赞歌。这名科学家还因其对保护自然的重视而被视为生态学的开创者之一。华莱士预见到了工业化的弊端，注意到了地球资源正在逐渐被人类耗尽等生态环境问题。他在另外一部作品中发出了如此警示之语："……我们应当珍爱所有大自然的结晶。无论是有生命的，还是无生命的，它们存在的权利都神圣而不可侵犯。我们可以使用它们，但不要滥用它们，更不要无情地破坏或损毁它们。任何一种污染河流、滥杀动物的行为，都应当被视为一种败坏道德、破坏社会的罪行。"[1]有鉴于此，华莱士在《伟大的世纪》副标题中明确地指出"这个世纪光辉灿烂，但也阴云密布"，这个副标题就是：它的成就与失败（*Its Successes and its Failures*）。在 19 世纪取得的一系列"成就"中，华莱士将出行方式——铁路、轮船以及其他节省人力的运输机械——的改革包含其中。除此之外，华莱士还将那些被那个时代的大多数人忽略的"思想传播速度的快速进步"（conveyance of thought）——通信革命、电报发明以及 19 世纪最后几年出现的电话——也纳入了"成就"的范畴。

多年后，一名著名评论家在评价华莱士书中所描述的那些令人 *311*
叹为观止的发明创造时仍然大为赞叹，惊叹于第一条电报通过海底电缆从加尔各答发送到维多利亚女王手中那前所未有的迅捷——这条电报在印度当地时间的日落之前发出，于伦敦当地时间中午 12点抵达目的地。如果我们忽略时区，只看钟表上的指针，则这条电报到达的时间甚至比发出的时间还要早上五六个小时。[2] 除电报之外，在华莱士的"成就清单"上，X 射线、细胞理论、细菌理论（提出微生物是多种疾病的传播源头）以及麻醉和消毒也是无可争议的绝对主角。

在书中，华莱士还将那些自己亲历过的"成就"（诸如电力和摄影技术的发展，当然还少不了人类对自然理解的跨越式进步）与那个时代诸多"失败"进行了对比。然而，用今天的标准去衡量，华莱士的观点和行为并非全然正确，比如拒绝接种天花疫苗、认为不应当抛弃颅相学——这是德国解剖学家弗朗茨·约瑟夫·加尔（Franz Joseph Gall）于 19 世纪初提出的（错误）学说，该学说认为，人的各种心理官能在大脑中占据着不同的位置，从头骨的形状中就能够推断出一个人的个性特点。不过，华莱士的观点仍旧不乏现实性，其最具备现实性的观点就是"指责人类的贪婪"，这一观点影响深远，一直延续到今日。这名科学家一针见血地指出了两项有可能对人类的未来造成严重威胁的不利因素，他哀叹于人类对自然的开发已经大大超出了限度，还称军国主义是笼罩在人类文明之上的阴云。

312　　　这些为华莱士所批判的"时代之误"得到了同时代许多人的普遍认可。即使多年之后，想起华莱士所批判之事，仍旧有不少人会产生共鸣。比如那场比第一次世界大战更加惨烈的灾难——夹杂着种族灭绝的第二次世界大战——愈演愈烈的时候，作家斯蒂芬·茨威格（Stefan Zweig）就带着渴望和哀叹的复杂心情，设想了一番华莱士在 1900 年时的那种情绪。此时，出生于 1881 年的茨威格，距离去世仅剩下短短的 1 年时间，他如此说道："19 世纪是个充满自由主义理想的世纪，人们满心期待着，人类正走在一条通往'优于任何时代的灿烂未来'的正确道路上。过去的那些战争、饥荒和动乱，人们认为那是人类社会未臻成熟、不够开明的表现。人们天真地认为，从现在开始，只需要短短的几十年时间，邪恶和暴力就会彻底消失……"[3]

　　　在这个被人们称为"伟大时代"的 19 世纪（斯蒂芬·茨威格亦认为 19 世纪是人类的黄金时代）的最后几年，人类社会的发展速度似乎越来越快，几乎可以用"飞速"来形容。越来越多的汽车在街道上疾驰。在大城市中，将司机和乘客带到目的地的交通工具从原来的马车变成了汽车——当然，早期的汽车时常发生机械故障或者发动机损坏，这会在一定程度上影响乘客的出行效率。据说，第一辆以汽油为动力的公共汽车是参考马车发展而来的。这辆公共汽车配备了 5 马力的发动机，运营路线是从锡根（Siegen）到多伊茨（Deuz），两地相距 10 千米。根据当地文件记载，第一趟公共汽车于 1895 年 3 月 18 日发车，同年，因技术问题，它停止了运营。

1886 年 1 月，卡尔·本茨（Carl Benz）申请的一项汽车专利 *313*
引起了广泛的关注，造成了极大的轰动效应；1900 年，全世界总
共生产了大约 9 500 辆内燃机驱动的机动车。而与此同时，一个普
通人的命运也被悄然改变了，她的名字是布里奇特·德里斯科尔
（Bridgett Driscoll）。1896 年 8 月 17 日，44 岁的德里斯科尔在伦敦
的一次示威活动中遭遇了车祸，被一辆汽车夺去了生命。就这样，
她成了世界上第一个被汽车撞死的人。然而，肇事司机却被法官宣
判为无罪。当时，法官如此宣判的初衷是不希望类似的事故再发
生——然而，众所周知，法官的愿望并没有实现。这起事故的发生
地碰巧就在 1851 年万国博览会的水晶宫原址处，如此巧合不得不
令人深思。

1900 年，第二届世界博览会开幕。此次博览会的场地设在了
巴黎。凭借着丰富多彩的文化和绚丽多姿的风情，巴黎赢得了世界
大都市的美誉。但从人口的绝对数量上来看，第一届世界博览会的
举办地伦敦仍居世界第一。第二届世界博览会期间，各个国家的展
馆依次在塞纳河两岸排开，众多令人惊叹的展品让人目不暇接，有
蒸汽机、高速机车、发电机，还有当时世界上最大的望远镜和最大
的水族馆。为了消除参观者对超长步行距离的忧虑，主办方铺设了
一条木制的机械道，这条道路由速度不同的四组自动扶梯组成。前
来参观的人们可以乘坐着自动扶梯，在各个展馆之间缓慢地行进。
同一时间在巴黎举行的第二届奥林匹克运动会也在"缓慢"地进
行——把一场体育赛事拖延 5 个月以上，变成一场"马拉松式的运
动会"，并不是一个好主意。很快，主办方便放弃了这个冗长的

计划。

314　　巴黎世界博览会中最受欢迎的展馆吸引了超过 4 800 万名参观者，人们可以在这里欣赏到法国人的几大发明，比如卢米埃尔兄弟的机器长廊。巨大的屏幕上循环放映着介绍这两名法国发明家的短片，留声机——这是供资产雄厚的富裕人家娱乐的新型机器——里播放着与画面相匹配的音乐。奥古斯特·卢米埃尔（Auguste Lumière）和路易·卢米埃尔（Louis Lumière）的父亲经营着一家生产相机底片的工厂，两兄弟继承并发展了父亲的家业，在父亲的基础上开发了一种优于其他电影摄影工艺［例如柏林的麦克斯·斯科拉达诺夫斯基（Max Skladanowsky）的摄影方法］的方法。1895 年 12 月，两兄弟在巴黎首次放映了一段按照自己的摄影方法拍摄的短片，这段短片时长 46 秒，内容是卢米埃尔相机底片工厂的工人下班离厂时的情景。

　　兄弟俩接连制作了许多短片，其中一些给观众留下了深刻的印象，比如《火车进站》（*L'arrivée d'un train en gare de La Ciotat*）。该短片记录了一辆蒸汽火车进站时的场景，火车喷出的蒸汽让现场的观众身临其境，其真实感甚至让前排的观众都跑到了放映室的后面（部分电影历史学家认为，这是电影艺术的又一次开创性革命）。到了巴黎世界博览会时，卢米埃尔兄弟已经制作了近千部短片，将许多摄影师派往了世界各地。毫无疑问，电影摄影不仅标志着一种新技术的开端，还为大众提供了一种全新的娱乐形式。12 年后，第一家致力于商业电影制作的大型工作室成立了——不是在卢米埃尔总部所在地巴黎或里昂，而是在波茨坦附近的巴伯斯贝格（Babelsberg）。

1900 年左右，除了卢米埃尔兄弟的"电影之梦"，一名维也纳 *315*
的医生还制造了另外一个"梦"。1899 年 11 月，这名医生出版了那
部书名中含有"梦"字的著作，起初，它的名气并没有《物种起
源》的大，因此未能受到公众的关注；第一版印刷的 600 册花了整
整 10 年时间才售完——而如今，维基百科将这本书描述为"20 世
纪读者最多、最有影响力的书籍之一"[4]。这部著作的标题是《梦
的解析》（*Die Traumdeutung*），它的作者是西格蒙德·弗洛伊德
医生。

西格蒙德·弗洛伊德在差点发明局部麻醉（他为局部麻醉的发
明提供了灵感，但算不上是局部麻醉的先驱）不久后，就找到了个
人的幸福。1886 年 9 月，弗洛伊德在汉堡与爱人玛尔塔·贝尔奈斯
结了婚。在接下来的九年里，他们共同生育了六个孩子，其中，小
女儿安娜是长期患病和晚年流亡的弗洛伊德的精神支柱（弗洛伊德
患病 20 多年，大量地吸雪茄让弗洛伊德患上了上颚癌，他于 20 世
纪 20 年代接受了外科手术，切除了部分上颚和下颚）。不过，疾病
似乎没有影响到弗洛伊德的收入——他的岳母十分看重这一点，因
为他在维也纳也开了一家诊所，还参与了一家儿童神经医院的筹
建。在当时，对神经系统疾病的研究只是一个刚刚起步的医学领
域，弗洛伊德对这一学科的兴趣是在跟随一名著名神经科医生工作
的时候被激发出来的。

1885 年秋，弗洛伊德盘桓巴黎数月，在著名的萨尔佩特里埃
医院与让-马丁·沙尔科（Jean-Martin Charcot）医生共事。这家医

316　院是世界上第一批精神病专科医院之一。在这里，精神疾病患者能够得到科学的治疗和足够的关爱。与过去疯人院里不人道的残忍行为大不相同，精神疾病专科医院凭借医学研究上的突破实现了精神疾病治疗的长足进步，这使得那群常常被边缘化、被污名化、被剥夺基本权利的群体大为受益。萨尔佩特里埃医院重点治疗的疾病是癔症（hysterie）。这个疾病的名字来源于希腊语中的"hystera"一词，即子宫，这说明，当时的医学研究者们认为，只有女性会患上癔症。沙尔科医生最初是一名病理解剖学教授，后来却越来越专注于神经系统疾病以及病理学家和神经系统研究专家都无法解释的精神疾病的研究——因此，将精神疾病作为一种专门学科进行研究应自沙尔科始。

　　沙尔科实习期间的高光时刻是在同事们和高年级医学生们的见证下为患者治病。沙尔科的主攻方向决定了他的病人大多数是癔症患者。弗洛伊德对沙尔科与患者之间的互动十分感兴趣，尤其是沙尔科使用催眠术的时候。当时，催眠术是一种既不被广泛接受也没有引起广泛争议的技术。在弗洛伊德离开萨尔佩特里埃医院两年后，沙尔科与患者布朗什·维特曼（Blanche Wittmann）之间的一次治疗对话引起了画家安德烈·布鲁耶（André Brouillet）的兴趣。布鲁耶据此创作了一幅画，而这幅画中描绘的场景亦成了精神病学史上具有重要意义的经典场景之一。沙尔科的治疗方法对弗洛伊德理论的形成产生了重大影响。1885 年 11 月 24 日，也就是弗洛伊德抵达巴黎仅仅两个月后，这名来自维也纳的客人写下了如下一段话："沙尔科，一名伟大的医生，一个聪明而清醒的人，他的观点

与我的不谋而合。他极大地震撼了我；我从他的诊疗室离开之后， *317*
已经完全不想再研究我原先的那些蠢事了；我现在已经足足躺了三
天，什么也没做。不过，我丝毫没有感到空虚和自责，因为此刻我
的脑子就像是在剧院里看了一夜的戏一样，满满当当的。我不知道
我脑子里的这些种子会不会结出果实；但我确信，除了沙尔科，还
没有什么人对我产生过如此大的影响。"[5]

好在，弗洛伊德的种子结出了果实。在同沙尔科接触之后，弗
洛伊德便开始将研究的重点转向了与"神经质"有关的疾病上。他
喜欢采用催眠术，但这个方法并不总是奏效的。当时前来问诊的病
人中有相当一部分饱受神经衰弱的折磨。据说，在 19 世纪与 20 世
纪之交，许多人表示他们曾经深受该病的侵害。这多是一种工业化
后紧张的生活节奏导致的疾病，患者时常感到精神紧张、疲惫不
堪。19 世纪末，电话等比电报和信使更加快捷的信息传播技术的
发明极大地加快了人们的生活节奏，每个人都必须开足马力跟上这
种节奏，成为一台永不停歇的"机器"。而这让许多人感到焦虑和
紧张。如今，我们称具有这些症状的疾病为倦怠综合征。弗洛伊德
则认为，这些症状应当是神经衰弱导致的，甚至在给他的朋友、耳
鼻喉科医生威廉·弗利斯（Wilhelm Fließ）的信中将其称为一种
"性神经症"（sexuelle Neurose）。

渐渐地，性生活的意义和对性冲动的压抑成为弗洛伊德探索潜
意识时的焦点课题。从 19 世纪 90 年代中期开始，弗洛伊德使用
"精神分析"一词对人的"潜意识"进行了有意识的定义。弗洛伊
德在维也纳柏格巷 19 号为病人看诊的居所，成了其实践自身治疗 *318*

理念的大本营。1891 年，由于家庭成员数量不断增加，弗洛伊德一家搬进了一幢更大的住宅。在这里，弗洛伊德从事医疗工作整整47 年，直至 1938 年奥地利被纳粹德国侵占，他才不得不离开这里。那时候，病人们躺在沙发上（这件著名的家具现保存于伦敦弗洛伊德博物馆）和弗洛伊德对话。1895 年 7 月的一天，弗洛伊德与家人、好友在维也纳的郊外游玩时做了一个梦，这个经历让他顿悟了梦的意义，也成为弗洛伊德研究"梦"的起点。弗洛伊德发现，人的潜意识会在梦中留下痕迹。就这样，梦中的痕迹成了弗洛伊德毕生研究的基础，例如人类性欲的意义和孩童的性欲。

1900 年，《梦的解析》正式出版。弗洛伊德将梦称为"大道"（via regia）："对梦进行解析是我们通往潜意识的大道。借着对梦的分析，我们能够了解潜意识最神秘、最奇异的构造。无疑，这虽只是一小步，但是个开始，而且这个开始使我们能够更进一步开展分析（也许基于其他我们称为病态的构造）。而疾病——至少那些被正确地称为官能性的——并非表示潜意识的解体，或者表示其内部产生了新的分裂。它们需要一种动力学解释，即在各种力量的相互作用下，有些成分被加强，有些变弱，因而许多活动在正常机能下不会被察觉。……潜意识是真正的精神实质。就其内在本质而言，我们对其的陌生程度不亚于外部世界的实在性。而它经由意识和我们交往，就和我们的感觉器官对外在世界的观察一样不完备。"[6]

319   世纪之交刚刚过去，一位大人物就与世长辞了。人们强烈地、切实地（而不只是在潜意识中）感知到，这位大人物的辞世标志着一个时代的结束和一个新时代的开端。这位大人物辞世的消息迅速传遍了五大洲，传遍了全世界。人们悼念着，悼念这个时代最具象征意义的人物就这样突然辞世了。1901 年 1 月 22 日傍晚，维多利亚女王在怀特岛的奥斯本宫与世长辞。据说，在女王弥留之际，德皇威廉二世一直将她抱在怀中——威廉二世对祖母的祖国有着十分复杂的感情，我们可以用爱恨交织、既羡慕又嫉妒这样的短语来形容。而这种感情对于德英两个国家来说无疑都是致命的。维多利亚时代的大英帝国是如此辉煌，以至于无论是英国还是其他欧洲国家的皇室贵族，都没有人记得起维多利亚女王尚未登基时整个世界的样子。

维多利亚女王逝世 40 年后，斯蒂芬·茨威格回顾并评价了以维多利亚女王的逝世为终点的那个时代，将其称为一个"世界各国都尚且能够和平相处的时代"。维多利亚时代之所以能够得到茨威格的如此评价，是因为当时的世界秩序被掌握在一个看似专制——世界上曾经为该国殖民地的城市、湖泊中都留有该国的文化烙印——实际上却奉行着（相对）自由主义原则的国家手中。历史学家理查德·J. 埃文斯如此评价大英帝国在维持世界和平秩序方面的积极作用："英国在海洋上的绝对霸权地位确保了世界秩序的暂时和平状态，促进了电报、航运、贸易线路以及洲际铁路的发展，推动了经济增长，创造了一个密集的高速通信网络。世界贸易活动也呈现出了爆炸式增长——而这一盛况是不可能在几大主要工业国相互交战的情况下出现的。"[7]

在女王的葬礼上，几大主要工业国的统治者们再次聚集在了一起。在一个寒冷的冬日（这是女王最喜欢的季节），女王的遗体被

320　安葬在了弗洛格摩尔陵寝中。当时，谁也不会料到，女王诞辰一百周年时的 1919 年，此次前来参加女王葬礼的三个强大的帝国将不复存在。在丈夫阿尔伯特去世之后，维多利亚女王就开始深居简出，不太与外人接触了。就连为女王诊治的医生也极少有机会见到女王。据推测，维多利亚女王最后一次接受医生诊治就是约瑟夫·李斯特医生为她做的腋窝脓肿切除手术。维多利亚女王逝世后，御医詹姆斯·里德（James Reid）在奥斯本宫内为她清理遗体时发现，维多利亚女王竟然还患有腹壁疝（部分肠组织从腹壁肌肉的缝隙中漏出）和子宫脱垂。女王患有这两种疾病并不奇怪，因为多次生育和身体肥胖都会导致女性子宫的位置下降。不过，女王从未治疗过这两种疾病，或许是因为，这两种疾病所表现出来的症状会令女王感到尴尬难堪。

　　与维多利亚女王 64 年［维多利亚女王的在位时间纪录已于 2015 年被英国女王伊丽莎白二世（Elizabeth Ⅱ）打破了］统治期间创造的辉煌不同，她的继任者完全奉行享乐主义的原则，创造出了一个"享乐之最"。爱德华七世极度沉迷于吃喝与女色，身体自然大大受损。他之所以侥幸没成为英国在位时间最短的君主，还要归功于他对做手术的积极态度。在麻醉剂和消毒剂被发明之前，切除阑尾几乎是不可能实现的天方夜谭。那时候，阑尾炎患者就相当于被判了死刑。不过，也有极少数例外，据说居住在伦敦的法国外

321　科医生克劳狄厄斯·阿米安德（Claudius Amyand）曾于 1753 年成功完成过一例阑尾切除手术。然而，对于这种未经麻醉和消毒却获得成功的手术，我们只能将其称为：必死铁律下侥幸存活的罕见

例子。

1902 年夏，爱德华七世的加冕仪式正在紧张地准备着。在这个人生中最重要的时刻，这名王储恰好犯了阑尾炎。6 月 14 日，爱德华感到腹部疼痛不止。而这时距离加冕仪式只有短短的两周时间了。于是，他紧急召见了英国最著名的外科医生弗里德里克·特里夫斯——这名医生曾经为象人约瑟夫·梅里克治疗过——前来诊治。当特里夫斯见到爱德华时，爱德华的病情已经有所好转。于是，爱德华便将与已经抵达伦敦的各国首脑们一起参加宴会列入了计划。然而，就在 6 月 23 日，爱德华的病情突然急转直下。特里夫斯与几名医生会诊后确信，这是阑尾炎进一步加重造成的。特里夫斯建议立刻手术，然而，爱德华表示不愿让公众和贵宾们失望，希望自己能够准时到达威斯敏斯特教堂。为了挽救爱德华的生命，特里夫斯言辞激烈地指出了事态的严重性："陛下，如果您坚持如此的话，嘉宾们恐怕就只能见到您的尸体了。"[8]只这一句，便说服了王储。

特里夫斯和他的医疗团队在向李斯特咨询了合适的消毒方法之后，便在李斯特的指导下清洁出无菌手术室，为爱德华进行了一场手术。手术十分成功，共耗时 40 分钟。康复后的爱德华将加冕典礼推迟到了 8 月，并缩小了整个典礼的规模——之前已前来道贺过的各国贵族、王子、国王和君主不必再次出席推迟后的加冕典礼。令人始料未及的是，王储做了场"阑尾炎"手术，受益最大的却是伦敦的平民百姓。由于缩小了加冕典礼的规模，为宴会提前采购的许多物资便派不上用场了，于是，这些为宴会准备的食物就被分发

给了伦敦的穷苦百姓。这样一来，在爱德华加冕前后，伦敦出现了
这样的奇景：处于社会底层的穷苦人民竟然——可能是他们有生以
来第一次也是唯一一次——享用到了鹅肝和鹌鹑胸肉。

　　1901 年，同英国一样，美国的最高统治者也发生了一次历史
性变换。不过，与英国不同的是，此次变换给美国带来的是一次全
面的复兴。与英国君主议会制度下皇室权力大受限制不同的是，美
国总统是拥有统治实权的。年仅 42 岁的西奥多·罗斯福（Theo-
dore Roosevelt）入主白宫，似乎体现出了美国——这个征服了北
美大陆的年轻国家——的进取精神和勃勃生机。众所周知，当时身
为副总统的罗斯福接任总统之职完全是受命于危难：上一任美国总
统再一次（继亚伯拉罕·林肯和詹姆斯·加菲尔德之后）成为暗杀
的牺牲品。

　　第三位遇刺身亡的美国总统就是威廉·麦金莱（William Mc-
Kinley）。1896 年，威廉·麦金莱首次当选美国总统，1900 年，他
再次获得多数选票，连任总统。1901 年 9 月 6 日下午，在水牛城的
泛美博览会上，麦金莱公开现身。在招待会上，许多参观者排着
队，希望能够与总统握一握手。据现场人员估算，每分钟大约有 50
个人可以获得与总统握手的机会。麦金莱总统甚至很有可能主动将
右手伸向了那名手上包着手帕的杀手。这大大方便了杀手的行动。
无政府主义杀手利昂·乔尔戈什（Leon Czolgosz）用伪装好的微型
左轮手枪，近距离向麦金莱总统的腹部开了两枪。其中的一枪没能
造成伤害，另一枪则打穿了总统的胰腺和小肠。当晚，数名外科医
生赶到现场，为总统做了紧急手术。医生们认真地清洗了双手，在

有限的条件下尽可能地进行了消毒，又为麦金莱总统实施了乙醚麻醉。

　　乙醚麻醉效果持续了足足两个小时，尽管如此，医生们仍旧没 *323* 能找到子弹在哪里：因为手术现场并没有合适的仪器进行探测，就连最基本的手术照明条件都不尽如人意；博览会的临时急诊室内根本没有足够的人工光源。寻找未果，医生们只好无奈地先用双氧水（过氧化氢）和其他消毒剂清洗了伤口，缝合了肠道和长达 12 厘米的手术切口。挺过了手术的麦金莱总统被救护车运送到了一处私人住宅（米尔伯恩的家）中，在那里度过了他人生中最后的八天。医生们无法完全杀死通过子弹和手术侵入总统身体中的细菌。9 月 14 日，麦金莱总统去世，死因是细菌引起的内脏溃烂。

　　我们可以这样说，从 1901 年开始，科学才真正得到了重视，科研人员才逐渐变成了人类的英雄。这一年，首届诺贝尔奖颁发，引起了公众的极大关注；从此之后，该奖项就成了普通民众衡量研究者科学贡献的黄金标准。1895 年，因发明了炸药而致富的瑞典工程师、化学家阿尔弗雷迪·诺贝尔在遗嘱中对身后的财富做了如下的安排：将部分遗产作为基金，把每年的利息以奖金的形式颁发给在前一年里赋予人类最大利益的人，利息将被分为 5 份，分别颁发给在物理领域、化学领域、生理学或医学领域、文学领域以及对世界和平做出巨大贡献的人。1901 年 12 月 10 日，即诺贝尔逝世五周年时，第一届诺贝尔奖得以颁发，科学和文学奖项在瑞典的斯德哥尔摩颁发，和平奖则在奥斯陆（在 1905 年之前，挪威尚未从挪 *324* 瑞联盟中独立出来）颁发。

　　第一届诺贝尔奖的获奖者名单中有许多知名度极高的科学家。如今，每年诺贝尔奖获奖者的名单公布之后，让获奖者和他们的成就获得知名度的通常来说不是获奖者及其成就本身，而是兢兢业业做好宣传工作的报纸——当然是在现代电子媒体浪潮的冲击下硕果仅存的几家报纸——科学版编辑和电视节目。而在 1901 年时，获奖者本身就已经在全世界内享有极高的知名度了——至少对于物理学和医学领域的获奖者而言是如此。首届诺贝尔物理学奖颁发给了威廉·康拉德·伦琴，生理学或医学奖授予了埃米尔·阿道夫·贝林（Emil Adolf Behring）——贝林于同年获威廉二世赐贵族封号，后称埃米尔·冯·贝林（Emil von Behring）。

　　要了解贝林对人类做出的杰出贡献，我们须站在当时众多养育小孩的父母的角度，设身处地地想一想他们的处境。对于那个时代的父母来说，没有比"白喉"两个字更可怕的字眼了。尽管 19 世纪时儿童的死亡率很高，有因严重感染死亡的，有因营养缺乏夭折的，然而，任何一种死亡方式都比不上得了白喉那样残酷。1884年，弗里德里希·勒夫勒（Friedrich Loeffler）与罗伯特·科赫一同发现，白喉杆菌会分泌一种毒素，这种毒素则会引发一系列病理反应，在患者扁桃体、喉部以及其他区域（比如气管甚至鼻部）形成一层伪膜。

　　感染白喉杆菌的孩子会出现咳嗽乃至呼吸困难等症状。随着病程加重，患儿的呼吸会越来越困难，吸气时伴有嘈杂的鸣音，嘴里会发出难闻的气味——不断加剧的症状折磨着孩子的父母，令他们感到无比绝望。最终，患儿会因呼吸道被伪膜完全覆盖而窒息死亡，由此，白喉得到了"儿童杀手"的称号。这种疾病的主要侵害人群是幼儿，也不乏少数新生儿和青少年。1893 年，贝林在自己发表的一篇论文中特意讨论了白喉的易感人群："我们已经清楚地知道，白喉的易感人群主要为三岁至学龄前的儿童。这个阶段的孩子正处在生命力最蓬勃，最能够给父母亲人带来欢乐的年龄。在这个阶段，孩子的心智开始逐渐成熟，大人不再担心孩子会因养育不善而夭折，孩子也已经从一个弱小的新生儿逐渐长成一个活泼鲜活、能够感知世界的小生命。而在这个阶段，眼看着孩子因患病而日渐憔悴，父母亲人怎么能不感到格外悲痛呢？"[9]

　　1888 年，巴斯德的两名助理医师埃米尔·鲁（Émile Roux）和亚历山大·耶尔森（Alexandre Yersin）——后者因发现鼠疫耶尔森菌而闻名——再次证明了，同许多其他传染病患者一样，白喉患者的临床症状并非由细菌本身的不断繁殖引发，而是由细菌分泌的毒素引发。基于此，贝林便致力于研究一种能够对抗白喉杆菌毒素的抗毒素。最终，贝林的研究获得了成功，他提出了一种能够治愈这一每年在德意志帝国造成约 50 000 名儿童死亡的疾病的全新治疗方法。

　　1854 年 3 月，贝林出生在西普鲁士的一个人丁兴旺的教师家庭，据说，贝林有不少于 12 个兄弟姐妹。由于经济条件有限，贝林决定从军，依靠军队提供的奖学金成了一名军医学生。不过，在顺利完成学业后，他却撕毁了须在军中服役八年的约定，前往波恩的药理学研究所工作。1889 年，贝林又离开波恩，去往柏林的传染病研究所工作——该研究所为罗伯特·科赫所领导，并以罗伯

特·科赫的名字命名。在传染病研究所，与贝林最为交好的是他的
日本同事北里柴三郎（Shibasaburō Kitasato）和西里西亚人保罗·
埃尔利希。他们一同完成了许多次动物实验，并共同发现了一些实
验动物——例如豚鼠——竟然对白喉杆菌和破伤风杆菌产生了免疫
力。1890 年 11 月 23 日，贝林在实验室工作台上的一张纸上写下了
那个著名的（不带问号的）问题，并紧接着在问题之后给出了一个
无比肯定的回答："免疫动物的血液是否能够帮助人类解毒。当
然了！"[10]

　　11 天后，贝林和北里柴三郎向所内的专家们报告了他们的重
大发现。1890 年 12 月 4 日，《德国医学周刊》（*Deutschen Mediz-
inischen Wochenschrift*）上便刊登了一篇题为《关于动物白喉免疫
和破伤风免疫》（*Ueber das Zustandekommen der DiphtherieImmunität
und der Tetanus-Immunität bei Thieren*）的文章。这篇文章至今仍
然被医生奉为圭臬，是所有医生的必读论文。贝林和北里柴三郎推
测，如果说动物能够产生一种对抗白喉毒素的抗毒素，且这种抗毒
素会通过它们的血液在周身循环，那么我们就有可能从这些产生了
抗毒素的动物的血液中分离出可用于治疗儿童白喉的免疫血清。但
是，实验动物豚鼠和兔子体重过小，产生不了足量的免疫血清——
与通过获得主动免疫（通过接种疫苗激发人体本身的免疫系统，对
自身产生保护）的疫苗接种法不同，免疫血清法可以通过直接将免
疫血清注射入人体而促使人体获得被动免疫。为了获得足量的免疫
血清，贝林和北里柴三郎将实验动物换成了山羊、绵羊等较为大型
的哺乳动物。1891 年，贝林在柏林外科大学医院进行了第一次人

327

体临床试验，不幸的是，此次试验未能成功。此次试验未能成功的原因在于注射的免疫血清剂量过少，不过，保罗·埃尔利希很快便解决了这个问题。1894 年 9 月，在布达佩斯举行的国际卫生大会上，免疫血清治疗法终于获得了成功。免疫血清治疗法首次治愈了患有白喉的儿童。从此之后，呼吸急促的患儿再也不必承受气管切开术的折磨，只需注射一针由贝林团队研发出的免疫血清就能够得救。

临床试验成功之后，贝林便开始与赫斯特公司签订了生产白喉免疫血清的协议。赫斯特公司将马作为生产免疫血清的载体，开始大批量生产白喉免疫血清。1894 年 11 月，首批用于生产白喉免疫血清的 57 匹马投入了生产线。从此，人类便攻克了白喉。为无数父母带来希望的贝林收到了无数封感谢信，一名波希米亚贵妇在感谢信中如此写道："作为一名有着八个白喉患儿的母亲，我对您感激不尽！您的免疫血清治疗效果很好，在这里，我请求您，尊敬的教授，在随附的照片上签上您尊贵的姓名。"[1] 就这样，贝林不仅得到了"儿童救星"和"人类救赎者"的称号，还获得了大量的物质财富，可谓名利双收，而诺贝尔奖只能算是这个有点苛刻的人获得的众多荣誉之一。除名气和财富之外，白喉免疫血清还为贝林带来了爱情。1896 年 12 月，单身多年的贝林与 20 岁的娇妻埃尔泽·斯皮诺拉（Else Spinola）走入了婚姻的殿堂。

在世纪之交，人类战胜了白喉——这大大增强了人类对于"未来更美好"论断的乐观态度。在大众的理解中，世纪之交应当是 1900 年 1 月 1 日的凌晨时分，但某些学者指出，20 世纪应当是从 1901 年的 1 月 1 日开始的。类似的争议还出现在 100 年后：2000

年 1 月 1 日，全人类都沉浸在庆祝千禧年的喜悦之中，并没有人注意到，科学家们之前一直担心的计算机千禧年崩溃危机似乎并没有爆发。关于 1901 年 1 月 1 日之后的人类社会将会如何发展，《纽约世界报》（*New York World*）采访了一名著名作家。这篇由采访内容整理而成的社论中如此写道："我们有足够的信心，相信人类将会在即将到来的 20 世纪……克服一切困难，迎来一个有史以来最好的时代。"[12]

命运：阿黛尔·布洛赫-鲍尔（Adele Bloch-Bauer）夫人（金装女郎）

在纽约的"新画廊"，参观者们耐心地在一幅现代艺术作品前排起了长队。这幅由古斯塔夫·克里木特（Gustav Klimt）于 1907 年创作的名画《金装女郎》（*Frau in Gold*）被视为青年风格作品的标志。《阿黛尔·布洛赫-鲍尔夫人》是这幅肖像画的另外一个名字。综观整幅画，主人公的柔弱给人留下了极为深刻的印象。正如观者们所感受到的那样，画中这名维也纳银行家的夫人于 1925 年去世，死于肺炎，年仅 44 岁。几年前，一支巴西的医学团队从临床医学的角度对这幅画作中的女主人公进行了医学评估，并将他们的评估结果发表在了《医学传记杂志》（*Journal of Medical Biography*）上。[13] 布洛赫-鲍尔夫人的面部特征显现出典型的二尖瓣狭窄症状：脸颊发红。这种心脏疾病的主要诊断依据有：患者呼吸急促，身体虚弱，血液供给不足导致的两侧脸颊暗红和口唇发绀，

严重者甚至会出现皮肤发紫的现象。二尖瓣狭窄通常是由风湿热引 *329*
发的。而画中的这名夫人显然曾经饱受风湿病的折磨：她的一根手
指都因此而变形了。

布洛赫-鲍尔夫人的生活细节也十分符合二尖瓣狭窄患者的症
状：她常常感到疲劳，而这种疲惫感恰恰是心脏输血量减少导致
的。她的早逝也能够作为其罹患心脏疾病的佐证。她极有可能是因
为二尖瓣狭窄导致的心肌感染而死亡的。当时，心肌感染在有风湿
病史的人群中发病率极高。古斯塔夫·克里木特用他的画笔做出了
诊断，准确地将这种病记录在了他的画作中——而在 1910 年时，
医学界对这种疾病是束手无策的。

注 释

[1] Alfred Russell Wallace：The World of Life. A Manifestation of Creative Power，Directive Mind and Ultimate Purpose. London 1910，S. 247 ［德语译文版参见 https://de. wikipedia. org/wiki/Alfred_Russel_Wallace＃cite_note - 57 (2020 - 09 - 23)］.

[2] Calcutta Review 1899；109 （217）：S. 33. https://people. wku. edu/charles. smith/wallace/writingson_reviews. htm (2020 - 09 - 23).

[3] Stefan Zweig：Die Welt von gestern. Erinnerungen eines Europäers. Stockholm 1942，S. 18.

[4] https://de. wikipedia. org/wiki/Die_Traumdeutung ［2020 - 09 - 23］.

[5] 引自 Octave Mannoni：Freud. Reinbek bei Hamburg 1971，S. 25 - 26。

[6] Sigmund Freud：Studienausgabe. Bd. 2：Die Traumdeutung. Frankfurt am Main 1982，S. 577 und 580.

［7］ Evans：Das europäische Jahrhundert，S. 882.

［8］ 引自 Ronald D. Gerste：Sir Frederick Treves. Chirurgische Allgemeine 2004；5：S. 241。

［9］ Emil Behring：Die Geschichte der Diphtherie. Leipzig 1893. S. Ⅳ-Ⅴ.

［10］ 引自 Ulrike Enke：Das Behringsche Gold. Deutsches Ärzteblatt 2015；112：A 2088 - 2090。

［11］ 引自 Martin Winkelheide：Ein Meilenstein im Kampf gegen die Diphterie. Deutschlandfunk Kalenderblatt 4. Dezember 2015 ［https：//www. deutschlandfunk. de/medizingeschichte-ein-meilenstein-im-kampf-gegen-diphterie. 871. de. html?dram：article_id＝338673（2020 - 09 - 23）］。

［12］ 引自 Evans：Das europäische Jahrhundert，S. 844。

命运：阿黛尔·布洛赫-鲍尔夫人

［13］ Licia Maria H da Mota et al. ：Adele Bloch-Bauer （1881 - 1925）：Possible diagnoses for Gustav Klimt's Lady in Gold. Journal of Medical Biography 2016；24：S. 389 - 396.

21. 犹太先驱

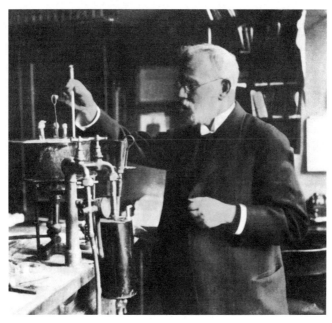

　　与西格蒙德·弗洛伊德、卡尔·兰德施泰纳（Karl Landsteiner）和雅克·约瑟夫（Jacques Joseph）一样，保罗·埃尔利希也是为人类科学进步做出了杰出贡献的犹太裔科学家，尤其是在医学方面。然而，这些备受后世尊敬和赞誉的学者们生前却时常受到歧视和排斥。

在拍摄于 1940 年的好莱坞故事片《埃尔利希博士的魔弹》
(*Dr. Ehrlich's Magic Bullet*)[1]中有这样一幕令人难忘的场景：因
与贝林共同研发出白喉免疫血清而闻名世界的名医保罗·埃尔利希
与法兰克福的上流贵族们坐在银行家遗孀弗兰奇斯卡·施派尔
(Franziska Speyer) 的豪华餐桌旁谈笑风生。杯中的香槟噗噗地冒
着泡沫，仆人不断地端上美味佳肴。然而，埃尔利希无心品尝这些
美食，因为他此行的目的是为研究所寻找资金支持。在座的诸位银
行家饶有兴趣地询问埃尔利希，想要知道他的研究课题是什么。然
而，埃尔利希的回答让整个餐桌旁的宾客都沉默了，有些客人甚至
忍不住露出了嫌恶和惊恐的眼神。"梅毒！"听到这个答案，宾客们
面露尴尬之色，匆匆忙忙地携家眷逃离了宴会现场，只留下保罗·
埃尔利希和弗兰奇斯卡·施派尔两人坐在桌旁兴致勃勃地继续
交谈。

    现实中的埃尔利希与电影中的主角一样，也得到了慈善家的资
金支持，获得了更大的成功。1906 年，以弗兰奇斯卡过世四年的
丈夫的名字命名的格奥尔格·施派尔·豪斯研究所正式成立。该研
究所是埃尔利希众多研究成果的孵化基地，直至今日仍旧是一个专
门研究癌症化疗方法的研究所——后更名为格奥尔格·施派尔·豪
斯肿瘤生物学和实验治疗研究所。1899 年，保罗·埃尔利希从柏
林搬到了法兰克福，结束了与埃米尔·冯·贝林的合作。在一场争
夺白喉免疫血清盈利的争执中，这两名科学家的友谊彻底破裂。在
此之前，年龄极为相近（埃尔利希生于 1854 年 3 月 14 日，贝林只
比他大一天）的埃尔利希与贝林已经携手奋斗了很长一段时间。

332

　　埃尔利希早年间的研究课题是细胞染色。他的细胞染色法帮助 *333*
罗伯特·科赫发现了结核杆菌。对血液中不同细胞进行染色是成功
诊断各种白血病的里程碑。早年的埃尔利希十分热衷于细胞染色，
他甚至把用来做记录的笔都换成了五颜六色的，外套口袋里也时常
装满了各种颜色的笔。科赫非常尊重埃尔利希，当埃尔利希以在实
验室里感染了结核杆菌为由辞职时，科赫感到十分吃惊。埃尔利希
并没有撒谎，他的确在实验室里染上了结核杆菌。于是，1883 年 8
月，埃尔利希与新婚不久的妻子黑德维希一起远赴埃及，养了整整
两年的病。对于埃尔利希来说，埃及炎热干燥的气候似乎比科赫的
结核菌素更加有效——埃尔利希不知道的是，自己幸运地逃过了结
核菌素强大副作用（这是罗伯特·科赫一生中犯的最大错误）的侵
害，而这严重的副作用亦将在不久之后被人们发现。埃尔利希与黑
德维希的婚姻十分幸福美满。在这场婚姻中，埃尔利希不仅得到了
感情上的慰藉，也获得了充足的财富。正因如此，他才有条件给自
己放个长假养病——在受聘为柏林大学教授和上任德意志血清研究
所所长之前，埃尔利希在没有任何经济收入的情况下悠游自在地休
养了两年。

　　在对细胞染色课题的研究中，埃尔利希发现，某些物质能够与
细胞中的某些部分发生结合，比如亚甲基蓝可以结合核酸，使细胞
核呈蓝色，而其他物质没有这种功效。这些细胞显然具有能够与特
定分子相结合的受体，就像一把钥匙开一把锁一样。基于此，埃尔
利希用拉丁语提出了著名的受体论：药物只有与受体结合后才有效
（Corpora non agunt nisi fixata）。与"受体"相结合的既可以是染

334 料，也可以是药物。自此之后，埃尔利希便获得了"化疗之父"的称号，并开始寻找一种能够在不影响和损害其他细胞的前提下与特定类型细胞结合的化合物——如果成功的话，那么一种全新的药物就会横空出世。这就是化疗的基本思想。然而，在实际的癌症治疗中，常引发副作用的化疗药物中的活性成分往往会达到极限。癌细胞曾是（现在也依旧是）化疗方法的主要针对目标，然而，这种治疗方法也常常会导致感染的发生。

1905 年，皮肤科医生埃里克·霍夫曼（Erich Hoffmann）和动物学家弗里茨·绍丁（Fritz Schaudinn）在柏林的夏里特医院发现了一种螺旋体细菌。在显微镜下，这种状似开瓶器的螺旋体细菌不断地高速旋转着，速度之快令人咋舌。这就是梅毒螺旋体，困扰了欧洲近 400 年的传染病——梅毒——的罪魁祸首。尽管医学史学家和人类学家长期以来一直对性病的历史和起源存在争议，但能够确定的一点是，梅毒确实是被发现了新大陆（这里的"发现"和"新"都是从欧洲人的视角上定义的）的哥伦布带到欧洲的。倘若事实的确如此，那么梅毒在欧洲的肆虐完全可以被看作美洲原住民对欧洲人、对"白人"的报复——报复这些外来侵略者对他们长达四个世纪的驱赶、杀戮和奴役。无论梅毒源自何方，从 1494 年开

335 始，梅毒就横扫了整个欧洲大陆，对欧洲人造成了堪称毁灭性的伤害。这种疾病传播极快、发病极猛，患者往往在出现症状的数周之内就会不治身亡。

这种"快感瘟疫"深刻地改变了人们对于性生活的认知。欧洲人第一次惊恐地发现，与未知的新伴侣发生性行为竟然有可能导致

残疾，甚至死亡。意识到这种威胁的标志是：一时间，中世纪风靡整个欧洲的公共浴室——当然中世纪时的公共浴室并非只是一个让人们清洗身体污垢的场所——几乎消失殆尽。梅毒之害，无人幸免。就连许多知名人士都成了梅毒患者，比如弗朗茨·舒伯特（Franz Schubert）、保罗·高更（Paul Gauguin）、奥斯卡·王尔德（Oscar Wilde）——他们仅仅是梅毒知名受害者名单上很小的一部分。埃尔利希和他的同事几乎每天都会见到几例因梅毒而严重残疾的病人。梅毒螺旋体会破坏中枢神经，让患者出现精神衰弱、失明、耳聋等症状。更为过分的是，梅毒不仅会通过性行为传播，还会通过生育行为传播。梅毒螺旋体会经由母体传染给胎儿，让尚在母亲子宫中孕育的胎儿遭受各种噩梦般的伤害：从代表性的桶状牙齿，到瘫痪、智力迟钝，乃至耳聋、失明。

　　为了攻克梅毒，法兰克福研究所的保罗·埃尔利希和他的同事们［特别是日本细菌学家秦佐八郎（Hata Sahachirō）］努力寻找一种能够与梅毒螺旋体结合并影响其生命周期，使其停止繁殖和传播的物质——这就是被称为"魔弹"（Zauberkugel）的梅毒克星。在豚鼠和兔子身上进行的大量实验表明，含砷的化合物似乎能够与梅毒螺旋体结合并杀死它。埃尔利希和他的实验团队对该物质进行了反复测试——这是一项漫长而艰巨的工作。最终，606 号样本获得了成功。这是一种能够与着色剂结合的有机砷化合物。这一天是1909 年 8 月 31 日，距离保罗·埃尔利希因免疫学研究而获得诺贝尔奖仅仅过去了八个月。实验室研究成功后，埃尔利希立刻启动了临床试验，坚实的实验室数据让埃尔利希本人、他的同事与助手们以及投入药物生产的赫斯特公司都信心满满。

　　1910 年，在威斯巴登的内科医学大会上，埃尔利希和他的团队展示了他们的研究成果。在此之前，他已经向世界各地的医生们寄送了大约 65 000 剂名为"砷凡纳明"（Salvarsan）的制剂。在某些患者身上，该药物的药效十分显著。埃尔利希最喜欢举的一个例子就是一个因感染梅毒而成了"跛子"的患者的故事——接受治疗后，这个患者立刻就不跛了，甚至追上了一辆已经起步的电车。尽管如此，埃尔利希还是负责任地告知公众：砷是一种强效的有毒物质，在许多轰动一时的谋杀案报道中都能找到关于它的字眼。如埃尔利希所料，用含砷化合物作为药物接受梅毒治疗的部分患者确实出现了并发症，甚至死亡。于是，次年，副作用更小的"新砷凡纳明"（Neosalvarsan）上市了。然而，部分反犹太主义者却始终抓着砷凡纳明的副作用不放，对埃尔利希口诛笔伐、大肆攻讦诽谤。直到 1915 年 8 月埃尔利希去世，他的贡献才得到了全面的认可。自此之后，砷凡纳明疗法便成了治疗梅毒的标准疗法，直至二战后抗生素登上医学舞台。

　　保罗·埃尔利希和西格蒙德·弗洛伊德可能是有史以来最著名的犹太裔医生了，他们为医学走向黄金时代做出了巨大的贡献。除这两人之外，还有一名来自巴登的医生同样为医学的进步做出了不小的贡献（虽说他的发现不如埃尔利希的"魔弹"那样引人瞩目——毕竟"魔弹"宣称能够治愈数十万人，且其副作用也存在着极大的争议），他就是卡尔·兰德施泰纳。这名 22 岁便皈依天主教的青年医生仅仅做了很短一段时间的一线医生，便放弃了临床诊治

337

工作，全身心地投入了实验室研究。1896 年 1 月，他申请了一份维也纳大学卫生研究所医学助理的职位，两年后又转到病理解剖研究所工作；1911 年，他成为一名病理学副教授。

1908 年，在兰德施泰纳当时的工作地点——维也纳奥塔克灵区的威廉海明娜医院（Wilhelminen hospital），他和他的同事埃尔温·波佩尔（Erwin Popper）证明了脊髓灰质炎是一种传染病。当时，脊髓灰质炎是一种无法治愈的绝症。就在这一年，著名的外科医生费迪南德·绍尔布鲁赫的女儿也染上了这种疾病。15 年后——此时兰德施泰纳已经移居美国并在纽约的洛克菲勒研究所工作——一名年轻的美国政治家也患上了脊髓灰质炎，必须依赖轮椅行动，这名政治家就是 1932 年登上美国政治舞台的富兰克林·D. 罗斯福（Franklin D. Roosevelt）总统。

兰德施泰纳最重要的发现可以追溯到 1900 年。当时的他发现，来自不同人的血液样本有时（但不总是）会相互凝结。事实上，这种现象早已为医学界所知，且始终被医学研究者们视为一种病理现象。而兰德施泰纳对这种病理现象进行了更深一步的阐释。经过仔细观察和反复实验，兰德施泰纳把人的血型分为了三种：A 型、B型和 C 型。C 型血就是我们现在所说的 O 型血。这种血型不会在受血者的体内引发任何免疫反应，理论上可以输给所有人，因此，O型血的人被称为"万能输血者"。AB 型则相反，这种血型的人可以接受任何一种血型，是"万能受血者"。40 年后，已就职于纽约洛克菲勒研究所的兰德施泰纳又发现了人类血液的另外一个重要特征——恒河猴因子（一个人的血型要么是 Rh 阳性，要么是 Rh 阴

338

性）。兰德施泰纳的血型理论体系成为保证输血安全的基础，挽救了无数外伤严重的患者以及手术台上大出血的患者的生命。因此，1930 年，兰德施泰纳荣获了当年的诺贝尔生理学或医学奖。

除了上述研究成果和重大发现，从世纪之交时公众对待外科手术态度的巨大变化中，我们亦可得出"医学进步"这一结论。几个世纪以来，手术从来都是没有办法的"最终选择"，只有在特别紧急的情况下，医生才会选择手术作为治疗手段。随着麻醉和消毒的发明，之前许多无法被治愈的疾病都可以通过手术被治愈，从前完全不可能被外科医生触摸到的器官如今也可以通过手术干预。路德维希·雷恩完成了世界上第一例心脏手术，在一颗活蹦乱跳的心脏上进行了一系列操作，开创了外科手术的新时代。从此之后，外科医生们开始不断填补手术史中的空白，比如特奥多尔·比尔罗特的胃大部切除术（该技术至今仍旧以他的名字命名）以及瑞士外科医生埃米尔·特奥多尔·科赫尔（Emil Theodor Kocher）的甲状腺全切除术等。1900 年后，"手术"两个字的意义又发生了一次重大的改变。接受手术治疗的对象不再限于患有严重甚至危及生命的疾病的人了。一种全然遵从于求医者意愿的手术形式——整形手术——诞生了。整形手术能够帮助患者解决那些虽不致病但可能造成不便的问题，比如或许会引起歧视、打击患者自信心的特殊外貌（尤其是面部和头部）。整形手术为一部分有需求的人群提供了新的

选项，而这种选项对于他们来说通常意味着"拯救"。雅克·约瑟夫就是该领域的先驱者之一。

1865 年 9 月 6 日，雅各布·莱温·约瑟夫（Jakob Lewin Joseph）出生于哥尼斯堡，是一名犹太教经师的儿子。高中时，雅各布将自己的名字改成了"雅克"。14 岁时，雅克被父母送上火车，从德意志帝国的东普鲁士前往柏林求学。在柏林，雅克就读于著名的圣索菲亚人文高中。1885 年 4 月，雅克考上了弗里德里希·威廉大学，就读人类医学专业。获得医师执照后，雅克便进入了一家儿科诊所担任助理医师。随后，雅克在德累斯顿街开了一家全科诊所。与弗洛伊德一样，雅克也选择向当地一名富商的女儿求婚。这个家境优渥的姑娘名叫莱奥诺雷·科恩（Leonore Cohn）。不过，雅克首先要说服女孩的父母，让他们相信，在不久的未来，他能够为他们的女儿提供一种受人尊敬的生活。去一家大型医院工作似乎要比自己开一家全科诊所更有可能实现这一承诺。因此，雅克·约瑟夫便努力谋得了一个柏林骨科大学医院的助理医师职位，为另一名著名的犹太裔医生尤利乌斯·沃尔夫（Julius Wolff）教授做助手。

　　1896 年，在柏林骨科大学医院担任助理医师的雅克·约瑟夫完成了一例手术。这例手术既无法被准确归类为当时已有的任何手术类型，也算不上传统意义上的"矫形手术"。一个母亲带着她 10 岁的儿子前来就医，称孩子总会因为一对招风耳在学校被同学们取笑。雅克·约瑟夫是一名非常具备同理心的医生，他能够设身处地地站在病人的角度，理解外形上的缺陷带给他们的痛苦和烦恼。在那个时代，尽管德国犹太人已经被极大程度地同化了，尽管德国政府出台了一系列强调民族平等的法律条款，尽管犹太人中涌现出了许多为人类做出杰出贡献的大人物，柏林的反犹太主义却仍旧大行

340　其道。雅克·约瑟夫就遭遇了这样的不公待遇。为了消除这个孩子的苦恼，约瑟夫为他进行了手术。几天后，当约瑟夫取下男孩耳朵上的绷带时，男孩和他的母亲都惊喜不已，男孩的"驴耳朵"（在不久之后举行的一场医学会议上，约瑟夫如此形容男孩的耳朵）变正常了。然而，出于对犹太人的偏见，有一个人对他的行为非常不满，这个人就是他的老板尤利乌斯·沃尔夫。沃尔夫认为，在骨科大学诊所里做"整容"手术是不务正业，于是毫不犹豫地解雇了约瑟夫。

　　不过，以病人真实需求为导向的约瑟夫医生并未被失业吓倒，他坚定地沿着自己认为正确的道路走了下去。离开柏林骨科大学医院后，约瑟夫在自己的诊所（后规模逐渐扩大，变成了医院）里继续实施面部整形手术，其主要对象就是面中部位最引人注目的那个器官——鼻子。不久之后，一名 28 岁的病人为约瑟夫未来超过 35 年的职业生涯划定了方向、奠定了基调。1898 年 1 月，一名男性病人敲响了约瑟夫诊所的大门。他的面容极其不和谐，鼻子大得惊人。为了让自己的大鼻子不会显得突兀，这个年轻人在嘴唇上方留了很多的胡须，胡须的尖端向上卷起——这是他白天不断摸胡须和晚上使用胡须膏定型的结果。即便如此，也无法让与他面对面交流的其他人把注意力从他那巨大的"嗅觉器官"上挪开。

　　看着眼前这个病人，约瑟夫想到了几年前在柏林骨科大学医院见到的那个男孩。与男孩一样，这个被造物主不小心忽略了细节的年轻人，也是一个真正的、需要医生帮助的病人。因为自己的长

相，这个年轻人承受着难以想象的压力，这极大地伤害了他的身体
健康和社会交往能力。尽管这个年轻人已经在普鲁士社会中身处比 *341*
较尊贵的（地主）阶层了，但正如他第一次见到雅克·约瑟夫时所
描述的那样，近年来，他逐渐失去了与同龄人交往的兴趣，他人的
侧目和背后的窃窃私语让他感到十分沮丧。"直到现在，我都无法
忘记当时的情形。"在后来的柏林医学会上，约瑟夫如此说道，"特
殊的容貌特征给这名聪慧的绅士带来了极大的痛苦，让他深陷抑郁
不能自拔。我坚信，除通过手术缩小鼻子之外，任何其他的方法都
无法帮助他。第一次耳朵缩小术成功之后，我就一直在研究鼻部整
形术，对看起来特别大或者形状不佳的鼻子进行重建，因此，我便
为他做了这台手术。"[2]

　　约瑟夫认真地准备了这台虽然在他的计划之中，但在人类医学
史上从未进行过的手术。手术前一天，他在著名解剖家海因里希·
威廉·戈特弗里德·瓦尔代尔（Heinrich Wilhelm Gottfried Waldeyer）
的研究所里，借一具刚刚去世的尸体，进行了一次鼻部整形术演
练——尽管这具尸体的鼻子与第二天要做手术的那个鼻子的样子并
不相同（"找不到类似的鼻子"[3]）。第二天，约瑟夫就为他的地主
病人做了手术。整台手术持续了一个小时。按照当时的惯例，病人
须继续住院治疗。13 天后，接受了鼻部整形术的病人康复出院了，
并没有出现任何并发症。病人的伤口愈合情况良好，瘢痕细微平
整，没有发炎。约瑟夫是一个不常表露自己的情绪并对他人的情绪
有着强大洞察力的人，尽管如此，这次鼻部整形术的成功也让他激
动到完全无法向医学同行们隐藏自己对于这场手术效果的高度满意：

342　"手术起到了决定性的心理治疗作用，病人的抑郁情绪已经完全消失了。现在，他到任何场合去，都不会引起其他人的侧目了，这令他很高兴。病人的妻子也高兴地表示，术后，丈夫对生活的热情异常高涨，从前总是尽量避免参加社交活动的丈夫现如今却对参加聚会产生了强烈的兴趣。总之，对于这场手术的效果，病人感到十分满意。"[4]

　　在接下来的几年中，约瑟夫不断完善和提高自己的技术，成为鼻整形领域最著名的专家之一。事实上，早在一个世纪之前，阿尔布雷希特·冯·格雷费的父亲卡尔·费迪南德·冯·格雷费就曾经尝试过——在极其困难的条件下的——鼻部整形术了。自此之后，约瑟夫的诊所门庭若市，无数来自德国各地乃至国外的病人纷纷前来就医。约瑟夫在向同行们报告病例时，常常使用幻灯片投影，好让其他医生体会到特殊外貌给病人带来的痛苦。不过，即使没有现场展示这些照片，听了约瑟夫报告的医生也能够意识到，这些病人在相貌方面的不足给他们带来的心理压力有多大——这就要归功于约瑟夫准确形象的语言描述能力了。这名语言描述大师在每个案例中都能找到高度契合的词语用来描述病人的相貌特征：一个 24 岁的男子"长着一个形似鸭嘴的鼻子"；一个 19 岁的女孩子"鼻子很长，下半部分像酒瓶塞子一样粗大"；一个 26 岁的工程师"鼻子长得像小丑的鼻子"（尖鼻子）；一个 38 岁的妇女"鼻子像勺子一样隆起"；一个 25 岁的艺术家"鼻子又大又丑"。[5]

　　他让其他的同行们也体会到了病人被治愈后的那种幸福喜悦的感觉："最后，我需要再次强调一下病人要求做整形手术的动机。不

明所以的外行人很自然地认为，这些要求做整形手术的人一定虚荣　*343*
心很强。但事实是，我所做过的手术中，没有一个人的手术动机是
满足虚荣心。病人们对整容手术的需求是发自内心的，他们只是希
望能够和其他普通人一样，平平常常地走在路上、没有障碍地与人
交往。这在我的一名 38 岁的女性病人身上表现得尤为明显。手术
后 11 天，她出院了。在街上转了一圈后，她又回到诊所里，激动
地握着我的双手说：'医生啊，我这话只能悄悄对你说，刚才我走
在街上，竟然没有人盯着我看。'"[6]

　　柏林没人能想象得到——尤其是雅克·约瑟夫本人——在不久
的将来，约瑟夫的"艺术"能够为那些出于非审美原因需要进行鼻
整形的病人提供极大的帮助。在约瑟夫声名大噪之后，许多面部遭
到外力损伤（包括烧伤）的病人纷纷前来求医。约瑟夫尽其所能地
为他们实施了面部修复手术，均取得了惊人的效果。诊所的病历上
记录了这些患者受伤的地点：伊普尔（Ypern）、马尔奈（Marne）、
索姆河（Somme）、凡尔登（Verdun）。

注　释

延伸阅读：

Ronald D. Gerste：Jacques Joseph. Das Schicksal des großen plastischen
Chirurgen und die Geschichte der Rhinoplastik. Heidelberg 2015.

　　[1] 德语片名为 *Paul Ehrlich-Ein Leben für die Forschung*。

　　[2] Ueber die operative Verkleinerung einer Nase (Rhinomiosis). Berliner
Klinische Wochenschrift 1898；35：S. 882（3. Oktober 1898）.

　　[3] 同上。

［4］同上，第 884 页。

［5］Ueber einige weitere operative Nasenverkleinerungen. Berliner Klinische Wochenschrift 1902：39，S. 851－852（8. September 1902）.

［6］同上，第 853 页。

22. 噩梦一场

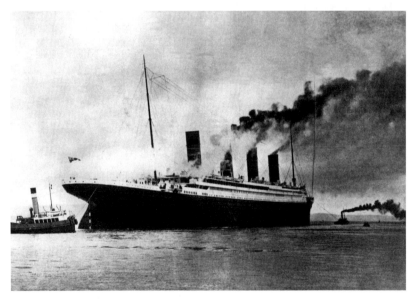

　　强大、美丽、快速、不可战胜——这是它消失在地平线之前被定格在照片上的最后的形象。而那个寒冷的北大西洋之夜，就在不远处等待着它。与这艘巨轮的命运一样，欧洲的资产阶级旧秩序也已经到达了崩溃的边缘——后者的没落只比巨轮的沉没晚了区区数年。

　　在一个星期三的早上，作为人类科学技术进步圣地的南安普敦熙熙攘攘、热闹非凡。一大早，上千人聚集在码头边，准备踏上这趟难忘的旅程。他们中的大部分来自英国南部的港口城市以及周边地区，伦敦人尤其多——由于当时从伦敦到南安普敦已经有了特快列车，所以伦敦人到南安普敦港口很方便。停靠在港口的泰坦尼克号巨轮令观者甚为惊叹。

　　这艘巨轮完美地体现了那个时代的时代精神。它强壮而优雅，
346 如同大英帝国和由西方大国主导的世界一样，看起来是那样不可战胜，因此被当时的人们称为"永不沉没"。同在陆地上一样，船上的乘客也被分成了三六九等。即便如此，船上的生活也比陆地上要好得多：三等舱的乘客（也就是陆地上的下层百姓）都能够住在干净的房间里，受到船上工作人员的尊敬。虽然他们享用不到头等舱乘客菜单上的牡蛎和龙虾，但提供给他们的午餐也算得上是伦敦东区或柏林博尔希格工厂的无产阶级梦寐以求的菜肴：肉汤、烤牛肉配豆子、土豆和饼干、李子配米饭。未来的生活更是光明一片！

　　泰坦尼克号是那个时代的奇迹，是英国工业界的骄傲。它是贝尔法斯特的哈兰德和沃尔夫造船厂建造的有史以来最大、最豪华的轮船，此次航行是它的处女航，目的地是纽约。

　　1 300 名乘客——在乘客登船之前 900 名船员就已经在船上做好了准备——花费了足足几个小时登船，很大一部分原因在于1 000 多名三等舱乘客必须接受体检。体检工作由移民局雇员莫里斯·哈维·克拉克（Maurice Harvey Clark）组织完成。克拉克只关注那些想要在美国开始新生活的东欧和南欧移民身上是否出现了

比较明显的传染病症状，比如有虱子、咳嗽、患有沙眼等。这样的策略也的确收到了效果：三名患有沙眼的叙利亚儿童被克拉克诊断了出来。于是，这三名儿童以及他们的家人被拒绝登船。他们不知道的是，这次体检恰恰挽救了他们的生命。

1912 年 4 月 10 日，南安普敦码头上的围观者们将好奇的目光投向了两名浑身上下都散发着尊贵气息的老绅士。两名老绅士身穿蓝色制服，头上戴着高级船员的白色制式帽。两人亲切热络地交谈着，看起来十分相熟（事实上两人也是朋友）。两名绅士都是 62 岁，白发苍苍，留着络腮胡，显得成熟稳重。其中面部稍微丰盈一些的是泰坦尼克号船长爱德华·约翰·史密斯（Edward John Smith）。对于史密斯船长来说，即将启程的航行将是他杰出职业生涯中最光辉的一次。一向沉默寡言、低调智慧的船长第一次成为媒体的焦点：白星航运公司大力宣传泰坦尼克号的处女航，大西洋两岸的各大媒体进行了密集报道。据预测，泰坦尼克号或能打破横跨大西洋航线的航行速度纪录，从而获得"蓝丝带"奖项——这令白星航运公司的董事长约瑟夫·布鲁斯·伊斯梅（Joseph Bruce Ismay）十分振奋。为了进一步壮大此次航行的声势，伊斯梅也登上了这艘巨轮——当然是在头等舱——希望能够亲眼见证此次航行的成功。

另一名老先生的工作也是需要为乘客们的生命健康负责任的。和船长一样，倘若此次航行圆满完成，这名老先生也将为自己漫长的职业生涯画上一个圆满的句号。这名老先生就是威廉·弗朗西斯·诺曼·奥洛克林（William Francis Norman O'Loughlin）医生，

348　　他是这艘船上的船医。在那个 4 月的早晨，奥洛克林和史密斯看着眼前的这艘巨轮，畅想着即将开始的旅程，胸中满溢着自豪。面对仍旧寒冷的广阔大西洋，两人丝毫没有产生任何恐惧。当这艘巨大的轮船终于在观者的欢呼声中离开停泊位时，南安普顿港口所有的喇叭和警报都拉响了。在一片轰鸣声中，史密斯船长自信满满地操纵着这艘巨大的轮船，开动 60 000 马力驶向了大西洋。泰坦尼克号乘风破浪、全速前进，船头掀起的波浪甚至把停靠在附近的远洋蒸汽机船"SS 纽约"号从泊位上冲了出来，差一点儿造成了碰撞事故。

　　启程后，奥洛克林医生很快就接诊了第一个病人。奥洛克林不确定这个头等舱的病人到底是晕船了，还是被头等舱的山珍海味塞到胃部胀满。从奥洛克林的名字上，我们就能够明确地看出，他来自爱尔兰。奥洛克林在很小的时候就成了孤儿，他的叔叔收养了他，供他在都柏林圣三一学院学习医学。在都柏林这个爱尔兰的首都（1922 年之前，爱尔兰属于英国），奥洛克林潜心研究外科技术，成了皇家外科医学院的医生。不过，年轻时候的奥洛克林身体不是很好，他觉得多吹海风有利于保持身体健康。于是，奥洛克林便开始在船上做医生——这份工作一做就是 40 年。

349　　这份工作的缺点很明显：自从上船行医以来，奥洛克林就没机会成家了。或许，在 1912 年 4 月后，经历了泰坦尼克号沉没、目睹了惨剧的奥洛克林才开始厌倦这种终日漂泊的生活。而在此之前，奥洛克林就已经经历过一场危机了，不同的是，那场危机并没有让奥洛克林彻底感到绝望和无助，也没能让他放弃自己的职业。那是发生在 1906 年 11 月的一次事故，根据当时媒体的报道，和泰

坦尼克号一样同属白星航运公司的另外一艘船"海洋号"遭遇了猛烈的风暴。剧烈摇晃的船体令船长约翰·G. 卡梅伦（John G. Cameron）站立不稳，撞到柜子上失去了知觉。奥洛克林仅仅用了几分钟就成功唤醒了船长，还冷静专业地为他处理了玻璃碎片造成的面部割伤。

　　奥洛克林并不是这艘远洋船舶上唯一的一名医生。他还带着一名 37 岁的年轻助理医师，这名助理医师名叫约翰·爱德华·辛普森（John Edward Simpson）——与泰坦尼克号一样，辛普森的"家乡"也是贝尔法斯特。他毕业于爱尔兰皇家大学的前身皇后学院，曾经在皇家陆军医疗队担任上尉。除了这两人，泰坦尼克号上还有三名医护人员：助理凯瑟林·沃利斯（Katherine Walllis）、医疗管理人员威廉·邓福德（William Dunford）和护士伊夫琳·马斯登（Evelyn Marsden）。沃利斯常常为三等舱的乘客提供帮助，教会了许多三等舱的乘客如何使用抽水马桶。

　　一般来说，远洋客轮上会有好几间医务室。奥洛克林和他的医疗团队被安排在泰坦尼克号 D 甲板右舷处的医务室中，主要负责为一等舱和二等舱的乘客治疗。医务室中有两间治疗室，其中一间摆放着 12 张病床，另一间为隔离病房，摆放着 6 张病床。除此处的医务室外，船上还为三等舱乘客设立了一间专门的医务室。从泰坦尼克号的设计图纸（医务室是船上少数几处没有留下照片的地方）中，我们能够看到，医务室里放置着一张可供医生进行外科手术的简易手术台，还有许多必要的医疗工具，包括用于牙科治疗的工具。奥洛克林甚至做好了在船上为孕妇接生的准备——事实上，船上的确有几名孕妇，泰坦尼克号沉没之后，她们获救抵美，并生下了孩子（算一算时间，这些孩子刚好是在 1912 年 4 月泰坦尼克号沉没 9 个月之后出生的，这说明，这些孩子应该是在航行期间怀上的）。

　　起初的航程中，船上没有几个前来奥洛克林处就医的病人，唯一有记录的是一个急诊病人，且这个病人选择了其他医护人员为自己治病——或许是因为这个病人对奥洛克林的医术不太满意。当时具体的情况如下：4 月 14 日早上，头等舱的一名叫艾琳·沃勒克·哈里斯（Irene Wallach Harris）的乘客从楼梯上摔了下来，把胳膊摔断了。一名来自纽约的著名骨科医生威廉·亨利·弗劳恩塔尔（William Henry Frauenthal）——当时他是泰坦尼克号头等舱的乘客——为她打了石膏。

　　1912 年 4 月 14 日晚上 11 点 40 分，奥洛克林和船上大多数人一样，都感受到了轻微的震动——没有人知道，这次震动之后，船上的 1 514 名乘客便面临着死亡的威胁。不久之后，泰坦尼克号的引擎就停止了，船员们开始对乘客进行紧急疏散。当船与冰山刚刚相撞的时候，奥洛克林就意识到局势不妙，悄悄地对空姐玛丽·斯隆（Mary Sloan）说了一句：孩子，情况很糟糕。在接下来 2 小时40 分钟的混乱局面中，这名外科医生坚守岗位，协助救援，尽职尽责（以一名船员的身份，而不是以一名医生的身份），直到生命的最后一刻。与史密斯船长一样，威廉·弗朗西斯·诺曼·奥洛克林医生连同泰坦尼克号一起，沉入了幽深的海底。

　　奥洛克林与那个时代的大部分人一样，都坚信这艘船"永不沉

没"。因此，和泰坦尼克号的设计者们一样，他也没有做任何"船
会沉没"的心理准备。据说，当有人将救生衣递给他的时候，奥洛
克林是这样回答的："我不认为我有必要穿这个东西。"[1]

注　释

[1] 引自 http://medicalhistory. blogspot. com/2012/04/ship-of-fools. html
（2020 - 09 - 23）。

23. 无法治愈

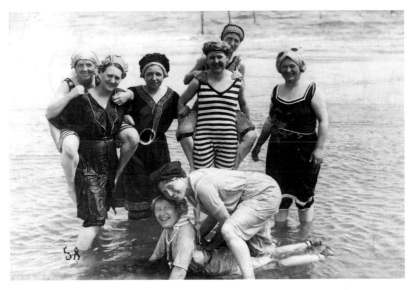

在一个难忘的夏日里享受生活的乐趣。1914 年的 6 月—7 月，一群人在波罗的海的度假胜地钦诺维茨（Zinnowitz）度过了一个无比快乐的假日。灾难过后，人们时常会想念那个"一切皆有可能"的时代——而那个时代，再也没能回来。

　　爱德华·格雷（Edward Grey）爵士是一个喜欢亲近自然的人。他可以花几个小时钓鱼观鸟，这样的爱好让他成为英格兰最优秀的鸟类学家之一——他仿佛天生就是一个拥有着聪慧头脑的人。他的祖父曾担任多个部长职务，曾祖父格雷伯爵曾在 19 世纪 30 年代担任英国首相。在牛津大学求学期间以及毕业之后，爱德华一直表现得十分优秀：1889—1896 年，他至少五次获得全英网球冠军。毕业后，爱德华进入了政界。作为一名政界人士，爱德华政绩斐然，

一度创造了一项无人能及的纪录：爱德华·格雷于 1905 年成为首任英国外交大臣，并在此职位上工作了 11 年之久。这项纪录直到 21 世纪都无人打破，包括他的堂兄弟哈利法克斯勋爵（Lord Halifax）和安东尼·艾登（Anthony Eden），这两人于 20 世纪末先后担任英国外交大臣。

　　然而，爱德华爵士的头上始终高悬着一柄达摩克利斯之剑——这名外表看起来活力四射的政治家藏着一个不为人知的秘密。随着年龄渐长，处理堆积如山的文件越来越让爱德华感到疲惫，就连用双筒望远镜观鸟以作消遣也成了不可及的奢望。这一切都是因为，爱德华的视力正在逐渐衰退，其严重程度令人担忧。他的眼疾迁延反复了许多年，其间求医无数，但医生们都束手无策。如今我们通过症状推断，爱德华应该是患了青光眼。阿尔布雷希特·冯·格雷费提出，可以通过外科手术来治疗罕见的急性青光眼。对于在欧洲发病率更高的慢性青光眼，大多数医生则选择使用毛果芸香碱（发明于 19 世纪 70 年代）这种具有些许副作用的药物进行治疗。毛果芸香碱会将瞳孔缩小到小于针头的大小，以至于只有极少的光线能

够进入虚弱的眼底——而这对于即使已经是个高龄老人还不得不阅读无数特小字体或手写文件的爱德华来说，无疑是一种折磨。

爱德华爵士的眼前越来越黑。这种病不仅给他个人带来了痛苦，也阻碍了整个世界——尤其是欧洲——的发展。世界第一大国的外交部仍然是全世界政治的主要舞台。然而，面对越来越复杂的国际形势，维护这一舞台变得越来越困难，即使对于一个拥有从澳大利亚到印度、非洲和加拿大等遍布全球的殖民地的"日不落帝国"来说也一样。因为即使是这样一个帝国，其持续了数个世纪的统治力量也正在被逐渐瓦解。作为一个怀柔四海、乐善好施的国家——这是 1907 年诺贝尔文学奖得主、英国作家拉迪亚德·吉卜林（Rudyard Kipling）在《白人的负担》（*The White Man's Burden*）一书中的说法——英国的自我形象是不惜付出极大的努力和巨大的牺牲，将无数落后迷茫的民族引向正途、带入文明。然而，新世纪伊始，大英帝国自美国独立战争以来首次遭遇了一系列来自殖民地的反抗。

印度起义军和非洲土著军也陆续在与英国军队的对战中取得了胜利（尽管有时起义军和土著军的损失也颇为惨重，比如 1879 年的祖鲁战争）。在 1899 年与非洲南部布尔人之间爆发的近三年的战争中，英国军队遭受了意料之外的失败。伦敦各大报纸均在头条刊登了这一新闻，称此次以多对少（在此次战争即将结束的 1902 年，英国甚至已经向前线派遣了 10 万名之多的英国士兵）战争的失败为国耻。英国军队以极其残忍的态度对待敌方士兵及其亲属：布尔人的妇女和儿童被关押在集中营里；据记载，在大约 120 000 名被

356　　囚禁的布尔士兵中，有 28 000 人死在了铁丝网围墙内，100 000 多名被囚禁的非洲平民中约有 14 000 人失去了生命。

　　仅仅两年之后，另一个欧洲大国也加入了一场影响了欧洲乃至全世界的军事冲突，冲突双方便是尚处在农奴制社会的沙皇俄国和已经实现现代化、正在迅速扩张势力的日本。1905 年 5 月 27 日，俄国舰队在对马岛全军覆没，惨败于日本。此次战败给拥有大量殖民地的欧洲列强们敲响了警钟：这是近代以来亚洲国家第一次击败了一个以"白种人"为主的超级大国。在此次大败于亚洲国家之前，沙皇政权在盎格鲁-撒克逊人的眼中就是专制主义的化身，即使在和平时期，沙皇俄国也多为西欧列强所鄙夷轻视。就在败于日本的同年，沙皇俄国爆发了一次规模不小的革命，统治基础受到了极大的动摇。沙皇俄国的统治者没有辜负其"专制"的名声，很快地撤回了对"叛乱分子"的让步。

　　尽管如此，沙皇俄国仍然称得上是日益走向不稳定的欧洲局势中的一个关键因素——主要是因为俄国拥有丰富的人口资源。面对如此复杂的局势，英国外交大臣爱德华·格雷感到自己活像一名杂耍演员，手中的五个球似乎马上就要失去控制了。近一个世纪以来，英国基本不参与欧洲大陆各国之间的结盟和交易，而是将主要精力用在了平衡欧洲大陆四大国——法国、俄国、奥匈帝国和普鲁士（1871 年以后的德意志帝国）——之间的力量上，以求避免它们当中的任何一个一家独大。事实上，近一个世纪以来，英国在这一方面一直做得很好。20 世纪的第一个十年中，欧洲大陆这四大强国逐渐分化为了两大阵营，其他小国则不得不像行星围绕恒星一

样，绕着这两大阵营运转。通过与各个国家订立条约，俾斯麦在欧
洲大陆各国之间编织了一个极其松散的、远不如之后北约或华约那
样紧密的网络。这些条约，有些是公开的，有些则带有秘密的附加
条件。如此一来，俾斯麦便将他的合纵连横之术施展到了极致，在
各国之间游刃有余。

　　对于德意志帝国的第一任首相来说，陷入一直对德国虎视眈
眈、想要一雪普法战争战败之耻的法国以及奉行专制主义的沙皇俄
国的包围夹击之中绝对是一场噩梦。后来的事实，即他的继任者完
全无力通过外交手段避免德意志帝国陷入这一困局，也证明了俾斯
麦的担忧。像爱德华这样受过良好教育的人都知道，法国和俄国在
历史上一直是英国的主要竞争对手。由于俄国在亚洲奉行的是扩张
政策，因此被英国视为对印度这枚"帝国皇冠上的宝石"的潜在威
胁。除了俄国，法国这一第二大殖民帝国也在其殖民扩张和财富掠
夺方面与英国发生了各种摩擦。1898 年，英法两国间的冲突达到
了最尖锐的程度，两国在苏丹的法乔达（Faschoda）相互对峙，互
不相让。然而，从法国和英国的角度来看，此次冲突并非无解，因
为此时两大强国的外交宗旨都是避免对抗。在这种思维的影响下，
双方于 1904 年签订了"挚诚谅解"的英法协约，这对于德意志帝
国来说却是个不利的消息。

　　尽管英国一如既往地不愿意加入任何立场明确的联盟组织，但
其政治立场无可争议地越来越偏向于法国，也意味着间接偏向于俄
国。俾斯麦之后的德意志帝国当政者须对英德之间日益疏远的关系
承担相当大的责任。更糟糕的是，英国政界人士、海军上将和媒体

358 均认为，德国将会极大地威胁英国海上霸主的地位（事实上，德国
海军的力量被英国人过分夸大了）。这极有可能是两国之间产生嫌
隙的关键因素——当然也不乏其他因素。

在这个工业与科技迅速发展的国家中，德意志皇帝威廉二世扮
演了一个不怎么光彩的统治者角色。威廉二世十分看重"个人权
势"，他愚蠢的言辞——从 1900 年德军镇压中国义和团运动时发表
的臭名昭著的《匈奴演说》到 1908 年接受《每日电讯报》（*Daily
Telegraph*）采访时粗声大嗓、笨拙至极的发言——激起了英吉利
海峡两岸人民共同的厌恶与愤恨，其所作所为亦令德国政治界和文
化界的自由派人士极为失望。著名社会学家马克斯·韦伯（Max
Weber）曾经如此嘲讽威廉二世："其他各国对我们'忍受'了这
个统治者的政权所表现出来的蔑视程度，已经成为其是否能够参与
'世界政治'第一梯队的一个重要因素。任何以'民主'和'民族
政治'为理想的政党都不能为这个政权负责，因为如此政权的延续
比任何殖民地问题更容易威胁到我们在世界上的地位。"[1]

俾斯麦之后，德意志帝国的外交策略越发僵化，欧洲不断发生
越来越大的危机，最终导致了 1912—1913 年巴尔干战争的爆
发——历史学家卡尔·兰普雷希特（Karl Lamprecht）称之为"易
怒的时代"（Zeitalter der Reizbarkeit）。尤其是在柏林和伦敦等快
速发展的大城市，噪声和喧嚣逐渐成为人们的负担，使许多人神经
衰弱。历史学家福尔克尔·乌尔里希（Volker Ullrich）认为，这
359 个时代的一项原本用于给人们疲惫的生活提供娱乐调味的科技发明
是上述症状的成因："与其他媒体形式不同，早期的无声电影用变

幻多样的图像反映了那个时代普遍存在于人群之中的紧张躁动的情绪。电影的蒙太奇语言仿佛是大城市中令人眼花缭乱的事物给予人们的超负荷感官刺激的写照。"[2]在那个时代，相当多在媒体报道上读到地区危机、政治摩擦甚至外交通牒信息的人们已经预料到，欧洲各国之间的诸般摩擦和矛盾只能通过一场搅动风暴的战争来解决。

希望能够通过战争来解决问题的声音在欧洲逐渐盛行了起来。英国作家希莱尔·贝洛克（Hilaire Belloc）曾经写下这样一段文字："我多么渴望来一场大战！像扫帚一样扫净整个欧洲。"不过，说这句话的他当然没有料到，就是在他所期盼的这场大战中，他将失去两个儿子。1912 年，德国参谋长赫尔穆特·冯·毛奇（Helmuth von Moltke）——1864 年、1866 年和 1870 年参战的普鲁士同名指挥官的侄子——明确表示：战争"越早"发生，对德国就会"越好"。英国海军元帅约翰·"杰基"·费舍尔（John "Jackie" Fisher）在回忆起 1902 年前后的岁月时，说了下面这段话："我们从早到晚都在为战争做着准备。所有谈话内容、所思所想和愿望希冀都离不开这个主题。"[3]费舍尔是十年和平时期中鼓吹战争最为卖力的战争狂热分子之一。终于，他的"梦想"变成了现实。

然而，并不是所有人都认为，通过一次被期待已久的大规模战争就能够肃清寰宇，解决所有现存的摩擦和冲突。1914 年，波罗的海贵族尼古拉斯·亚历山德罗维奇·冯·兰格尔（Nicholas Alexandrovich von Wrangell）在与一名来自巴黎的朋友闲谈时做出了如下预言（这一预言在很大程度上已经成为现实）："我们正站在一

360　个自民族大迁徙（Völkerwanderungszeit）以来从未出现过的世界的边缘。构成我们今天生活的一切很快就会被认为是无用的。一个野蛮的时代即将到来，它将持续数十年之久。"[4]同样的预言也出现在改革教育家威廉·洛姆苏斯（Wilhelm Lamszus）1912 年出版的那本带着浓厚预言未来色彩的著作《人类屠宰场》（*Das Menschenschlachthaus*）中。两个预言共同指向了一个方向：战争。洛姆苏斯写道，死神已经扔掉了他的镰刀，装扮成机械师的样子来到了人间。如同纽扣和针是机器生产出来的一样，在即将到来的战争中，机器将会生产出大量的死伤者。[5]

　　然而，在 19 世纪和 20 世纪之交，对未来的悲观期望与对人类社会必将不断发展进步的信念形成了鲜明对比，这种积极的信念源自人类取得的灿烂瞩目的科技成就，尤其是医学成就（这在数个欧洲国家的艺术家和作家的作品中都得到了鲜明的体现）。但对未来的向往和期盼被对未来的恐惧抵消了。这种恐惧大部分也是科技进步带来的。科技进步有许多其他的表现形式：许多变化来得太快，例如日常生活的大规模机械化、农村人口的大量外流、大城市的急速扩张、过度自我放纵和玩世不恭的生活态度。就连德国的艺术领域也发生了全新的转变，许多流派应运而生，例如以恩斯特-路德维希·基希纳（Ernst-Ludwig Kirchner）和埃米尔·诺尔德（Emil Nolde）为代表的表现主义流派，以及慕尼黑的表现主义艺术团体"蓝骑士"——成员有弗朗茨·马克（Franz Marc）、瓦西里·坎迪斯基（Wassily Kandinsky）和奥古斯特·马克（August Macke）。

　　任何一个欧洲大都市的艺术家、文化消费者和富人群体对未来的消极情绪，都比不上维也纳的艺术家、文化消费者和富人群体的浓厚。"我们即将失去现有的一切"——这种感觉在拥有 200 万人口的奥匈帝国首都迅速蔓延开来。这种感觉也极大地刺激了维也纳的思想家和设计师们的创作热情，让艺术和文化在这个政治上已经走向没落的帝国首都里经历了一个略带病态的最后绝唱。1914 年的奥匈帝国处在 85 岁的皇帝弗兰茨·约瑟夫的统治之下，其皇权、贵族内阁加军事寡头的权力结构已然暴露出了许多问题，越来越难以适应飞速变幻的世界格局。

即便是自中世纪以来便统治着整个欧洲的哈布斯堡王朝，似乎也已经成了强弩之末。1889 年，弗兰茨·约瑟夫与 1898 年被谋杀的巴伐利亚女公爵伊丽莎白的独生子鲁道夫（Rudolf）死于梅耶林的小屋之中。据说，鲁道夫是自杀身亡的，但至今尚没有明确的证据证明这一论断。据推测，鲁道夫可能患有梅毒，正是这种会令脑部受到损害的疾病促使他在自杀之前杀死了他 17 岁的情人玛丽·韦瑟拉（Mary Vetsera）。1896 年起，皇帝的侄子弗兰茨·斐迪南大公（Franz Ferdinand）成为奥匈帝国的皇位继承人。不过，斐迪南大公的孩子无权继承他的皇位，这是因为他迎娶了"与他的地位不符"的女人索菲·冯·霍恩贝格（Sophie von Hohenberg）。此时，尽管奥匈帝国的军队仍未减员，但 1913 年的雷德尔事件已经充分暴露了军队指挥官们的弱点：情报部门的上校阿尔弗雷德·雷德尔（Alfred Redl）竟然一直服务于俄国，是俄国人的间谍。

尽管这个多民族国家诸多的衰败迹象和冲突摩擦似乎已经预示了它的崩解，但维也纳——卡尔·克劳斯（Karl Kraus）称这座城市为"世界末日的实验基地"[6]——并没有完全被西格蒙德·弗洛伊德所领导的精神分析学派占领。弗洛伊德不得不懊恼地承认，即便同出一脉，学派内部也避免不了争辩和分流：1912 年左右，两

362 名早期追随弗洛伊德的学者——奥地利人阿尔弗雷德·阿德勒（Alfred Adler）和瑞士人卡尔·古斯塔夫·荣格（Carl Gustav Jung）——与弗洛伊德渐行渐远，逐渐形成了自己的圈子。维也纳在此时散发出璀璨的文学艺术之光。与弗洛伊德一样，阿图尔·施尼茨勒（Arthur Schnitzler）在成为"维也纳现代主义"的代表人物之前，也是一名精神科医生。维也纳现代主义的代表性艺术家是奥斯卡·考考斯卡（Oskar Kokoschka）、埃贡·席勒（Egon Schiele）以及维也纳新艺术代表人物古斯塔夫·克里木特——据说他"绘制了一名仿佛来自施尼茨勒和弗洛伊德作品中的女性的肖像画"[7]。

　　在世界维持和平状态的最后几年，医学又开辟了新的领域。1910 年，罗伯特·科赫去世，两年后，约瑟夫·李斯特也与世长辞。1908 年，科赫获得了诺贝尔生理学或医学奖——这个奖项来得有些迟了，或许是因为科赫在结核菌素上的失败，又或许是因为他那为保守派科学精英所蔑视的私生活。不过，由于他得到了妻子毫无保留的全力支持，因此仍然感到十分幸福。两位先驱者的逝世，标志着细菌学和外科学伟大时代的终结。当然，在此之后，细菌学与外科学仍旧取得了快速的发展。不过，这些成就不再那么引人瞩目了。科赫与李斯特之后，医学领域内名气最大的成果就只有 1904 年费迪南德·绍尔布鲁赫设计的用于开胸手术的负压舱了。

　　自 20 世纪始，保守治疗医学和内科学有了全新的发展。研究

者的兴趣越来越多地指向了攻克慢性病，也就是所谓的"文明病"。这种文明病大多是现代社会的生活方式带来的：压力大的人越来越多，办公室一族不堪久坐、缺乏锻炼，受肥胖困扰的人也越来越多。农业技术的进步和粮食产量的大幅度提高让城市中的富人阶层拥有了丰盛乃至过剩的食物选择，其结果就是过度肥胖的人越来越多。不过，当时的人们并不认为肥胖是一件不利于健康的坏事，反而认为身材圆润是富有和尊贵的象征。那是一个男人以成为"老派绅士"为荣的时代，而那些从事金融工作或者从商从政的老派绅士最骄傲的就是通过庞大的体型来宣告自己的"社会分量"。尽管在当时欧洲的许多国家，军方都是绝对的掌权者，但在体型这方面，他们完全成了局外人——即便是官阶再高的军官，其身材看起来也是健康阳光、充满活力的。

363

　　在这些拥有"巨"型身材的名人之中，最资深的无疑是威廉·霍华德·塔夫脱（William Howard Taft）总统，他于 1909—1913 年任美国总统。这位政治"巨"擘——他的体重在超重人群中尚不算太夸张——屡次节食，但总是以失败告终，最瘦的时候也有约 350 磅，相当于近 160 公斤。他患有一种在肥胖人群中很常见的疾病：睡眠呼吸暂停综合征。由于呼吸不规律，他经常睡眠不佳。与大多数患者一样，白天的时候，他常常感到疲倦，站着也能睡着。不过，这种疾病并没有对他造成什么大的影响，没有伤害其国家的利益，也没有伤害世界的利益：当时的美国经济繁荣，远离欧洲危机，一派歌舞升平的景象。

　　超重和高血压的后果已经越来越成为医学研究的重点。很长一段时间以来，医生们一直将超重引起的症状归为患有肾病，而血压只能通过一种血腥且不切实际的方法来测量，即将仪器插入动脉。一项简单而巧妙的发明改变了这种残忍的血压测量方法——只需简单操作，就能够在完全不给病人带来任何压力的状态下测量出动脉

364

血压。1896 年，意大利医生希皮奥内·里瓦-罗奇（Scipione Riva-Rocci）成功改制出了一种真正意义上的袖戴式血压计，他将自行车内胎取出，绑在病人的上臂处，一边给车胎打气加压，一边观察血压计上的指数。当车胎内的空气被打满释放时，他就会拿起夹在被临时"阻断"了的手臂动脉（肱动脉）上的听诊器［听诊器的发明者是俄国医生尼古拉·科罗特科夫（Nikolai Korotkow）］，测听病人的脉搏，并记录下听到脉搏时的指数。这样一来，我们就能够确定心脏舒张时和收缩时的动脉压力了。

　　这种检查技术的迅速普及，使高血压成为内科学领域最受关注的研究课题之一。经过反复研究，专家学者们才达成了初步共识：动脉硬化并不是高血压的病因，而是高血压的结果。病理学家亦认为，附着在血管壁上的沉积物（动脉硬化）是心脏病和中风等血管疾病的罪魁祸首。在诸多患有血管类疾病的名人中，没有谁的症状比俄国革命的领袖列宁的更加典型——这位领袖曾多次中风。病理学家在对他的遗体进行尸检的时候发现，列宁的血管硬化、钙化得十分严重，用镊子触碰时甚至会发出金属声。自此之后，里瓦-罗奇（在今天所有的医学文献中，血压值的缩写都是他的名字的缩写"RR"，表示以毫米汞柱为单位）发明的血压计和听诊器便成了全科医生和内科医生的必备随身"武器"。

　　20 世纪末和 21 世纪初，这种血压计被大量生产。由于价格相对低廉，血压计几乎成为每个家庭的必备医疗器械。人们通常将它与体重计结合起来，用以控制体重、保持健康。当然，针对里瓦-罗奇这项发明的医学研究工作揭示了医学研究的两难境地：一方面，器械越简单、使用起来越方便、使用频率越高，能够提供给研究者的数据就越多；另一方面，海量数据得出的结果反而容易令医生在面对个体时出现误判。比如，一个"RR 160/110"的人也可能是健康的；一个病毒 PCR（聚合酶链式反应）测试显示"阳性"的人可能并没有被感染。

　　进入 20 世纪后的很长一段时间里，心脏病和循环系统疾病成为和平时期工业国民众的第一大死亡原因，根据流行病学家的估计，其致死人数与癌症不相上下。不过，这促使针对"心脏传导系统"以及"心脏在胸腔中的活动状态"的相关研究得到了长足的发展，由此，人类对于心脏这一重要器官的功能的了解更加深入了，它的"痛苦"也被更加完整地展现了出来。1887 年，奥古斯特·沃勒（August Waller）在伦敦帕丁顿区的圣玛丽医院使用"静电计"——这是一种刚刚被发明出来的电压测量设备——记录下了心脏的电脉冲。不过，当时沃勒并不认为自己的这项发现会被广泛地应用于医疗诊断："我不觉得心电图在医院里能派上什么大用场。……只有在心脏活动异常这种极其少见的情况下，才有必要偶尔使用一下罢了。"[8]

　　不过，威廉·艾因特霍芬（Willem Einthoven）对此则有着完全不同的看法。威廉·艾因特霍芬于 1860 年出生于东印度的荷兰

366 殖民地（今印度尼西亚），他的祖父是宗教裁判所设立期间从西班牙逃到荷兰的犹太人的后裔，后将自己的姓氏改为了居住地的地名。在乌得勒支学习期间，艾因特霍芬即表现出了对科学问题的极大兴趣。在其早期撰写的一篇论文中，他描述了运动对肌肉质量和关节功能的积极作用。艾因特霍芬本人对自己的研究结论坚信不疑，并终其一生奉行着自己的准则：上学期间，他经常做体操，还创办了乌得勒支大学大学生划船俱乐部。他在科学上的才能十分突出。25 岁时，艾因特霍芬就获得了两个博士学位，还被任命为历史悠久的莱顿大学（对医学史有兴趣的人，都应当去莱顿大学和布尔哈夫博物馆游览一番）的生理学系主任，并在那里工作到生命的尽头。

在使用弦线式电流计（最终被命名为心电图仪）进行的长期实验中，艾因特霍芬记录下了心脏活动时的电位变化曲线，并在几篇学术论文中对其进行了详细描述；1895 年，他发表了德语论文《人体心电图形式》（Ueber die Form des menschlichen Electrocar-diogramms）[9]。在 20 世纪的最初几年，艾因特霍芬改进了技术，使仪器能够自动记录下心脏活动的异常。他用字母 P、Q、R、S 和 T 标出心电的显示异常之处——这一记录方法一直沿用到今天的"EKG"（心电图检查）中。

在艾因特霍芬位于莱顿的工作地点以南 180 千米远的地方，一名同样对科学抱有极大热情的年轻医生正奋战在比利时首都布鲁塞尔的圣让医院一线。阿尔贝·于斯坦（Albert Hustin）于 1882 年出生于比利时南部的维尔通（Virton）附近，曾在布鲁塞尔求过

学——这一经历在当时来讲已经算得上是非比寻常了——后又转到
费城，完成了他最后一年的学业。毕业后，他决定从事外科手术治
疗，并在圣让医院与著名外科医生安托万·德佩奇（Antoine
Depage）一起工作。在不久的将来，德佩奇的名字将会与第一次世 *367*
界大战中两个颇有争议的事件联系起来：被德佩奇招募到布鲁塞尔
的英国外科女护士伊迪丝·卡维尔（Edith Cavell）于 1915 年被德
国当作叛徒处决，这一行为引发了全世界的声讨，损害了德国皇帝
和军队的声誉；同年，卢西塔尼亚号被德国潜艇击沉，而德佩奇的
妻子玛丽正好是这艘邮轮上的乘客。

　　在亲手完成了多台外科手术之后，于斯坦清醒地意识到，手术
台上的失血过多或外伤随时会危及病人的生命，尤其是在为大血管
受伤的病人进行开腹手术的时候，患者极容易因大量出血而丧命。
为了挽救病人的生命，早在 17 世纪时，一些大胆的医生就已经尝
试抽取动物的血液为病人输血。据说，在 1667 年，法国医生让-巴
蒂斯特·德尼（Jean-Baptiste Denis）曾经成功地将羊血输给了病
人。英国产科医生詹姆斯·布伦德尔（James Blundell）首次尝试
为病人输入人血，挽救了伦敦的一名在分娩中失血过多的产妇——
此次输血治疗大概发生在 1819—1829 年，具体时间已不可考。

　　不过，普及该方法时有几个主要的障碍。其中之一是缺乏一套
能够形成足够压力的设备，将献血者身体里的血液直接输送到受血
者的静脉中。要完成输血，只能刺穿献血者的动脉——因为动脉的
压力比静脉高得多。不过，这个方法显然不现实，因为任何一名医
护人员都知道动脉被刺破后会喷出多少血。为了能够持续地为受血

368 者输送血液，整个输血过程必须迅速进行——否则血液很快就会凝结。第二个障碍是，许多情况下，献血者和受血者的血液并不相容，输血甚至可能会导致休克。随着血型的发现，卡尔·兰德施泰纳为我们指出了一条全新的道路。在输血前，人们可以分别抽取献血者和受血者的部分血液，将它们融在一起，用来测试它们是会相互排斥还是会相互融合——这就是美国医生鲁本·奥滕伯格（Reuben Ottenberg）于 1907 年提出的交叉配型法。

在此前所有的输血试验中，献血者都被安置在离受血者非常近的位置，几乎胳膊挨着胳膊。如果血液可以被"保存"，即使只是很短的时间，比如在血液容器中不凝结，那么这种方法就将具备拯救大量生命的强大潜力。1913 年，阿尔贝·于斯坦在经过了无数次的尝试后，终于找到了解决方案。他发现，在血液中加入柠檬酸钠后，血液就不会凝结了。这样一来，医生就可以先在诊疗室抽血，再不慌不忙地把血液运往手术室，输给躺在手术台上的受血者，甚至储存几个小时也完全没有问题。仅仅两年后，美国医生理查德·韦尔（Richard Weil）就通过实验发现，用柠檬酸钠（现在它被称为抗凝血剂，也就是一种抑制血液凝结的抑制剂）处理过的血液甚至可以在冰箱里储存 2～3 天。然而，真正的开创性工作是当时只有 30 岁的阿尔贝·于斯坦实施的。他从一名高血压患者的身上抽取了 150 毫升血液，加入柠檬酸钠避免其凝结，然后再将这些血液输给了一名极度贫血（缺乏血红蛋白）的患者——这是人类历史上第一次非直接的人对人输血。

369 这一天是 1914 年 3 月 27 日。

三个月零一天之后,一场浩劫洗劫世间——技艺再高超的外科医生、再先进的输血技术都无法阻止人类坠入深渊。萨拉热窝的两声枪响在全世界范围内造成了连锁反应,短短几周之内,世界政治局势便开始跌宕起伏、风起云涌。这两颗子弹给受害者造成了精准的伤害:第一颗子弹穿透了弗兰茨·斐迪南大公的颈静脉和气管,第二颗子弹(它并没有因为穿透了汽车而失去杀伤力,反而变得更加锋利,更具破坏性)则对斐迪南大公夫人苏菲的腹部器官造成了多处损伤。

两人都因失血过多而死,从皇位继承人身上那件被鲜血浸透的制服外套就能判断出,而他的妻子在这短短几分钟里因内出血而死。

* * * *

1914 年的夏天被当时的人们称为最美丽的夏天,这大概是因为,当人们回首往事、悼念已逝去的一切的时候,最后的那段和平岁月总是显得格外美好。伟大的历史学家戈洛·曼在谈到这个夏天时如此写道:"没有什么事情是不可避免的——在它发生之前。事实上,战争的火药味早已弥散在空气中,几十年来,随着每一次'政治危机'的不断升级,外交游戏变得越来越危险。如果继续这样下去,接力棒迟早会传到军队掌权人的手中。凡是明眼人,都能看到这一点。当然,空气中也能闻到些许和平的气息。就算已经到了战争爆发前的最后一刻,人类也有机会做出不一样的选择。"[10]

可惜的是,在萨拉热窝事件之后的五周里,统治者和政客并没有为了全世界人民的福祉而选择和平。历史学家常常会在其作品中

370 给那个夏天的决策者们贴上一个个恰如其分的标签，以标明他们的
"属性"。作家克里斯托弗·克拉克（Christopher Clark）称他们为
"梦游者"，这个称谓可以说是比较中性的了；美国历史学家芭芭
拉·塔克曼（Barbara Tuchman）则批判了这些"统治者的愚蠢"。
内阁和总参谋部的这些男人（那时候掌权者们恰好都是男性）共同
制造了这场人类浩劫，使得人类社会向前发展的另外一个可能
性——一个医学长足进步、为人类做出巨大贡献的黄金时代——彻
底破灭了。1914 年之后，"人类治愈世界"彻底成为一个幻想。
1914 年 8 月 3 日，爱德华·格雷用一句隐喻向人们预告：这个无与
伦比的时代即将落下帷幕。在这句隐喻中，这名外交大臣用简单的
表述把自己逐渐失明的感受与欧洲大陆的艰难命运联系在了一起：
"整个欧洲的灯都熄灭了，我们再也看不到它们重新亮起来的时
候了。"[11]

注　释

延伸阅读：

Christopher Clark：Die Schlafwandler：Wie Europa in den ersten Weltkrieg
zog. München 2015.

　　[1] 引自 Ullrich：Die nervöse Großmacht，S. 216。

　　[2] 同上，第 374 页。

　　[3] 所有内容引自 Evans：Das europäische Jahrhundert，S. 948。

　　[4] 引自 Evans：Das europäische Jahrhundert，S. 947。

　　[5] Wilhelm Lamszus：Das Menschenschlachthaus. Visionen vom Krieg. Hrsg.
v. Andreas Pehnke. Bremen 2014.

[6] Die Fackel, 10. Juli 1914, S. 2.

[7] Franz Herre: Jahrhundertwende 1900. Stuttgart 1998, S. 197.

[8] Christian Cajavilca und Joseph Varon: Willem Einthoven. The development of the human electrocardiogramm. Resuscitation 2008; 76: S. 325 – 328.

[9] Archiv für die gesamte Physiologie des Menschen und der Thiere 1895; 60: S. 101 – 123.

[10] Golo Mann: Deutsche Geschichte des 19. und 20. Jahrhunderts. Frankfurt am Main 1980, S. 570.

[11] Edward Grey: Fünfundzwanzig Jahre Politik, 1892 – 1916. Übers. v. Else Werkmann. München 1926, Bd. 2, S. 18.

结语：流行病

　　黑白照片突然间呈现出了全新的现实意义，我们不再留意那些如今只能在博物馆里看到的福特 T 型汽车，也不再注意男人们嘴上那标准的八字胡，更不关心女士们裙子的长度。相反，我们的目光会不由自主地被照片上的一件物品吸引，这件物品过了一百年也依旧不可或缺——行人、警察和在救护车旁待命的女护士们嘴上戴的口罩。从拍摄自纽约的照片中，我们可以看到，就连街道清洁工也戴着口罩，照片中的哈德逊大街空荡荡的，路边的居民早已没了散步的兴致。在同时段拍摄的其他照片中，我们能够看到，巨大的临时医院病房中摆满了一排排病床，每张床上都躺着病人，另有一些病房正在扩建，等待着更多的病人入院。还有一些被黑白照片记录下的场景——这些场景在维基百科上都能查到——很是令人感叹：一名电车售票员正在拒绝一名没戴口罩的男子上车。这些照片都拍摄于 1918 年，但画面所呈现的情景让人感觉像是发生在新冠疫情暴发的那几年。[1]

372　新冠疫情暴发以来，"西班牙流感"这个词出现在公共媒体中的频率也越来越高。几乎所有的主流报纸和电视台都在不约而同地回顾——且反复地回顾——那场感染范围仅次于中世纪末"黑死病"（尽管这场瘟疫造成的死亡人数在绝对数量上不及"西班牙流感"，但其致死的人数仍旧占据了欧洲总人口相当大的一部分）的流行病。从 20 世纪"西班牙流感"暴发与 21 世纪 20 年代初全世界范围内的新冠疫情暴发的对比中，我们能够看到些许相似之处，也能够看到它们之间的差异——这无疑是最吸引读者和观众的内容。

关于 1918—1920 年"西班牙流感"的故事，读者可以参考其他文献。[2]在本书中，我们只讨论此次疫情的一些基本特征。在对此次医学事件的认定中，医学史和公众都出现了误判，最终的结果就是赋予了此次大流感一个完全不贴切的名字——"西班牙流感"。而事实上，这场所谓的"西班牙流感"并非起源于西班牙这个伊比利亚半岛上的国家，甚至在疫情传播链条上，西班牙也并未占据主导地位。之所以蒙受这场不白之冤，是因为该国在第一次世界大战期间保持中立，对舆论的控制力度远不如交战国，因而西班牙的媒体报纸上刊登的关于此次疫情的报道数量远远多于其他国家。如此一来，尽管交战国前线士兵的发病率始终居高不下，"西班牙"却成为这场大流感的前缀——交战双方是绝不愿意向敌人透露出任何自己军队感染流感病毒的消息的。

倘若我们一定要给这场"大流感"加上一个地域前缀，那么称其为"美国流感"恐怕更为贴切。现如今，在关于此次大流感起源的各种说法中，"病毒在美国腹地首次从动物传播给人类"的假说是认可度最高的。1918 年，在远离任何一个大都市的堪萨斯州西部地区的哈斯克尔县，一个名叫洛林·迈纳（Loring Miner）的乡村医生收治了几个患有"严重流感"[3]的病人。其中几个病人是年轻男子——而接下来几个月中暴发的病例证明，青年男性这一群体是绝对的易感人群。对此，人们认为（当然还有其他各种解释），这一群体的免疫系统很强大，因此对变异的流感病毒做出了激烈的反抗，症状也自然更为明显。随后，迈纳立刻向公共卫生局做了报告。4 月初，公共卫生局发布了最新的病例观察报告。然而，一切似乎已经来不及了。"严重流感"已经为自己找到了一条十分理想的传播途径。

尽管许多人认为，即便第一次世界大战不爆发，1918 年的流感疫情也会发生，但事实上我们发现，几乎没有任何证据能够证明这一点。相反，不少线索表明，流感的传播与军队的流动密切相关。被病毒感染的哈斯克尔县青年像其他数百万美国年轻人一样应征入伍。哈斯克尔县青年被分配到美国陆军最大的训练营地之一——堪萨斯州的芬斯顿营地——接受军事训练。训练营里十分拥挤，65 000 个年轻人共同生活在一个狭小的空间里，摩肩接踵、呼吸相闻。1918 年 4 月 4 日，芬斯顿营地的一名厨师发病，短短三周内，1 100 名发热的士兵就被陆续送进了医院里。一切就这样开始了。

在 1918 年的这次公共卫生事件中，美国总统扮演了一个不大光彩的角色。总统伍德罗·威尔逊（Woodrow Wilson）没有听取医生和流行病学家的建议，仍旧坚持向欧洲增派军队，更多的士兵被送上运输船（一艘蒸汽机船上甚至承载了 9 000 名士兵）前往欧洲。在政客们的心中，战争的胜负显然更为重要。向欧洲增派士兵 *374* 的行为导致了 8 月大流感的第二次大规模暴发。这次的地点是法国港口城市布雷斯特——这里恰好就是几个月来 80 万美国士兵进入欧洲的入境地点。德国民众直到 1918 年 10 月才知道流感疫情的消息，这是因为，当时德意志帝国的统治力量已经随着战败的迫近而逐渐瓦解，报纸媒体重新获得了自由报道疫情的权利。

当时，德国已被协约国军队封锁得水泄不通，生活物资奇缺，民众的营养状况可想而知。过往的经验告诉我们，营养不良会导致免疫力下降，患者人数从而迅速攀升。然而，营养不良固然降低了德国人民的免疫力，但对流感病毒的致死率并没有造成很大的影响。在营养不良的德国人中，死于流感的人竟然比欧洲大陆上食品供应最为富足的人——美国士兵——还要少。1919 年，威尔逊本人在凡尔赛会议期间也染上了流感病毒。然而，这并不是流感病毒与美国总统的唯一一次接触：1918 年 5 月，在纽约第一批感染者中，有一个商人因流感引发的肺炎去世了。他给自己的妻儿留下了一笔数量十分可观的财富。这个商人的儿子站在父亲的肩膀上，成功地让这些财富翻了几番，变成了支撑自己政治生涯的王牌。这个死于 1918 年大流感的商人名叫弗雷德里克·特朗普（Frederick

Trump）。

从 1918 年到 1920 年，全世界总共暴发了三波流感疫情，死亡人数的纪录不断地被刷新。有人估计，死于流感的人数多达 5 000 万，还有观点认为，真正的死亡人数可能是 5 000 万的两倍之多。2020 年开始暴发的新冠疫情中的死亡人数显然低于上个世纪初的这场席卷全世界的大流感。新冠病毒的致死率明显低于"西班牙流感"——这并不是要淡化新冠病毒的危险性。看到 1918 年的照片上人们都戴着熟悉的口罩，我们更加确信，如今我们在新冠疫情暴发时所采取的措施已经走在了正确的道路上，因为同样的措施早在一百多年前就已经实行了，比如保持社交距离等。

当然，医学以及对病人实施救助的可能性还在继续迅速发展着，即使在本书所描述的医学"黄金时代"结束之后。一百多年前，真正的病原体还无法得到确定——只有在电子显微镜下病毒的世界才得以清晰可见——人们怀疑细菌是致病因素，某种细菌会导致超级感染，即在病毒感染的基础上再叠加细菌感染。如今，疫情一经暴发，在传遍全球之前，人们就已经将病原体识别和检测出来了。如今，丰富的临床经验和高效的医疗设备（如呼吸机）拯救了许多重症患者的生命。而 1918 年，医生们面对流感时还十分束手无策。

然而，除拥有更高的医疗水平之外，新冠疫情还在社会政治、防疫政策和民众心理等方面与"西班牙流感"表现出了差异。从今天的角度来看，"西班牙流感"最令人吃惊的一点是：尽管受害者的数量大到惊人，但大多数人并没有把这场疫情视为什么"改变生

376 活方式的重大事件"。除了感染者本人及其家属，几乎没有人把自己的生活分成了"流感前"和"流感后"。1920 年，大流感终于接近尾声，人们的生活也变得和从前并无二致——当然，前提是生活在和平的国度，而不是生活在由于皇室衰微、共和制建立而发生了巨大变化的德国和奥地利。除了德语区的这两个国家，奥斯曼帝国和沙皇俄国也走到了它们的尽头。

　　正因如此，在那一代人的心中，当时的主旋律是全世界范围内的战争及战后一些国家的革命和动乱，而不是"西班牙流感"。当时的人们之所以会产生这种在今天看来有些古怪的感受，还有一个因素在起作用：当时，另一种呼吸道疾病——肺结核——的死亡率是远超"西班牙流感"的。除肺结核之外，全世界范围内还肆虐着许多种流行病——只有两种流行病被欧洲人征服了，一种是白喉（这要归功于埃米尔·冯·贝林），另一种是霍乱（这要归功于约翰·斯诺）。而如今的新冠疫情之所以会在全世界范围内引发如此大的反响，是因为新冠病毒感染了一些西方世界的权贵，而这些人群通常情况下是不会为流行病所困扰的。

　　然而，1918 年的"西班牙流感"与 2020 年的新冠疫情最大的区别在于政治家和掌权者们对待流行病的态度与反应，以及一些媒体（在有些国家，媒体的影响力甚至超过了政府）对疫情的宣传报道。尽管我们很想从那个时代的各种资料里找出"某个地方曾因流感而封城"的痕迹，好用于证明现在的防控政策是有前车之鉴的，然而遗憾的是，事实上，1918 年时，任何一个国家的防控政策都没有现在各国政府的防控政策细致深入。当时各国政府采取了一些

措施，比如关闭学校和知名度高的剧院、影院，取消体育活动，就
连 1918 年 11 月的美国国会选举，选民的投票率都因流感肆虐而降
低了。不过，几乎所有地区采取的都是有限的地方性防疫措施，大   *377*
规模的全民防疫只有个别小国在尝试，更遑论引发国际关注了。一
百多年后，欧洲国家普遍对疫情进行了国家层面的干预，这样的国
家层面的干预从未出现于历史上任何的和平时期，即使是在战争时
期，这样的干预规模和强度也是极为罕见的。希望终有一天，历史
学家们会站在一个更高的高度上，全面分析新冠疫情及其防控措施
带来的影响。

　　最后但并非不重要的一点是，尽管与 1918 年的"西班牙流感"
相比，新冠疫情中的感染者和死亡者人数明显少得多，但今天的人
们对于疫情的感知更加强烈。除了官方宣传和通报，当时人们唯一
的信息来源是报纸，为了抢占读者，报纸出版商们往往一天出版数
次。而进入 21 世纪后，各种信息来源通过模拟信源和数字方式，
全天 24 小时、全年 366 天（是的，正如你所料，2020 年是个闰年）
给人们反复推送着"冠状病毒""Covid-19""疫情"等关键词，让
新冠疫情这个主题深入老百姓的生活。许多本身并没有被感染的人
也真实地感受到了疫情传播带来的紧张气氛，大家顿时觉得这个世
界无比危险、到处潜伏着病原体，最好限制行动，待在家里以避开
危险。这种气氛与"医学黄金时代"到来之前的 1840 年颇为相
似——当时，肆虐的霍乱也让老百姓恐慌不已。

　　与同时代的许多人一样，英国著名作家赫伯特·乔治·韦尔斯
（Herbert George Wells）也对未来抱着甚为乐观的态度。在他的小

378　说《世界大战》（*Der Krieg der Welten*）中，人类对于科技的迷恋和恐惧并存，来自火星的外星人袭击了地球，把地球变成了火星人的家园。面对火星人绝对的军事科技优势，英国陆军和皇家海军联合军队束手无策。就在这个人类文明岌岌可危的时刻，大自然奇妙的进化结果拯救了整个人类世界。入侵者被完全打败了，韦尔斯在他的小说中如此写道："人类用尽一切办法都无法战胜的火星文明，竟然被上帝用智慧召唤出来的最低级形态的生命打败了。"火星人对于地球人身上的病菌完全没有任何免疫力，韦尔斯继续写道："从远古时代开始，人类的生命就一直遭受着病菌的侵扰，它们不断摧残着人类的身体。但是，在长期的自然选择中，人类渐渐获得了针对很多种病菌的免疫力，包括导致尸体腐烂的病菌。但是，火星上是从来没有病菌的。从火星人贸然来到地球、在地球上吃喝玩乐的那一刻起，人类那些看不见的微型盟友们就开始慢慢地在他们身上打起了反击战……这一切都是注定的，人类失去了 10 亿人口，才最终获得了在地球上生存的权利，这一权利是不会因不速之客的强大而被剥夺的。"[4]

　　上天赋予了人类以地球为家园的权利（以及保护地球及其生物多样性的义务），还令人类发展出了抵御疾病的能力，这是值得我们所有人为之奋斗、视之为珍宝的"特权"。

注　释

延伸阅读：

John M. Barry：The Great Influenza. New York 2018.

［1］https：//de. wikipedia. org/wiki/Spanische_Grippe（2020 - 09 - 23）.

［2］其余内容参见 Gerste：Krankheiten，S. 215 - 218。

［3］Barry：Great Influenza，S. 94 - 95.

［4］H. G. Wells：Krieg der Welten. Übers. v. Jan Enseling. Frankfurt am Main 2017，S. 277 - 279.

Die Heilung der Welt: Das Goldene Zeitalter der Medizin 1840 – 1914 by Ronald D. Gerste, Stuttgart

Copyright © 2021 by Klett-Cotta-J. G. Cotta'sche Buchhandlung Nachfolger GmbH, Stuttgart

Simplified Chinese translation copyright 2025 © CHINA RENMIN UNIVERSITY PRESS Co. , Ltd.

Published by arrangement with Literarische Agentur Michael Gaeb, Berlin, through The Grayhawk Agency Ltd.

All Rights Reserved.

图书在版编目（CIP）数据

治愈世界：医学进步的黄金时代：1840—1914 /
（德）罗纳德·D. 杰斯特（Ronald D. Gerste）著；余荃
译. -- 北京：中国人民大学出版社，2025. 8. -- ISBN
978-7-300-33902-3

Ⅰ. R-091

中国国家版本馆 CIP 数据核字第 2025M2F481 号

治愈世界：医学进步的黄金时代 1840—1914
［德］罗纳德·D. 杰斯特（Ronald D. Gerste）　著
余荃　译
Zhiyu Shijie：Yixue Jinbu de Huangjin Shidai 1840 - 1914

出版发行	中国人民大学出版社			
社　　址	北京中关村大街 31 号		邮政编码	100080
电　　话	010 - 62511242（总编室）		010 - 62511770（质管部）	
	010 - 82501766（邮购部）		010 - 62514148（门市部）	
	010 - 62511173（发行公司）		010 - 62515275（盗版举报）	
网　　址	http://www.crup.com.cn			
经　　销	新华书店			
印　　刷	北京瑞禾彩色印刷有限公司			
开　　本	890 mm×1240 mm　1/32		版　　次	2025 年 8 月第 1 版
印　　张	12.75 插页 4		印　　次	2025 年 8 月第 1 次印刷
字　　数	267 000		定　　价	89.00 元

版权所有　侵权必究　　印装差错　负责调换